U0035440

逆轉

高齡族群的健康筆記

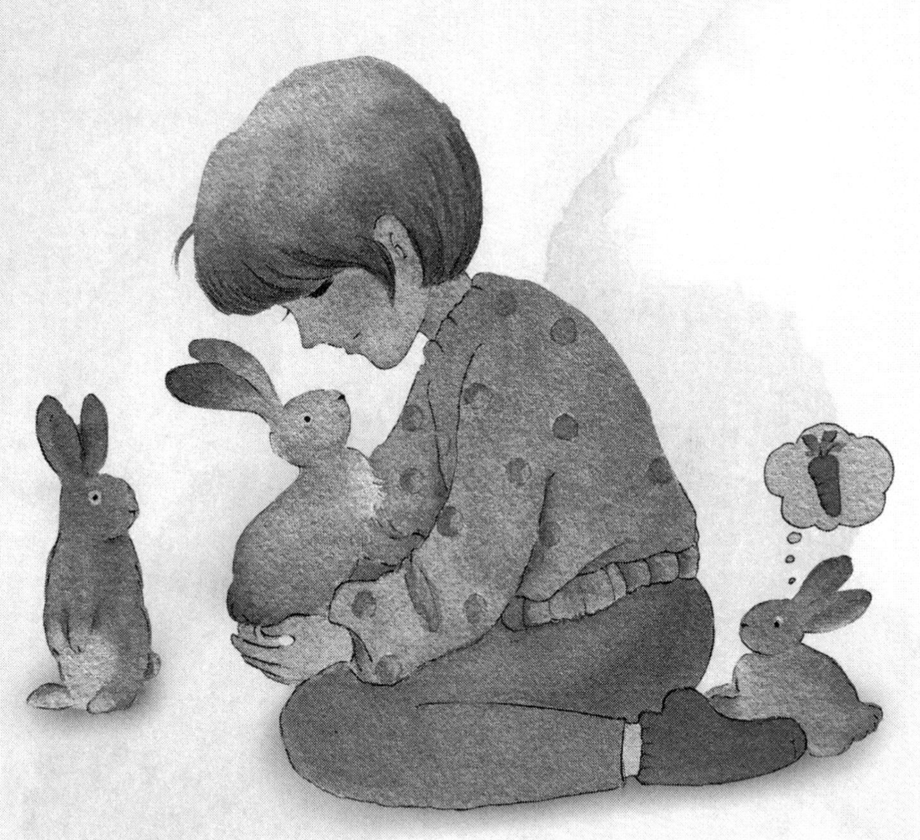

作者：陳杰／繪圖：黃孟玲、林智惠

致謝

感謝海安水產股份有限公司 王冠文先生對於本書的支持，希望本書可以用來促進高齡長者的健康之外，也能讓民眾了解高齡化之下台灣所面臨的健康議題與保健知識，此書的完成歸功於許多專業學者的修改與提供建議，最後還是感謝王冠文先生對於創作本書的實質與精神上的鼓勵，希望對讀者有所幫助。此外，本書最後還有一個章節談論醫法議題，主要是幾年前選修法律學分時在網路上認識 林志純女士，當時向她表示沒有多餘的金錢來負擔在職班的學分費，不料她卻鼓勵我一定要好好學習法律，在這個人和人之間不信任的年代，她二話不說立刻贊助三個學分的學分費，讓我當下就決定了，未來不但要好好學習律法，將來更要用法律來解決我們醫病之間的矛盾與衝突；以及 廖大銘醫師的一路支持和鼓勵，除了投身偏鄉老人的照護之外也不忘公益，回饋社會。

最後感謝 黃孟玲總監、林智惠女士幫書籍畫了一幅溫馨且符合內容的封面。其實早在 2011 年，筆者在外島的網咖時即已開始撰寫這本書的幾個困難章節的藍圖架構，本書可說是這 12 年來我最想寫的一本書了！由於不斷的知識爆炸，人類往往透過網路得到醫學知識，甚是最新的研究也說，Google AI 的醫學知識已經超過各臨床的專科醫師，而且可以 24 小時不休息的工作，幫人類做疾病診斷，因此醫療工作將來勢必被 AI 取代？但是話說回來，醫師誤診病人可以追究責任，AI（人工智慧）誤診該向誰究責呢？這眞是一個很好的未來我們都必須面對的議題。

致謝
廖大銘 醫師
廖錫勳牙醫診所
埔里基督教醫院主治醫師

小時候大家都寫過[我的志願]這類的作文題目吧！當一位美術老師或畫家一直以來都是我的理想與目標，也從來沒有改變過，對我而言繪畫是對生活的記錄與觀察，把當下最深的感觸畫出溫暖人心的作品對我來說是很有意義的事，且我會持續努力進行有趣的創意發想與故事創作！

黃孟玲 繪圖者
玄奘大學視覺傳達設計學系碩士
蕭如松藝術園區藝術總監

推薦序

台灣社會面對國民人口的高速老化，這個措手不及的議題現在與未來都將深深地影響每一個人；當然老化後的生理變化與醫療需求是一般民眾最關心的，本書透過深入淺出的文字讓讀者了解在長者可能會遇到的相關醫學議題與疾病，並且給予相對的預防方法，是一本讓你我面對老化時的健康參考指南。

陳威澄
台灣受恩整合服務股份有限公司

自序

由於台灣人口老化速度加快（定義爲＞65 歲）；根據世界衛生組織定義將 65 歲以上人口占總人口比率達到 7%、14%及 20%，分別稱爲高齡化社會、高齡社會及超高齡社會。台灣已於 1993 年成爲高齡化社會，而已在 2018 年時 65 歲以上老年人口達 14%進入高齡社會，依此推估將於 2025 年邁入超高齡社會（國家發展委員會）。而全世界老年人口迅速增加，老年疾病的患者也隨之增多，老年族群照護議題將受到重視，並且會被廣泛研究；衰弱會造成多重器官與系統的功能性退化；衰弱是一個老年人常見的症候群之一，臨床上著重於預防、早期診斷及後續照護。目前傾向於將老化視爲衰弱發生的背景因素，加上與年齡相關的生理性變化、多重疾病與多種用藥、環境等多重因子間交互作用，導致老年族群發生衰弱症。老年症候群的原因衆多，大致上可以歸納出體內的內分泌功能失調、全身性發炎反應與骨骼、肌肉系統的生理退化與缺乏微量營養素等，其中以肌少症和衰弱症較受到大衆矚目；衰弱症對於老年族群的生理、心理、社會及生理功能等各方面都有重大衝擊，主要是生理儲備能力（適應外在環境）下降以及身體容易受到發炎、感染等傷害，因此衰弱老年族群在有生理壓力時（生病住院）常無法維持生理的恆定性，因而更容易發生跌倒、吸入性肺炎、骨質疏鬆性骨折、導致失能、入住機構、長期臥床或死亡等不良的預後；同時有可能使得原本的慢性疾病如：心血管疾病（高血壓、心衰竭、心律不整）、中風、肢體運動功能、認知功能、癌症等加重；若長輩有衰弱症疑慮，建議至高齡專科門診（老年整合性門診）就醫方能給予老年族群全方位的照護。

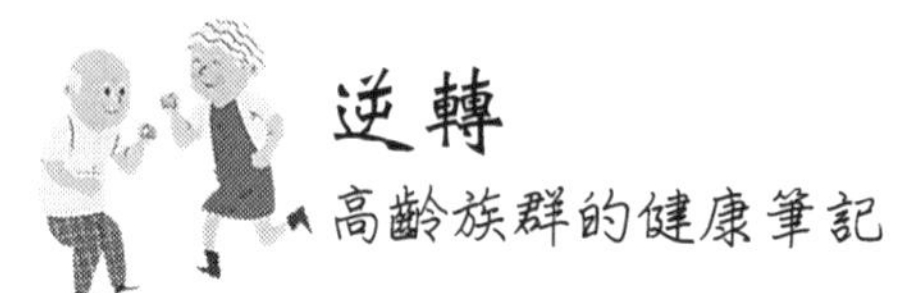

目錄

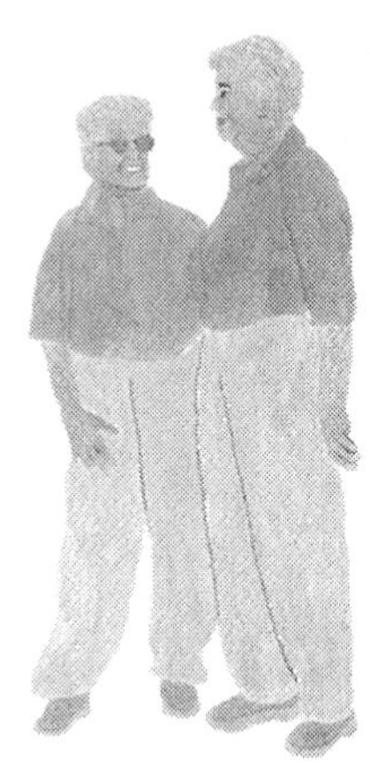

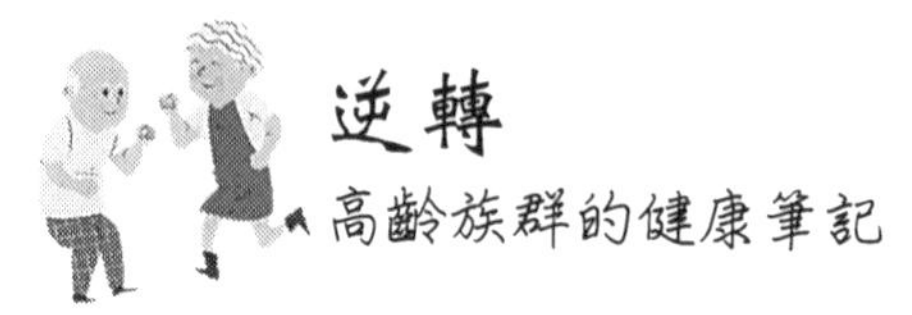

1.糖尿病與肥胖症

全球罹患第 2 型糖尿病的人數高達 1.6 億；過去稱爲非胰島素依賴型糖尿病（non-insulin dependent diabetes mellitus, NIDDM），其中臨床上常見的如肥胖型（NIDDM in obese）、非肥胖型（NIDDM in nonobese）及年輕人的成年型糖尿病（Maturity-onset type diabetes of the young-MODY）；目前將近 95%的糖尿病患者屬於第 2 型糖尿病，大約有 80%病患是肥胖體型，而 10%具有糖尿病家族病史，因此第 2 型糖尿病被認爲與肥胖及基因遺傳有密切關係。糖尿病合併的眼部疾病包括：白內障、視網膜病變（diabetic retinopathy, DR）及黃斑部病變（diabetic macular edema）等，糖尿病患者的併發症有很多，例如：眼睛視網膜、神經病變、腎臟病變等，其都與小血管病變相關；而大約 1/3 第 2 型糖尿病患者有糖尿病視網膜病變，威脅視力（VTDR, vision-threatening DR）。糖尿病眼睛病變定義爲具臨床意義的增生性視網膜病變或黃斑部水腫、白內障等等，患者平時應多測量血糖。

非酒精性脂肪肝疾病（nonalcoholic fatty liver disease, NAFLD）爲目前臨床上常見的肝臟疾病，一般占成年人 25-35%不等，尤其是中心性肥胖患者及糖尿病前期或糖胖症患者身上更常見；非酒精性脂肪肝病可進一步分類爲非酒精性脂肪肝（Nonalcoholic fatty liver）及非酒精性脂肪肝炎（nonalcoholic steatohepatitis）；目前有相當多已知的 NAFLD 的危險因子包括：靜態的生活模式、肥胖、代謝症候群、第 2 型糖尿病、多囊性卵巢、阻塞性睡眠呼吸中止症、高尿酸血症等。非酒精性脂肪肝是目前全球最常見，會造成肝功能異常的原因之一，全世界盛行率約爲 20-30%，而台灣的盛行率則爲 11.4%-41%；非酒精性脂肪肝疾病（Nonalcoholic fatty liver disease, NAFLD）爲臨床上常見的肝臟疾病之一，一般常見於中心性肥胖以及糖尿病前期。胰島素阻抗（insulin resistance）除了是代謝症候群之外，也爲非酒精性脂肪性肝疾病的重要形成機制之一，因此非酒精性脂肪肝疾病與代謝症候群或糖尿病前期、肥胖症、第 2 型糖尿病等代謝疾病息息相關；隨著台灣飲食西化占的比例逐年提高，肥胖以及靜態生活型態的比率增加，脂肪肝普遍與代謝症候群相關聯，代謝症候群指的是血壓高、空腹血糖偏高、腰圍過粗（中央性肥胖）、血中三酸甘油脂高、血中高密度脂蛋白膽固醇低，五項指標中出現三項或三項以上。

代謝症候群與代謝性脂肪肝（MAFLD）像是兄弟。

越來越多的研究證據顯示非酒精性脂肪肝疾病會

增加心血管疾病的風險例如：動脈粥樣硬化、冠狀動脈，頸動脈狹窄等。三酸甘油脂上升，胰島素阻抗性增加，過低的 HDL（高密度脂蛋白膽固醇）以及上升的 LDL（低密度脂蛋白膽固醇），也常伴隨血中尿酸濃度上升，以及全身的發炎指數上升，而冠心症風險隨著非酒精性脂肪性肝疾病的嚴重程度增加而增加；非酒精性脂肪肝疾病是由於肝臟堆積脂肪所引起，而糖尿病、或糖尿病前期（insulin resistance）、體重過重或肥胖、體內血脂過高例如：膽固醇或三酸甘油脂過高、高血壓等都是引起肝臟堆積脂肪的原因之一。代謝症候群在全身器官的表現會引起不同的健康問題；像是：心血管疾病、腦血管疾病等；而在肝臟的表現就是非酒精性脂肪肝，診斷可以透過超音波或肝臟組織切片，同時排除酒精或是藥物所引起的次發性原因造成，之後再檢驗肝臟酵素，來評估是否有脂肪肝炎或肝纖維化的情形；胰島素阻抗性（insulin resistance, IR）是造成代謝症候群和非酒精性脂肪肝的重要因素，insulin resistance 是指細胞無法有效運用胰島素，而無法利用葡萄糖，且不分體型胖瘦都可能有胰島素阻抗性。身體質量指數、肝功能（GPT/GOT）、空腹血糖、尿酸及三酸甘油脂爲肝臟功能正常者，脂肪肝的重要相關因子，當相關因子出現越多或越嚴重者，其有 NAFLD 的風險越高。NAFLD 可建議患者接受肝臟超音波做肝臟切片或腹部電腦斷層等，生化檢查方面可以測 Hb、PT/PTT、維生素 K、HbA1C（糖化血色素）、AFP（胎兒蛋白）等；根據目前定義要診斷 NASH/NAFLD 必需有下列條件：（1）肝臟切片須有中等程度或肉眼可見的脂肪變性，合併肝小葉或門靜脈血管發炎；病理切片不一定存在肝纖維化或肝硬化。（2）飲酒量需很少（每週＜40 公克）；隨機抽取血液分析乙醇需呈現陰性。（3）沒有感染 C 型肝炎、也沒有感染 B 型肝炎、或是藥物毒性肝炎及自體免疫疾病、血鐵質沉著症或威爾森氏病等。非酒精引起的單純性脂肪肝（hepatic steatosis）特別是非酒精性脂肪肝疾病（non-alcoholic fatty liver disease; NAFLD），過去大都被認為是良性且可逆的疾病，但近幾年陸續研究發現，非酒精性脂肪肝也可能會引起肝臟纖維化及肝硬化，甚至末期肝臟疾病，而隨著肥胖人口的增加非酒精性脂肪肝也有增加的趨勢；胰島素能抑制脂肪分解，當周邊組織對胰島素產生阻抗時，體內細胞無法有效利用胰島素，而無法利用葡萄糖轉化成能量，故血液的游離脂肪酸增加，導致游離脂肪酸進入肝細胞內，使肝細胞內脂肪代謝異常包括：使三酸甘油脂合成增加，降低三酸甘油脂的輸出，或降低脂肪酸氧化，使肝臟發生脂肪變性。肝臟發生脂肪變性與酒精性脂肪肝疾病（或稱代謝性脂肪肝疾病）有類似的組織學特徵，兩者皆因為脂肪酸超過肝臟所能負荷之代謝能力，當肝臟發生脂肪變性後，恐會引起單純脂肪肝以及非酒精性脂肪肝炎，而且這類型的脂肪肝同樣有可能會進展至肝臟纖維化、肝硬化，而目前還沒有有效的治療方法。非酒精性脂肪肝病導致肝癌的可能病理機轉包括：1.胰島素阻抗使肝內積聚大量脂肪，增加氧化壓力及發炎反應；2.脂肪細胞激素失調，一方面使瘦體素增加，提升發炎反應，另一方面會減少脂聯素（adiponectin）分泌，減弱抗發炎能力；3.類胰島素生長因子 1（insulin-like growth factor 1, IGF-1）促進致癌基因發展成肝癌；4.腸道菌叢失衡誘發老化相關的各種細胞介質分泌導致發炎，另一方面使腸壁通透性升高，內毒素如脂多糖等進入血液循環，刺激肝腫瘤成長；雖然多數的脂肪肝不會發展成爲肝硬化或肝癌，但脂肪肝也可能是各種肝毒性損傷的早期表現，台灣人的肥胖與代謝症候群比例增加，非酒精性脂肪肝疾病的患者也逐年上升，肝臟脂肪的過度堆積與肝細胞發炎造成。

單純脂肪肝和非酒精性脂肪肝炎病程與預後相距極大，非酒精性脂肪肝炎由於肝臟慢性的發炎長期可轉變爲肝硬化，同時有較高的死亡率；相對的非酒精性脂肪肝疾病則無，對於臨床上懷疑是非酒精性脂肪肝疾病的患者，首先要取得影像或是組織學上肝臟脂肪堆積的證據，同時排除酒精、藥物、先天性疾病等次發性的因素造成，之後再做進一步的整體肝臟功能評估來確定診斷。

非藥物治療首重改善代謝症候群

目前並無特別藥物針對非酒精性脂肪肝治療，唯有生活型態改變、體重、血糖、血脂控制、運動能有效改善非酒精性脂肪肝，部分減重藥物或糖尿病、降血脂藥物能協助患者減重及控制代謝性疾病；因此預防非酒精性脂肪肝，首重是個人生活習慣調整，飲食，運動，減重來改善肥胖、高血脂、胰島素抗性、第 2 型糖尿病等；最後才是針對明顯肝臟發炎患者給予藥物治療包含 C 型肝炎患者引起的 NAFLD，都是容易進展至非酒精性脂肪肝炎（non-alcoholic steatohepatitis, NASH）高危險群，飲食控制及運動仍是目前被認為最好的方式之一，針對非肥胖的非酒精性脂肪肝患者，採用生活型態改變的介入方式，結果發現單單生活型態改變，就能改善 67%患者的脂肪肝問題，減輕體重 3-10%也可改善脂肪肝，但體重減輕的速度應循序漸進，因為快速減重會使肝內脂肪變性加重或使肝纖維化加重，建議減重應以半年內減輕原體重之 10%為原則。患有非酒精性脂肪肝同時會增加罹患心血管疾病的機率，且這類病患常會同時有多項心血管疾病的危險因子，針對心血管疾病的危險因子治療是有助益的，例如：適當的血糖控制（糖尿病患者）、高血脂的治療等；NAFLD 的致病機制包括與肥胖、胰島素抵抗、腸道微生物群和遺傳學相關的多種代謝因素，無症狀的 NAFLD 可緩慢進展為

NASH 和終末期肝病。NAFLD/ NASH 的診斷依據是肝臟酵素（肝功能）異常、影像學（腹部超音波、電腦斷層）異常和肝切片異常等。目前 NAFLD/NASH 的藥物治療包括：使用維生素 E、thiazolidinedione、silymarin 等治療。

預防代謝性脂肪肝

最近國際間的專家提出新的定義，只要有脂肪肝加上以下任一條件就可診斷代謝性脂肪肝病包括：體重過重或肥胖、第 2 型糖尿病或是代謝異常的證據；這個 2020 年的新概念將更容易涵蓋與代謝症候群相關的脂肪肝病。代謝症候群會直接導致非酒精性脂肪肝病，且影響慢性 B 型肝炎及 C 型肝炎患者的臨床表現，也跟肝癌的發生有關，由於台灣肥胖、糖尿病及高血脂的人口愈來愈多，將來代謝症候群及脂肪肝盛行率也會隨時間升高。肥胖是 NASH 相關疾病的最常見原因，因此肥胖者應減重，限制糖類食物的攝取使體重，內臟內脂肪消失，飲食控制和體適能鍛鍊是減重的基礎，減少 7700 大卡攝入可減少 1 公斤，每降低 1%的體重可使血清中 GPT 下降 10%，而減重 10%可能使之回復正常；短期內快速減重容易導致脂肪肝炎病情加重、電解質異常、高尿酸血症、酮酸血症及體重反彈性復胖等，飲食應攝取新鮮食材、高蛋白和富含多元不飽和脂肪酸的油脂如：堅果，魚油，膳食纖維等以體重減輕 10-20%；飲食減少高熱量、高油脂食物的攝取，例如：澱粉類應適量控制，多吃蔬果、蛋白質及低脂食物，通常每天熱量與基礎值相比減少 500-1000 大卡，就有助於減重及減少肝臟脂肪的堆積；此外養成規律運動的習慣，較有效率的方式是中等強度運動像是：健走、游泳、騎腳踏車等；一般來說若能持續減少熱量及油脂攝取，並且透過提高運動量，便能達到減重目標；只要體重減低 5-7% 脂肪肝已有相當的改善，尤其當體重減低 7-10%，對於 BMI＞25 的族群有一半的患者脂肪肝獲得改善，顯見體重控制相當重要，減重不僅能逐漸改善脂肪肝，對全身心血管都有幫助，脂肪肝患者飲食中仍需要有適量的多元不飽和脂肪酸如魚油（EPA、DHA），注意糖類的攝取。攝取不含脂肪的食物時身體仍可從糖類及胺基酸合成脂肪酸，但攝取過多糖類又容易促進胰島素分泌，若已經是糖尿病前期和高血脂症（高膽固醇，高三酸甘油脂等）患者飲食方面更應該多包含一些水溶性膳食纖維像是：蔬果、全穀類、豆類等。非酒精性脂肪性肝病（NAFLD）是最常見的肝病，全世界的患病率爲 25%，在美國 NAFLD 及其亞型非酒精性脂肪性肝炎，分別影響 30%和 5%的人口。非酒精性脂肪肝疾病（NAFLD）是全球最常見的與代謝症候群相關的慢性肝病。NAFLD 患者通常肥胖；然而不是肥胖個體也會受到影響；非酒精性脂肪變性肝炎可以是一個獨立的疾病，但更多見的還是全身性疾患在肝臟的一種病理過程；肥胖症、藥物和毒物中毒、營養不良、糖尿病、妊娠、病毒或其他病原體感染以及先天性代謝缺陷等都可引起非酒精性脂肪變性肝炎；肝切片顯示從輕度的脂肪性肝炎至重度肝纖維化和肝硬化等不同的組織學特徵。雖然認為非酒精性脂肪性肝炎是良性病變，但其肝纖維化的發生率仍約 25%，且約 1.5-8.0 %的患者可進展為肝硬化，大部分脂肪肝並不會發展成肝硬化或肝癌，只要改變飲食和生活習慣定期追蹤即可，一旦肝功能檢查發現異常時就應該找肝膽腸胃專科醫師做進一步的檢查，找出可能的致病原因，目前仍以預防為主，減重及運動並加上適當飲食控制，可有效地控制非酒精性脂肪肝疾病進一步發展成肝癌。

胰島素阻抗的代謝症候群

代謝症候群又稱為胰島素阻抗性症候群（insulin resistance syndrome），代謝症候群的機轉，可能是人體內因為胰島素阻抗，一般被認為是一種多重因子的症候群，同時也常合併其他的身體問題例如：非酒精性脂肪肝相關疾病（NAFLD）、多囊性卵巢症候群（polycystic ovary syndrome）、肥胖相關的第 2 型糖尿病和動脈粥樣硬化性的心血管疾病，證據顯示胰臟的β細胞處於高度生理壓力的環境例如：西化的飲食習慣（高油脂、高鈉、高糖的飲食），是主要的高胰島素血症產生的原因，由此產生的高胰島素血症，促使國人代謝症候群的盛行率每年都提高，重要的是高胰島素血症雖然是一種生理代謝的亞健康狀態，但卻不被認爲是對人體有害，反而是一種保護性的生理適應反應包含：心肌、肝臟、脂肪組織、肌肉在內的組織對高胰島素，所做出的代謝反應被認爲是代謝症候群的致病原因；文獻提到了將高胰島素血症作爲一種生理回饋的機制，體內的生理壓力造成內分泌失調、全身性發炎反應導致血糖升高，長期下來容易形成代謝症候群；而胰島素阻抗是發生代謝症候群的現象之一，結果顯示，對於未來預防代謝症候群衍生的其他代謝相關的疾病包括：NAFLD、PCOS、肥胖相關的第 2 型糖尿病和動脈粥狀硬化相關的心血管疾病，而飲食和運動是預防這些慢性疾病最好的方法之一。代謝症候群的形成原因爲基因與環境，共同作用在胰臟的β細胞上；而胰島素阻抗和代謝症候群及其相關的交互作用：全身性代謝障礙與全身性發炎反應，這一種全身性發炎反應主要影響的是高胰島素血症和胰島素阻抗性，在代謝症候群中的全身性作用如：高血壓、血脂異常、內臟脂肪堆積、高凝血狀態、高尿酸血症、全身性發炎反應、葡萄糖耐受性不良等。

胰島素阻抗性

胰臟的β細胞對表觀遺傳的易感受個體，長期處於不利環境因素的高反應性導致高胰島素血症，這是代謝症候群的主要形成因素，胰島素阻抗性爲體內多種細胞組織提供保護，使其免受胰島素誘導產生代謝壓力；代謝症候群的表現是由高胰島素血症所引發的一連串生理反應；而代謝症候群引發的相關性疾病例如第 2 型糖尿病、心血管疾病、非酒精性脂肪性肝炎和多囊性卵巢症候群等，則是胰島素阻抗性的後期後果。胰島素阻抗在許多代謝障礙疾病的發生扮演關鍵性的角色，也是第 2 型糖尿病發病前期，臨床上是指胰島素引起的降血糖反應不如健康族群的狀態，而造成這種情況的原因包括：不適當飲食、肥胖及缺乏運動等生活型態與基因變異；飲食中含高反式脂肪時會增加釋放出大量的游離脂肪酸，經由血液運送到肝臟與肌肉等組織，此現象會抑制其對肝糖與血糖的利用率而誘發胰島素阻抗，因此飲食中脂質含量與胰島素阻抗呈正相關。游離脂肪酸進到肝臟會增加血中葡萄糖與三酸甘油脂的分泌，而減少 HDL-C（高密度脂蛋白膽固醇）和增加 LDL-C（低密度脂蛋白膽固醇）；在肌肉或脂肪組織中，過多的游離脂肪酸會降低胰島素敏感性，使細胞對葡萄糖的代謝作用下降，增加了三酸甘油脂的堆積；血液循環中，葡萄糖與游離脂肪酸的增加會刺激胰臟分泌更多的胰島素，而造成血中胰島素濃度升高，而形成高胰島素血症（hyperinsulinemia）；環境因素加上胰臟的胰島β細胞基因發生問題，可能表現出肥胖、胰島素阻抗、胰島素分泌不足等造成體內高血糖，進而形成第 2 型糖尿病。

胰島素阻抗可視爲一種生理保護的反應

第 2 型糖尿病的主要導因是因爲細胞對血糖的攝取發生胰島素阻抗（insulin resistance）現象，此類型患者初期仍有分泌胰島素之能力，甚至可因爲胰島素阻抗而產生代償現象，分泌更多胰島素以致於此時期空腹血糖值仍然正常；而當胰臟β細胞過渡分泌，其病理機轉爲身體的胰島素接受器發生異常或胰島素接受器數量不足時，造成周邊組織對胰島素敏感度下降，使胰島素無法再被細胞利用，因而讓受胰島素調控的生理代謝機制失衡，以致產生對血糖之攝取和利用能力下降；對細胞而言有相對胰島素不足的現象，因此身體爲提升細胞對血糖攝取和利用，促使胰臟產生補償性增加胰島素生成量形成高胰島素血症（hyperinsulinemia）。高胰島素血症除了外表肥胖也是胰島素阻抗的前期現象，意味著胰臟β細胞功能逐漸受到破壞，最後發展爲第 2 型糖尿病。身體其他組織（肝臟、脂肪和肌肉組織）中的胰島素敏感度，是β細胞功能是否正常的反應。隨著肥胖和胰島素阻抗（原發性胰島素阻抗）的發展，胰臟的β細胞通過會增加胰島素分泌反應，繼發性增加的胰島素反應進行代償作用，避免體內產生高血糖。胰島素分泌量反應出身體其他組織，像是肌肉或脂肪組織，胰島素敏感性的程度；從一開始胰臟β細胞的原發性胰島素分泌過多，到後期胰島素敏感組織，降低對胰島素感受的敏感性（稱爲繼發性胰島素阻抗），從而防止體內低血糖的發生；長期的胰島素阻抗情況下，伴隨的是胰臟β細胞無法分泌足夠的胰島素例如：當肌肉細胞內有太多游離脂肪酸時，經過氧化的脂肪酸會抑制葡萄糖的代謝，使葡萄糖醣解作用受到影響而造成胰島素阻抗性。

此外脂肪細胞也會分泌激素例如 interleukin-6（IL-6）和 tumor necrosis factor alpha（TNF-α），這些細胞激素會加強肝臟葡萄糖製造增加，與增加肝臟和肌肉、脂肪組織胰島素阻抗，同時也增加 fibrinogen 使得體內成爲高凝血的狀態，當胰島素對周邊組織的葡萄糖代謝，或肝臟葡萄糖的生合成能力下降時，胰臟會產生代償性的胰島素分泌進而造成高胰島素血症。胰島素由胰臟的β細胞所分泌，胰島素是身體中可以降低血糖的荷爾蒙，當胰島素分泌不足時血糖就會上升，胰島素阻抗是胰島素的作用不良，β細胞便會代償性的分泌更多胰島素，所以身體對胰島素產生阻抗的時候，空腹的胰島素會比正常狀況下來得更高，而不良的飲食內容（高糖、高油脂），除了讓血糖值上升，分泌過剩的胰島素也會帶來不良影響而形成代謝症候群、高血壓等；高血糖及高胰島素血症會帶來氧化壓力，並對血管造成損害；一旦有高胰島素血症，腎臟排出鈉離子的能力會下降、血管容易水分滯留，同時也產生高血壓；而且高胰島素血症還會活化交感神經系統與血壓上升、氧化壓力增加、動脈硬化風險上升是息息相關的。

血糖控制不佳會導致視網膜病變

失明是糖尿病最令人恐懼的併發症之一，西方國家每年每 100,000 名糖尿病患者當中，就有 65 人會失明，唯有透過良好的糖尿病照護大多數患者可以避免糖尿病引起的視力傷害，少數人因此罹患黃斑部水腫或增殖性視網膜病變，未經治療會導致視力障礙，因此每年的定期視力檢查可將那些視網膜病變患者，或視網膜病變的高風險族群及早轉介到眼科治療。糖尿病視網膜病變據世界衛生組織估計 DR（糖尿病視網膜病變）占全球失明病例數的 4.8%，有文獻指出從 1980 到 2010 年對來自美國、澳洲、歐洲和亞洲的研究總計 22,896 名糖尿病患者進行的分析，任何型態的糖尿病視網膜病變罹病率爲 34.6%，7%爲 VTDR（vision threatening DR）；第 1 型糖尿病罹患糖尿病視網膜病變的機率爲 10-50%。2019 年糖尿病盛行率爲 9.32%，男性 9.65%，女性 8.99%，年齡標準化的糖尿病盛行率 6.52%，估計每年約有 150 萬名糖尿病病人，若長期血糖控制不良容易發生神經、心臟、周邊血管、腎臟及眼睛等相關病變；長期血糖控制不佳，提高引起視網膜微血管病變的機會，稱爲糖尿病視網膜病變；幾乎所有第一型糖尿病病人，在 15-20 年後都會產生視網膜病變，其中 20-30%會導致失明；而第二型糖尿病病人超過 60%會有視網膜病變。

國際糖尿病聯盟（IDF）估計，2019 年全球糖尿病人口達到 4.63 億人，而到了 2045 年預計將達到 7 億人口，糖尿病視網膜病變仍然是 DM 的一種常見併發症，也是患者可透過篩檢，預防失明的重要策略，預計到 2045 年全球糖尿病視網膜病變負擔仍將居高不下，對中東、北非以及西太平洋國家影響更爲嚴重，這些眼底篩檢的政策估計可以省下許多糖尿病視網膜病變的新發生率、治療和醫療保健支出。

EURODIAB（Collaboration of European Childhood Diabetes Registers）研究是針對 16 個歐洲國家，31 間診所的多中心研究報告結果指出，任何糖尿病視網膜病變和 VTDR 的罹病率分別爲 82%和 32%，研究指出亞洲第 1 型糖尿病的發病率較低，以印度的罹病率最低（13.4%），其次是中國（14%）；而澳洲和紐西蘭 DR 罹病率從 25-42%不等；第 2 型糖尿病中 DR 和 VTDR 的總體患病率分別爲 25.2%和 6.9%。根據 Liver-pool 糖尿病眼研究，和英國前瞻性糖尿病研究（UKPDS），英國的 T2DM 的 DR 患病率在 25-27%間，而其他歐洲國家如：瑞典、丹麥和意大利的 DR 患病率略高從 30-40%不等；在美國有幾項基於種族的大型研究，研究報告指出 DR 的罹病率從 30-50%不等，以西班牙裔的病人罹病率最高。早期視力篩檢對於預防與糖尿病相關的視力障礙非常重要，可以透過提高患者對避免肥胖、增加體能活動和食用低脂/低碳水化合物飲食的認識，來預防糖尿病眼病變的發生；這些篩檢、衛教的策略已被證明可以增加胰島素敏感性，並降低一般族群中糖尿病眼病變的發生率；然而如前所述，通過初段預防來預防糖尿病的發展，是相當具有挑戰性的；一旦罹患糖尿病，次段預防應注重於維持良好的血糖控制、減少血管危險因子如：高血壓、高脂血症、戒菸等並及早進行眼底篩檢，否則這些血糖控制不佳的患者，將發展爲威脅視力的 DR（重度 NPDR 和 PDR 等），需要及時給予介入治療，以減少續發性糖尿病的永久視力喪失。

糖尿病眼病變危險因子

糖尿病視網膜病變的危險因素包含 1.血糖控制不佳、2.高血壓、3.糖尿病病程長短、4.微量白蛋白尿和蛋白尿、5.高三酸甘油酯血症、6.懷孕、7.血清高膽固醇導致黃斑部滲出液和水腫；關於適當篩檢間隔，現有證據糖尿病性視網膜病變，國外建議篩檢間隔爲 1-2 年，且對於沒有糖尿病視網膜病變的人來說，亦具有成本效益；此外第二型糖尿病罹病 10 年後，介入組與對照組之間的 HbA1c 變得可以比較；與常規治療的患者相比，有接受衛教介入治療的患者 DR 進展風險仍然顯著降低很多，然而在沒有糖尿病的高危患者中，診斷時出現視網膜病變，血糖控制不佳或高血壓，可能需要更頻繁的篩檢。糖尿病視網膜病變是成年人口中失明的最主要原因，惟有規律透過衛教宣導篩檢重要性和定期眼底檢查，才能降低失明的機率；美國採取每2年篩檢糖尿病患者眼底及無糖尿病的民眾是否有視網膜病變，台灣的糖尿病患者照護是糖尿病病人，每年至少一次的眼底彩色攝影例行性篩檢，相較歐美每1-2年檢查一次，希望糖尿病衛教師能透過檢查時加強衛教糖尿病患者視網膜、黃斑部及水晶體、白內障等糖尿病眼病變的重要性，及早診斷及早治療。

老年族群常見的死亡原因依序爲：衰弱（frailty, 27.9%）、各器官的衰竭（21.4%）、癌症（19.3%）、失智（13.8%）等。肌少症與衰弱症是一種常見的老年症候群；臨床上著重在預防、早期診斷及照護；目前傾向將老化視爲衰弱發生的背景原因，加上與年齡相關的生理變化、生活型態、多種慢性病與多重用藥等因子間交互作用；導致老年族群產生衰弱症因素眾多，大致可歸納出內分泌系統失調、全身性發炎反應、骨骼肌肉系統變化與營養缺乏等，其中肌少型肥胖症較受到矚目；目前許多生理機轉被提出與「衰弱症」有關，其中肌少症被認爲與「衰弱」有高度相關。肌肉質量會隨著年齡增長而下降；肌肉質量與強度的衰退，容易影響步態和平衡，進而容易跌倒，造成行動能力下降，促使衰弱速度加速。

許多急、慢性疾病及老化的相關狀況，也會間接或直接誘發衰弱症的發生，衰弱又會更進一步使疾病、肌肉質量及相關生理情況惡化，導致衰弱老人進入惡性循環；而肌少型肥胖症（sarcopenic obesity）是年齡增長，肌肉質量流失伴隨脂肪增加的情況，其盛行率與肌少症（sarcopenia）或肥胖症一樣，都會隨著年齡的增加而增加，肌少型肥胖症患者自評爲身體失能之勝算比較正常人、肌少症及肥胖症高出數倍，隨著人口結構老化，此問題日漸受到重視。

老年族群的肌少症與失能、跌倒、骨折、衰弱症（frailty）、延長住院時間、整體合併症、入住機構等結果高度相關、也同時增加死亡率及降低生活品質；近年來發現除身體質量指數（BMI）之外，老年肥胖有不同的面向，包括老年人的身高可能變矮，和身體組成改變都會造成使用身體質量指數，偵測老年人的肥胖有低估或高估情形；然而就代謝症候群風險來說，肌少症與肥胖症不具有協同作用，單純肥胖的社區老人，其代謝症候群的風險顯著較高，但當肌少症與肥胖同時存在時，其代謝症候群之風險並未顯著上昇；腹部肥胖（腰圍男性＞90 公分，女性＞80 公分）或臨床上俗稱的西洋梨體型佔了相當大的比例，普遍認知中肥胖是許多慢性疾病，甚至是提高心血管代謝疾病死亡率的獨立危險因子，一般大多以身體質量指數來做爲衡量肥胖的一個共通指標，然而 BMI 卻無法精準反應出身體脂肪的分佈，肌肉比例較高的人如：運動選手雖然 BMI 偏高但並非肥胖，而是過重；肌肉比例較低的人如：銀髮族雖然 BMI 低，但可能因瘦肉質量（lean body mass）低，造成肌少型肥胖的偏差，而高齡醫學關注的腹部肥胖卻又和發炎指數、血糖血脂代謝異常、胰島素阻抗、心血管疾病有密切的關係。肌少型肥胖症的形成相當複雜，非單純的老化現象；目前仍缺乏肌少型肥胖症的操作型定義，確立診斷標準有助於臨床實務與研究；常用的臨床門診或社區篩檢有五個題目簡稱“FRAIL”；分別是：F = fatigue, R= resistance, A = ambulation, I = illnesses, L = loss of weight；而適度的熱量限制飲食，攝取適度蛋白質與營養素，加上適量的運動是目前最有效的治療方式。

骨質疏鬆症與肥胖

2013 年台灣國民營養健康狀況變遷調查結果，顯示成人過重（BMI＞24）及肥胖（BMI＞27）盛行率為 38%，預估 2020 年時將有 1/3 的健保署預算要用來給付因肥胖引起相關疾病的診療，而肌肉質量減少和肌力減弱的老年肥胖病人，跌倒風險的比例和代謝症候群盛行率，心血管疾病的關聯成正比；跌倒是肌少症的相關因素之一，但是肌肉無力、衰弱症、骨質疏鬆和肌少症、代謝性脂肪肝等卻不盡然是同一個疾患。Liver attenuation index（LAI 肝臟衰減指數）和 skeletal muscle mass index（SMI 肌肉質量指數）和 HDL 及總膽固醇有正相關，和三酸甘油脂，ALT，total body fat 則呈負相關，NAFLD（nonalcoholic fatty liver disease，非酒精性脂肪肝）

和肌少型肥胖症（sarcopenia obesity）則有相同的病理機轉，如熱量攝取過多，身體內堆積脂肪，缺少運動，血清CRP（發炎指數）上升，胰島素阻抗，血清中維他命 D_3 濃度較低。目前運用 DXA（Dual-energy X-ray absorptiometry）可以有效的得到骨質密度，肌肉和體脂肪的質量，DXA 的劑量很低，僅是一般胸部 X 光的十分之一，所以做檢查是很安全的。

歐盟肌少症工作小組將肌少症分爲原發性（primary）及次發性（secondary）。若找不到特定原因，僅因年紀老化造成的肌少症稱爲原發性肌少症，次發性肌少症的原因則包括：活動力下降例如：長期臥床、失能（deconditioning）等；疾病（例如：嚴重器官衰竭、癌症、內分泌疾病）；營養不良（含攝取不足、吸收不良或藥物造成的厭食）；大多數肌少症由多重疾病或風險因子所造成，並非單一病因或病理所能解釋。目前肌少症的定義可從以下三方面探討：

1.肌肉質量：臨床上一般較常使用的測定方式爲雙能量 X 光吸收儀（Dual energy X-ray absorptionmetry, DXA）或生物電阻測量分析（Bio-impedance analysis, BIA），一般以四肢骨骼肌質量指數（appendicular skeletal muscle mass index）來評估身體肌肉量，算法爲四肢骨骼肌肉質量除以身高的平方（appendicular skeletal muscle mass / squared height, ASM/ht^2），最新研究的結果是以 ASM/ht^2 低

於年輕族群平均兩個標準差，或研究族群最低 20%的分布，定義肌少症為肌肉質量切點，前者的切點為男性 6.76 kg/m^2、女性 5.28 kg/m^2，後者的切點為男性 7.09 kg/m^2、女性 5.70 kg/m^2。

2.強度（肌力）：目前臨床上最常使用的方式是利用握力器測量手部握力（handgrip strength），另外亦可測量膝蓋的彎曲力量（knee flection /extension）或最大呼氣流速（peak expiratory flow）；同上述國家衛生研究院的研究，手部握力若以研究族群最低之 20 %值為切點。

3.行動力：照歐盟肌少症工作小組的建議，計算行走速度及使用簡式生理表現評估量表（short physical performance battery, SPPB），均可用於臨床實務或研究用途；若 65 歲以上長者行走速度小於每秒 0.8 公尺則需進一步檢查肌少症的可能性。其它的測量方法包括六分鐘行走測試（6-min walk test）及爬階梯測試（stair climb power test）。

隨著年紀增長即使體重不變，身體組成也會逐漸改變，大致上脂肪比率會增加，這些脂肪主要堆積在肌肉組織之間、腹部內臟器官等，腹部內臟的脂肪會釋放許多發炎物質散播到全身各組織，這些發炎物質（荷爾蒙）會影響許多內分泌的平衡，回過頭來使得肌肉持續流失，造成一個惡性循環。肌肉組織減少且肌肉的品質也降低（肌纖維大小及數量減少、肌蛋白的合成降低），及細胞內粒線體功能也會下降，整體的效應造成瘦肉質量（lean body mass）的減少。

老年人的身體組成改變，加上肥胖的盛行率升高，可以利用肌肉減少與否及肥胖與否，分成正常、肥胖、單純老年肌少症、肌少型肥胖症四種表型。「肌少型肥胖」這個名詞的誕生代表肥胖和肌少症，在老年人身上會加強彼此效應，進而造成老人的行動變差、易跌倒、心血管疾病及代謝症候群增加、罹病率甚至死亡率增加；一些統合性研究中發現，對於肥胖老人若單純使用飲食（每天減少 500 大卡）方式減重，可達到減重效果，除了減少脂肪，的確亦減少了部份的骨骼肌，但如果加上適當運動（如有氧運動或輕阻力運動），則可以使瘦肉組織保存下來，體重以瘦肉組織方式流失的比率從 22%下降至 10%，若單純透過運動來減重體重的減少雖然不明顯，但是可以改變身體組成，甚至有一部份的人瘦肉組織會增加，因此可以推論有目的性的減重，可以減少肌少型肥胖症的發生率。部分研究針對 BMI ＞ 30 的老年人進行減重臨床試驗，主要爲了解體重減輕對於身體活動功能的影響，研究發現不管單純使用飲食、單純使用運動或是合併兩者減重，都可以使肥胖的老年人提升其活動功能（平衡、走路速度和肌肉力量），其中以飲食加上運動的合併效果最好；此外若三者都減少肌少型肥胖症的程度，脂肪比瘦肉組織減少更多和之前研究類似：若合併運動和飲食減重，有助於保存瘦肉組織；但是仍有許多研究限制，如族群數量等；目前對

於肌少型肥胖的研究仍持續進行中；肌少症不但會增加骨頭和關節負擔，增加跌倒、骨折風險，進而臥床或住院、行動受限，更加重肌肉流失速度提高死亡風險。肌少症的病理生理學，有多項假說被提出包括：老化導致相關的荷爾蒙濃度下降，粒線體端粒酶、神經元退化、血液維生素D不足、血中發炎因子濃度上升等。

肌少症由 Dr. Irwin Rosenberg 在 1989 年提出，從字面看是肌肉減少，後來擴大到肌肉減少與功能喪失。歐盟老年醫學會理事長 Jean-Pierre Michel 引述，1980 年代晚期的研究發現 10-15%的老人患有肌少症。2010 年歐洲肌少症工作小組（the European Working Group on Sarcopenia in Older People, EWGSOP 提出肌少症的定義：「漸進性的肌肉質量減少及肌肉功能（肌力及生理活動）降低，可能提高疾病發生率、生活品質降低、甚至死亡的症候群。老人因老化導致身體的肌肉量減少、肌力減弱，同時伴隨著身體活動量降低、身體活動功能變差、步行速度及耐力下降。肌少症對身體功能的意義是會導致老人日常活動能力降低、失能，增加住院或死亡風險，且增加健康照護的需求和成本。老化使活動量下降、能量耗損較低，腹部臟層的脂肪會釋放許多發炎物質影響內分泌，又易使肌肉持續流失，造成惡性循環。肌少症已經有國際上的共識，但對於肌少症肥胖的共識目前仍未建立，目前已知肌少症不僅僅只發生於體重較輕的族群，體重過重或是肥胖的人仍可能存在肌少的狀況（也就是肌少型肥胖症），因此應該更審慎的看待老年人的肥胖問題。臥床不動會加速肌肉流失。住院、體重掉得快、偏瘦（BMI＜20）的老人都是肌少症高危險群。2013 年亞洲肌少症工作小組（the Asian Working Group for Sarcopenia, AWGS）共識會議基於 EWGSOP 的肌力定義，提出一套針對亞洲人的標準，使用體檢測量握力使用的握力器標準值，男性＜26 公斤和女性＜18 公斤，或一般步行速度則爲＜0.8 公尺/秒，AWGS 建議以握力和一般步行速度兩者擇一作爲肌少症的初篩條件，當兩者之一達到構成要件情況下，才需進一步測量肌肉質量是否過低以決定是否符合肌少症診斷，若門診沒有握力量計，可以請老人做「計時起立行走試驗」，從椅子上站起來走 3 公尺然後轉身，再走 3 公尺然後坐下，如果超過 20 秒可能有肌少症。肌少症對長者產生嚴重的影響並衍生出許多健康上的問題，像是身體功能下降、跌倒、生活品質降低、衰弱、增加死亡率以及健康照護上的花費。

2010 年歐洲老年肌少症事務委員會提出肌少症的診斷標準，包含了肌肉量減少加上肌力減弱且／或低身體功能表現，隨後亞太肌少症事務委員會也針對亞洲族群提出了肌少症診斷標準值的建議。肌少症的成因一般認爲是多重原因造成，例如：神經肌肉交界處的數量減少、荷爾蒙的改變、活動量減少、營養缺乏以及身體氧化壓力的增加等，皆會促成肌少症的發生。目前對肌少症的治療與介入以阻抗性運動加上營養補充被視爲較有效且有證據的方法。由於肌少症對於長者健康上的影響甚鉅，因此早期的辨識高危險族群並給予積極介入以延緩肌少症與後續健康上的不良事件發生，對於醫療從業人員是相當重要且刻不容緩的工作。

肌少型肥胖症是指隨年齡增長，肌肉質量流失伴隨脂肪增加的情況。其盛行率與肌少症或肥胖症一樣隨著年齡的增加而增加；肌少型肥胖症患者自評爲身體失能者較正常人、肌少症及肥胖症患者高出數倍，隨著人口結構老化此問題日漸受到重視，隨著人的老化身體的組成有重大的轉變：脂肪組織量（fat mass）相對增加，伴隨瘦肉量（lean body mass）逐漸減少，此時體重與 BMI 相對是沒有改變的，因此使 BMI 與肥胖不再有絕對的相關性，同時也減弱其與死亡率間的關係，而肌少型肥胖（sarcopenic obesity）指的就是肌少症伴隨身體脂肪量增加所造成的肥胖。近年來許多研究聚焦於老年肌少型肥胖對健康及預後的影響，在老年族群 BMI 不再與整體死亡率呈現正相關，老年肌少型肥胖症與整體死亡率的關係也成爲近期老年醫學重視的議題，未來仍需更多長期追蹤的研究證實肥胖型肌少症對高齡族群的健康影響。平衡感的減退是老化過程中的重要指標之一。通常一般健康成年人在六十歲以後便開始有平衡感減退的初期表徵，之後會更加速退化。主要的原因在於多重生理功能的退化包括：神經系統、骨骼關節系統及心血管系統的問題皆會造成平衡功能的退化。而平衡感退化直接便會影響老年人的日常生活，若加上環境因素如：照明不良、地面濕滑等常使老年人容易跌倒。肌少症對長者產生嚴重的影響並衍生出許多健康上的問題像是：身體功能下降、跌倒、生活品質降低、衰弱、增加死亡率以及健康照護上的花費，在 2010 年歐洲老年肌少症事務委員會提出了肌少症的診斷標準，包含了肌肉質量減少加上肌力減弱或較低的身體功能表現，亞太肌少症事務委員會也針對亞洲族群提出了肌少症診斷標準值的建議。

亞洲肌少症工作小組（Asian Working Group for Sarcopenia, AWGS）認為肌少症應包含主要兩項：肌肉質量減少及肌肉力量衰退，建議診斷標準：肌肉質量偏低（ASM/身高 2 為標準，以 DXA 測量時男性＜7.0 公斤/公尺 2，女性＜5.4 公斤/公尺 2；以生物阻抗分析時，男性＜7.0 公斤/公尺 2，女性＜5.7 公斤/公尺 2）、握力不足（男性＜26 公斤，女性＜19 公斤）及一般步行速度變慢（行走六公尺的速度＜0.8 公尺/秒）相較於男性，女性的肌肉質量與肌力常較低，脂肪組成較高，產生肌少型肥胖症的風險更高；肌少型肥胖症族群是失能的高風險群（風險比 2.63，95 % CI：1.19-5.85），影響老年女性尤甚。一般成年人肌肉退化現象大致從 30 歲開始，肌肉平均質量每十年減少 3-8%，隨著年紀的增加退化速度越快，70 歲以後流失速度更快，每十年減少 10-15%；至於大腿肌肉力量，在 40 歲之後每十年下降 10-15%，70 歲後則爲每十年下降 25-40%。台灣老年肌少症的一份 2008 研究指出 65 歲以上長者其肌少症之盛行率達 21.1%。成年人在 40 歲之後，肌肉質量平均每十年減少 8%，70 歲後流失速度加快，每十年減少 15%。肌少症不只影響老年人的身體健康、行動能力、生活品質，還會增加跌倒風險、認知功能障礙、罹病率、失能及死亡率。文獻上雖然沒有專門針對肌少症之運動處方，但是目前老人之一般運動處方建議則包括每週至少 150 分鐘之中等強度有氧運動，例如：快步走、健行、游泳等，或是每週至少 75 分鐘之激烈有氧運動，例如慢跑等；此外每週至少從事 10 組大肌肉群的肌力訓練，如：肩膀、肘、大腿、膝等大肌肉群，使每個肌力訓練動作重複 10 下之後卽感到疲勞。對於經常跌倒的老人，平衡運動訓練如：太極拳則可減低跌倒的頻率與嚴重度。

肥胖症

肌少症的成因一般認爲是多重原因造成，例如神經肌肉交界處的數量減少、荷爾蒙的改變、活動量減少、營養缺乏及身體氧化壓力的增加等，皆會促成肌少症的發生；目前對肌少症的治療與介入以阻抗性運動加上營養補充被視爲有效且有證據的方法；由於肌少症對於長者健康上的影響甚鉅，因此早期的辨識高危險族群並給予積極介入以延緩肌少症與後續健康上的不良事件發生，對於醫療從業人員是相當重要且刻不容緩的工作。根據國健署的調查數據顯示，肥胖的人未來 5 年發生高血壓的機率，是一般人的 2.5 倍；發生高血糖的機率，是一般人的 5 倍；發生高血脂的機率，是一般人的 2.4 倍。研究也告訴我們，減少 5-10%體重的好處包括飯前血糖降低 29-70mg/dl，糖化血色素降低 1.1-2.6%，中性脂肪減少 18%，低密度膽固醇（LDL）下降 7%，高密度膽固醇（HDL）上升 1%。給老年族群的建議：

每一餐約攝取 25-30 公克的蛋白質，且儘量不與碳水化合物一同食用。攝取的蛋白質應選擇富含白胺酸（leucine）等必須胺基酸在內的優質蛋白質爲主，以上食物來源例如大豆蛋白、雞蛋、魚肉等。就維生素 D 而言老年人可能因爲飲食攝取減少、日曬較不足、皮膚較薄、腸道吸收功能下降、維生素 D 在肝臟及腎臟 hydroxylation 能力下降，而造成維生素 D 及其具生理活性的代謝產物：活性維生素 D_3（1,25-dihydroxyvitamin D_3；calcitriol）下降，當維生素 D 濃度過低，會造成肌力下降，可能進一步造成肌少症、功能下降及跌倒發生率增加，目前研究證據指出，血中維生素 D 濃度不足（＜31 ng/mL）建議補充，但補充的劑量、時間長短以及長期服用的安全性目前尚無定論。

運動的形式以有氧運動、漸進式阻力訓練最能有效增加肌肉質量、強化肌力；2017 年美國運動醫學會與美國心臟學會發表的運動指導方針，老年人在運動前需要先做體檢，排除一些不適合從事有氧運動及耐力訓練的情形；開立運動處方時必須兼顧運動的安全性及個別老人的興趣，尤其要特別注意視力衰退與平衡的問題，避免跌倒骨折等意外發生；以有氧運動而言（例如：健走、騎腳踏車、太極拳），若爲中強度運動每週建議最少 5 次，從一開始 10 分鐘，慢慢增加至 60 分鐘，若無法維持長時間則建議每次 10 分鐘，每天 3 次等方式分段完成。以肌耐力訓練而言建議每週至少 2 次，每次須間隔休息 48 小時以上，適當的阻力訓練可以幫助肌肉的合成，減少體脂肪；除了增加肌肉量，也可提升肌力；建議老人可以簡單的壺鈴提舉，或使用彈力帶等方式來執行阻力訓練，一週建議 2-3 次的阻力訓練，一次約 30-45 分鐘；不過在執行阻力訓練前應該先請運動指導員，評估適合自己的運動強度，才能享受運動的好處，避免運動的傷害、從中低強度的運動開始，每次時間最好控制在 20-30 分鐘。

攝取維生素 D_3 可以增加平衡感的運動，預防跌倒嗎？

攝取維生素 D_3 對肌少症和骨質疏鬆型肥胖症有益，但是血清維生素 D_3 並非越高越好，丹麥哥本哈根大學（University of Copenhagen）研究指出血中維生素 D_3 過高與過低一樣並非好事，研究發現維生素 D_3 雖可減低死亡率，但若血中維生素 D_3 過高死亡率亦高，研究是針對 25 萬丹麥人進行血液測試，調查血中維生素 D_3 水平，結果發現血液中維生素 D_3 水平低的人死亡率高，但意外的是維生素 D_3 水平高的人死亡率亦一樣高，調查認爲維生素 D_3 過高或過低所導致的死亡風險相同，研究人員以血液內每公升血清含有 50 nmol（nano-mol）維生素 D_3 最低標準作比較，每公升血清含有少於 10 nmol 維生素 D_3，死亡率爲 2.31 倍；然而每公升血清含有超過 140 nmol 維生素 D_3，死亡率亦高於 1.42 倍。

影響老年人平衡功能的生理因素

1.神經系統退化：老化後神經傳導速度變慢，感覺常較遲鈍同時反應時間延長如：視神經退化影響視覺、前庭神經、小腦、腦幹及基底核病灶（如：腦中風、巴金森氏症等）等皆會影響老年人平衡感。

2.骨骼、關節、肌肉系統退化：下肢或脊椎關節炎引起關節疼痛或變形、攣縮，會影響病人步態，造成步態穩定度及對稱性減低，而使得病人容易跌倒；老年人的肌肉總量、肌肉細胞數目較年輕人呈明顯的下降，造成肌肉萎縮；從 60-90 歲之間有 20-30%的肌力降低。上述原因皆使老年人無法應付跌倒的發生。

3.其他的內科疾病如：心律不整、姿態性低血壓；不適量的高血壓藥、降血糖藥、抗組織胺及鎮靜劑服用，皆可影響平衡而使老年人易於發生跌倒。

2.自律神經失調

自律神經失調是現代人常見的症狀之一，臨床上常見的症狀包含像是：大腸激躁症、睡眠障礙症、更年期症候群、經常性眩暈及耳鳴、偏頭痛、焦慮失眠與口乾、經前不悅症、過度換氣、全身肩頸僵硬或痠痛等症狀。自律神經與壓力的關係常常是一體的兩面，其中一個症狀消失，另一個便迎刃而解；交感神經面對壓力時它的作用強烈，正常來說壓力解除後交感神經角色退場，副交感神經此時上場，自律神經系統功能才會平衡；若是壓力無法解除的話，交感神經只好不斷放電，時間久了自律神經功能一定會失調。若是自律神經失調，我們對壓力的承受能力便會降低。

自律神經失調並非一個疾病的總稱，雖然目前缺乏流行病學的調查研究數據報告，但臨床上可以發現自律神經失調的人口，確實越來越多人面對壓力時生理機制會動用平時儲存於肌肉的蛋白質來應付，也同時分泌壓力荷爾蒙：腎上腺素、正腎上腺素以及可體松等荷爾蒙；前兩者專門應付短期的壓力，可體松（cortisone）則用以對抗長期的壓力源，可體松主要的作用是對大腦發出囤積脂肪的信號，因此長期處於壓力中的人們，生理機制會囤積脂肪，體脂率會升高；此外可體松還會促進胃內的細胞分泌飢餓素（Ghrelin），讓人們怎麼吃都沒有飽足感，誤以爲自己好餓，最後經常出現暴食行爲或成爲暴食症。

自律神經也負責肌肉營養的調控，當它失調時肌肉狀態比較容易痠痛。另外長期處於壓力源當中，肌肉會不自主緊繃造成諸多莫名的疼痛不適，不僅肌肉受影響，自律神經也控制著我們身體的內臟功能如：交感神經支配著心臟節律細胞，因此我們常聽到利用心律變異程度來看一個人的健康狀況，換言之當自律神經失調時，可能造成內臟功能性疾病如：大腸激躁症，也可能帶來內臟與內臟之間的肌筋膜疼痛，自律神經失調是一種生理性疾病，由於大腦缺乏神經傳導物質所導致，也不是單單靠放鬆或身體活動、或復健就能痊癒，當出現顯著症狀時應該尋求醫師治療，自律神經像一群疾病或症狀，卻又不是單靠藥物來治療，臨床上民衆也不知道應該找哪一個科別檢查，以下就介紹幾種常見自律神經失調的症狀及治療。

1.**突發性睡眠障礙（非一般慢性失眠症）：**

造成失眠的原因衆多如：慢性病、藥物、睡眠呼吸中止症等都可能是致病因，但如果情況並不符合上述的情況但仍苦於失眠，那麼可能要高度懷疑失眠是由於自律神經的失調所引起；現代人作息不規律、情緒起伏大、加上用腦過度，每天承受的壓力也很大，大腦一直在使用思考，到了該睡覺的時候停不下來，交感神經又不斷接受刺激也會顯得亢奮，失眠因此在所難免；若長期不處理失衡的自律神經，最終會演變成自律神經失調症，根據觀察失眠的型態可分爲：困難入睡、淺眠、早醒等三種類型，較難入睡的人多半是交感神經過度亢奮，而淺眠的人交感神經與副交感神經無法協調，兩者表現失調讓人睡不安穩，早醒的人則多因爲長期自律神經失調所引發的情緒不穩定。不論那一種失眠類型，只要調整失衡的自律神經，不見得一定非得使用安眠藥。睡眠過程是腦幹及大腦皮質間交互作用，加上許多神經傳導物質所共同作用的結果；大腦反應、神經傳導物質都與自律神經密切相關，因此我們睡眠品質的優劣深受自律神經功能影響；交感神經的作用如同油門，副交感神經的作用如同煞車，如果要改善自律神經失調，需要兩者一起合作，如交感神經放鬆、副交感神經作用才行，因此自律神經平衡與協調作用是良好睡眠根本之道。

自律神經失調的人之中有 1/3 以上均有失眠困擾，早醒型失眠指的是每天醒來的時間比睡眠週期預定的時間還早，睡眠週期未完全走完就醒來，這時人們會覺得非常累，但卻再也無法入睡；根據經驗，這類族群大部份面臨自律神經長期失調；雖然可以入睡，但沒睡飽就醒來，半夜到凌晨這段期間人體分泌許多神經傳導物質如：血清素、正腎上腺素等分泌，但早醒型失眠者往往血清素不足，長期血清素、正腎上腺素短缺人會出現憂鬱傾向。根據研究顯示交感神經過度亢奮仍是失眠的大宗，同時也是很多人經常抱

怨越睡越累的原因。正常而言交感神經退場換副交感神經上陣我們才能全然放鬆，讓身體在睡眠中得到全方位的神經修復功能；但現代人經常睡前大腦還在思考，不斷刺激交感神經，身體在緊張狀態中卽便好不容易睡著也無法熟睡，容易淺眠或一夜醒來數次；另外睡眠時交感神經若仍然作用，血管會處在收縮狀態，隔天起來會肩頸痠痛、皮膚水腫、精神疲憊；此外患者可能被告知失眠由睡眠障礙而引起，被轉介至身心科或婦產科（更年期）、泌尿科（前列腺問題）等。

2.大腸激躁症：

目前還不確定造成腸躁症的主要原因，但普遍認爲腸躁症是腸胃蠕動或感覺神經的機能異常引起，根據研究，大腸激躁症的患者腸道細胞血清素接受器較少，而人體有95%的血清素存在於腸胃道，當接受器變少會造成過多血清素，導致腸子蠕動和感覺異常；腸躁症的症狀因人而異，但通常是絞痛、便祕、腹瀉、排氣等幾大特徵：有些人感到便意，但如廁後經常排氣後便意就消失了，但離開廁所後不久又感覺有便意，或者習慣性便秘；抑或是糞便帶有黏液甚至水瀉而無法忍到廁所，但也有便祕、腹瀉輪流出現的例子。這些症狀可能偶爾會緩解，但總是又再復發；臨床上將腸躁症歸納爲三類分別爲：便祕型、腹瀉型和混合型。不論哪一種類型難以控制的排便狀況，往往對患者造成了極大困擾，嚴重者甚至影響情緒、工作和社交生活；臨床上許多腸躁症患者從青少年時期就開始出現症狀，到了中年時症狀加劇才就醫，意味著許多人的神經失調是長期累積結果，在這情況下神經生理功能全面降低且紊亂就會出現腦腸軸（gut-brain axis）不同步的現象，雖然不會焦慮緊張，但是大腸卻頻頻有狀況的現象；腸躁症本質是功能性疾病，並非器質性疾病，治療上應該從自律神經著手。臨床上許多患者反覆接受大腸鏡、鋇劑攝影等檢查更加深患者心理層面的壓力，導致自律神經失調惡化，加重腸躁症不適症狀。實際上腸躁症是因爲調控大腸的自律神經失調引起大腸肌肉收縮和感覺的異常，所以只要自律神經功能穩定，腸躁症的症狀就能獲得良好改善。

3.排除耳石脫落、或梅尼爾氏症的自發性眩暈及耳鳴：

耳鳴時若不會出現劇烈、天旋地轉般的暈眩，自律神經失調的可能性更高，耳鳴多半是一種症狀且成因複雜例如：壓力、聽覺神經退化、噪音、藥物、感冒、神經腫瘤等都有可能，若是檢查報告顯示沒有問題但耳鳴依舊存在，那麼起因是自律神經失調的可能性很高；只要解決自律神經失調，耳鳴自然也就迎刃而解；一般的耳鳴大家第一時間會想到耳朵構造是否正常、聽力是否受損傷，卻常忽略自律神經參與聽覺傳導路徑中一部分，當功能失調時有可能引發內耳液循環不良，導致耳鳴的發生。自律神經參與一部分聽覺神經傳導，最主要是內耳作用段；而內耳主要的兩組神經一組調控聽力、一組調控平衡，除了負責將聲音轉換爲神經衝動傳到大腦之外，同時也收集平衡感覺的改變，當自律神經失調導致耳內血管不正常收縮、血液循環不足時，這兩組神經有可能同時受到影響，如此一來耳鳴和暈眩就會同時出現，聽神經傳導路徑中任一部分出狀況都可能會引起耳鳴，但是大腦聽覺皮質過度敏感也是常見的耳鳴原因之一，這與自律神經系統密切相關，事實說明了耳鳴不一定是聽覺神經問題，而絕大多數的耳鳴可能只是因爲聽覺皮質過度活躍。心因性耳鳴指的是耳鳴並非由身體器官病變，例如耳朵結構受損、聽神經異常等所衍生的問題，而是由心理影響生理。根據臨床觀察，自律神經失調所引發的耳鳴常見此類型。這族群的患者多半對聲音很敏感，對於耳鳴的接受度很低，且同時伴有失眠、壓力和生理性緊張；通常只要能夠放鬆、加上良好的睡眠，耳鳴也就解決了。耳鳴並沒有單一藥物可以治療，坊間常會說耳鳴吃維生素 B 群、或銀杏等可以改善，但由於耳鳴的致病原因複雜，因此需要醫師協助診斷，若耳鳴持續發生建議前往醫院接受檢查。不論器質性耳鳴、自律神經失調所引發的耳鳴，越早期確診治療困難度會較低，療程也可以縮短。

4.更年期症候群：

邁入更年期後卵巢逐漸停止排卵，而卵巢是女性體內重要的性腺之一，可幫助合成重要荷爾蒙如：雌激素與黃體素；更年期時荷爾蒙將迅速變化，而荷爾蒙劇烈的變化間接影響下視丘對自律神經的訊號，使得自律神經變得不穩定，而體質敏感的女性就有可能出現自律神經失調；更年期自律神經主要負責調控體溫、呼吸、心跳、血壓等，這也是爲什麼更年期女性可能會出現不適感，主要以躁熱、心悸、盜汗等典型症狀；另外也可能伴隨頭痛、失眠、焦慮緊張、易怒，情緒低落、憂鬱等各種身心的不適，換句話說這些並非更年期會出現的必然現象，但是因爲自律神經功能失調所引起，以往對更年期的建議是荷爾蒙補充療法，目前逐漸達到的共識則是荷爾蒙補充療法爲非必要治療方法；實際上更年期是人生中一個自然的歷程，身體會學著適應這樣的轉變，一味補充荷爾蒙難保打亂身體適應節奏，若想緩解更年期的不適不妨試著穩定自律神經，將自律神經平衡納入療程。更年期（climacteric）是指女性生育力逐漸減少到無生育力的這段過渡時期；根據統計過去台灣多數的婦女停經年齡大約落在 48-52 歲，而更年期大約在 40-57 歲之間，雖然目前有提早到 38 歲的趨勢，醫學上定義停經前後約 2-3 年時間所出現的生理不適，才是更年期症候群所導致，而這些與自律神經失調密切相關。

雖然劇烈的荷爾蒙變化，對生理運作難免造成影響，但實際上研究指出亞洲女性出現更年期症狀的比例並不若歐美那麼高，因此臨界更年期的婦女若出現諸多身心不適，其眞正原因往往不是年紀，而是自律神經失調。

下視丘位於大腦的腦幹上方，位置約在兩個眼睛的後側。而腦下垂體則位於下視丘下方。腦下垂體是內分泌系統的中樞，下視丘則是自律神經的中樞，透過腦下垂體連接神經系統和內分泌系統。女性從青春期開始腦下垂體會分泌荷爾蒙，刺激卵巢排卵並促使其分泌雌激素與黃體素，但更年期到來時卵巢逐漸開始休息，原本的模式受到影響，劇烈的荷爾蒙變化波及下視丘的功能，削弱自律神經控制力，自律神經功能就容易出現紊亂，造成女性一連串身心不適，門診中常見婦女習慣將失眠、頭痛、沮喪、心悸、全身痠痛等症狀合理化爲更年期症候群，但是卻沒有積極對外尋求醫師協助，卻選擇默默忍受生理機轉變化所帶來的不適，此外可能又適逢空巢期，身心壓力更進一步加速荷爾蒙失調，同時也加重自律神經失調，讓他們以爲更年期症狀日益嚴重，醫師對於更年期療法的重點大多擺在荷爾蒙補充，但荷爾蒙療法所帶來的子宮內膜增生、乳房不適等問題卻又經常造成更年期婦女心理壓力。

5.**換氣過度症候群（排除恐慌症）：**

過度換氣是指呼吸急促，在頻繁的吸吐頻率中使氧氣與二氧化碳的交換異常，濃度失調導致電解質或血液酸鹼度不平衡，一般以爲這種吸不到空氣的感覺是氧氣不足，事實上當下眞正缺乏的其實是血中的二氧化碳，因爲濃度不夠，所以導致肌肉不正常收縮，才會引發一連串身體不適感諸如：胸悶、心悸、暈眩等，或者是身體產生麻痺感，常會發生在臉部、手臂或身體半邊。有時在電視情節中偶爾可以看到用紙袋或塑膠袋套住頭部，說這樣是可以緩解換氣過度，事實上這是危險且不正確的，請讀者有吸不到空氣的感覺時千萬不要模仿這種舉動，以免缺氧、窒息；醫學上將過往的經驗法則，找出明確原因導致過度換氣現象稱為「過度換氣症候群」，過度換氣症候群的發生與治療均與自律神經有高度關聯性，而依照程度的輕重可細分如：輕度焦慮、中度換氣過度、重度的恐慌症，但不論是焦慮、換氣過度或恐慌，都可以透過調整失調的自律神經來穩定病況。

現代社會的生活步調本來就比過去快太多了，這樣的情況恐怕只會越來越嚴重，在緊張情緒下生物的呼吸頻率就會不由自主的加快。這是從遠古時期便記憶在人類身體裡的本能，在採集與狩獵生活中的人類面臨的壓力以生存為主，為了在面對野獸時存活下來，身體需要相當程度的能量與爆發力，所以呼吸急促好提高身體的含氧量。但是現代人的壓力則多屬於慢性壓力，與來自於工作或生活的積累相關，不會在短時間內危及生命，但是這種從遠古便存在的本能卻深刻的存在人類的 DNA 當中，演變成為現代文明病過度換氣症候群。

身體透過正常換氣（呼吸），將氧氣送到各個組織器官，同時排出二氧化碳，讓血液維持穩定的酸鹼值（pH 7.35-7.45），如此身體各個組織器官才能發揮其功效。但當過度換氣發生時患者常自覺吸不到空氣，便不由自主地拼命吸氣導致體內二氧化碳下降，這影響神經系統的放電生理過程，便會引起血管收縮導致暈眩、心跳加速、四肢冰冷、手足臉部等麻痺感，並造成肌肉不正常收縮。過度換氣症狀發作時，即便患者臉色慘白、甚至無法站立，但送醫檢查卻又得到各項數據皆正常的結果。根據調查過度換氣症多發生在年輕女性，男女比為 1:7。當過度換氣症候群發生時，症狀如較為輕微建議可以放慢呼吸速度，甚至暫時閉氣止息，避免體內二氧化碳被過度排出。由於恐慌症和過度換氣症的表現高度相似，皆為自律神經紊亂引起，一樣會出現呼吸困難、冒冷汗、頭暈、四肢麻痺等症狀，兩者最大的差異是過度換氣通常因情緒激動而起，恐慌卻是沒來由在當事人毫無防備的情況下出現，且於 10 分鐘內症狀就會發展至最頂峰，劇烈的不適總給患者「快要死掉」的恐懼感；有不少男性患者在開車進入隧道、搭飛機、進捷運站或大賣場等人潮眾多的地點發作；由於自律神經控制著心臟、呼吸、血壓等，因此恐慌症發作時幾乎都會伴隨著胸口悶的感覺，過度換氣症候群常見症狀如：胸悶、喘不過氣、手抖、緊張、心悸、拉肚子等，常要懷疑是否有心臟二尖瓣脫垂、氣喘、甲狀腺機能亢進、腸胃機能失調等，患者經常會在心臟科、胸腔科、內分泌新陳代謝科、腸胃科就醫，據研究顯示約有 50%的恐慌症患者，同時合併二尖瓣脫垂，因此常被誤判。

6.經前不悅症：

經前症候群（premenstrual syndrome）是只會出現在生育年齡婦女身上的疾病，它隨著生理期而來也隨著生理期而去，是一種周期性疾病，一般而言經前症候群通常出現在月經來潮前的 1-2 週，症狀從生理到心理，光醫學文獻上曾提到的經前症候群的症狀總數就超過 100 種，其中幾個較常見的症狀如：乳房脹痛、頭痛、腹脹、焦慮、水腫、失眠、皮膚的生理痘、情緒低落、易怒、疲勞煩躁等。根據統計大約 70-80%的女性朋友在生理期來臨前或多或少都會出現一些不適症狀，不過絕大多數都屬於輕微不適，不至於影響日常生活，且在月經來潮後的 2-3 天獲得緩解，另外大約 10%婦女的經前症候群症狀略爲嚴重，此時若能透過醫療處理，生理心理負擔能減輕不少，除經前症候群之外部分女性朋友身體對體內荷爾蒙周期性變化較爲敏感，不論身體或精神層面在每次經前必然會出現一場小風暴、像是人際關係、工作與課業表現等都有可能受到影響。針對這類較嚴重的情形醫學上稱之爲經前不悅症（premenstrual dysphoric disorder），一般建議經前不悅症的婦女最好接受專業治療。女性之所以有獨特的生理周期與荷爾蒙有關，每個周期女性體內的荷爾蒙都會經歷生理前期、「生理期」、生理期後一連串動亂期。人體內調控荷爾

蒙的中樞是腦下垂體，掌管腦下垂體的是下視丘，而下視丘又剛好是自律神經的上游；因此生理周期的荷爾蒙變化間接影響自律神經的運作，若自律神經功能良好，女性即使進入荷爾蒙動亂期，身體頂多只會出現微小變化，但一旦自律神經失去穩定度、功能不良時各種惱人的生理期不適症狀如：頭痛、失眠、皮膚粗糙、倦怠嗜睡、情緒暴躁等出現機率就會大幅增加，想要擺脫煩人的經前症候群首要的是安定自律神經。目前醫學上多數認同經前症候群之發生，與部分女性朋友們體內神經傳導物質對於荷爾蒙一連串變化（黃體素和雌激素的消長）較爲敏感，因而導致自律神經的失衡有關。一般而言黃體期是經前症候群發生的主要階段，多數人在黃體期晚期，也就是月經來之前一週左右，最慢至 2-3 天前會出現不適症狀，主要是當身體察覺沒有成功受孕，黃體素分泌會持續下降，血清素也跟著下降，當腦部神經傳導物質對於荷爾蒙變化感受性太強就會導致自律神經失衡，年輕女孩在經歷經前症候群時有很大比例臉上會冒出青春痘(俗稱生理痘)，多數人大概都認定這是內分泌失調所致，但經過檢測這些荷爾蒙數值卻都正常，其實生理痘之所以冒出頭還是跟自律神經失調有關，根據西方醫學研究，自律神經系統與內分泌、血液循環、免疫力有關。皮膚健康的兩大關鍵就是血液循環與免疫力；當自律神經平衡時負責在前線抗敵的白血球能夠抵抗痤瘡桿菌的入侵，降低發炎的機率，有效減少青春痘的生成；反之當自律神經失調皮膚的血液循環、免疫力降低，細菌就可能長驅直入形成痘疤，經前症候群症狀還跟睡眠問題高度相關，睡眠問題包含了失眠與早醒，每個人情況各異，針對月經來臨前的失眠，特徵是難以入睡或者淺眠，部分女性甚至月經來臨前睡眠結構會改變如：淺睡期的 N1(睡眠第一個周期)與 N2 會增加，褪黑激素也會顯著減少，這改變會令睡眠變淺，人容易自睡夢中甦醒；除失眠之外也有女性表示經前容易出現嗜睡，動不動就覺得疲勞且很容易打瞌睡，這些人夜晚睡眠是正常的，但白天容易疲勞、嗜睡；根據推論不論失眠或嗜睡都與自律神經失調有關；女性朋友在生理期時會選擇利用甜食來舒緩不適，但若攝取大量甜食除了易造成血糖不穩定，體重增加；部分患者選擇求助醫療協助醫師可能給予抗焦慮劑、低量抗憂鬱劑、營養補充（維生素 B6、維生素 B12 等）但只是治標；荷爾蒙變化會影響情緒不單只是既定印象，根據研究顯示女性荷爾蒙包括雌激素、黃體素等確實會影響婦女情緒例如：生理期來臨前女性朋友血液中血清素濃度起伏變化會導致情緒低落，而影響情緒的正腎上腺素、或是能帶來愉悅感的腦內啡等也都會受到雌激素荷爾蒙影響。

7.全身痠痛的纖維肌痛症（或肌筋膜疼痛症候群）：

纖維肌痛症的主因是自律神經失調，有一群人整天這裡痛那裡痛，周遭的人總認為他們無病呻吟，但這些人真是有苦難言。往往經過一番檢查之後，從醫師口中得到的答案是原因不明的肌纖維疼痛症候群，且無法保障治癒，後續建議多半是希望患者積極接受物理、藥物及心理治療。實際上根據臨床經驗，多數肌肉纖維痛症候群皆因自律神經失調而起，若能從調整自律神經功能著手，就能獲得滿意的療效。自律神經系統對身體來說，一個負責踩油門，一個負責踩煞車，兩者透過各種合作模式（大部分是拮抗），維持身體內部的穩定，同時幫助身體各器官能用最佳的生理狀況，應付眼前各種突發事件，以減少負擔；大多數自律神經失調的人交感神經是經常處於過度亢奮狀態，這會讓肌肉持續緊繃、收縮，進而造成流向肌肉的血流量降低，並限制了肌肉氧氣的供應；另外血流量減少、血液循環不良也會讓代謝效率大打折扣，以上種種因素都會影響肌肉正常運作，導致肌肉的疼痛與抽搐。骨骼肌是人體肌肉的其中一類，屬於能接受大腦調控的隨意肌，然而與自律神經關係密切的並非骨骼肌，而是平滑肌，平滑肌屬於不隨意肌，是一種無法完成大腦指令的肌肉。肌肉裡有大量的組織，這些組織需要充足的氧氣與養分才能維持良好的活動狀態，肌肉中的微血管肩負這重責大任；然而我們全身的微血管並非時時刻刻充滿血液，而是隨著生理需求藉由小動脈以調節其血量；換句話說血液循環系統與微血管連結的小動脈是控制血流量的關鍵，自律神經控制著平滑肌，而血管的管壁的中層結構正是平滑肌；多數器官的平滑肌同時接受交感與副交感神經的支配，但小動脈的管壁上的平滑肌只接受交感神經的支配，當交感神經作用正腎上腺素會促使血管壁肌肉收縮，造成較少血液流入肌肉中的微血管裡，間接影響肌肉組織攝取的氧氣以及影響肌肉的代謝，最終使得骨骼肌僵硬、痠痛等，因自律神經失調而引起的肌肉纖維痛，會發生在全身各處且痛感不一；臨床上因慢性肌肉筋膜痠痛而求診的患者很多，且大多依照發生部位在各科就醫，經常被懷疑是骨關節炎如：多發性肌炎、免疫系統問題如：類風濕性關節炎、僵直性脊椎炎、紅斑狼瘡、神經系統問題，甚至身心問題（如憂鬱症）。要解決自律神經失調所引發的肌肉痠痛，根本做法自然是讓失衡的自律神經回覆到平穩狀態，建議民眾可以透過有氧運動來讓緊縮僵硬的肌肉有機會伸展開，同時促進血流，強化該部位的血液循環與代謝，如此便能有效放鬆及舒緩肌肉。

8.壓力性口乾：

當口乾舌燥、眼睛乾澀等問題相繼出現，有可能會被當成乾燥症（俗稱修格連氏症候群），乾燥症主要是自體免疫疾病，身體的腺體遭受淋巴細胞侵犯，因而發炎影響生理功能；乾燥症症狀可輕可重，目前多採症狀治療如：眼乾點眼藥、皮膚乾擦乳液沒辦法根治，只能定期追蹤，喉嚨卡卡則多被誤認為胃食道逆流；當自律神經失調波及唾液分泌，程度輕微者終日口乾舌燥，程度嚴重點的容易出現喉嚨異物感，根據患者的形容喉嚨會卡卡的，感覺彷彿有個小東西哽住，因此會習慣性清喉嚨，但無奈咳不出來也吞不下去，有人甚至因此被診斷為胃食道逆流或咽喉逆流，事實上喉嚨卡卡的不適感，是因為咽喉處少了黏液的潤滑，再加上自律神經失調造成喉頭肌肉異常緊繃，並非眞有異物哽住。自律神經失調也常引起眼睛乾澀，自律神經遍布全身，除了口腔的滋潤度之外眼睛的滋潤度也與之關係密切；淚液中水分主要由淚腺所分泌，正常情況下角膜表面感覺神經會向大腦傳遞眼球狀況的訊號，大腦神經再將控制淚液分泌的訊息傳給淚腺，淚腺根據收到的情報分泌適量淚液以濕潤眼球。自律神經調控眼睛與淚腺，當自律神經失調時會影響供應眼睛的血流量及淚液分泌，眼睛就容易出現乾澀與不適感。根據患者的描述，眼睛乾澀的表現多樣化，除了明確乾澀感外，有人會感到眼睛黏不易打開；有人會突然視力模糊眨眼後視覺才恢復，程度輕微且發生頻率低的口乾與眼乾，自律神經失調現象可能只是暫時性，口乾可以透過咀嚼口香糖幫助唾液分泌，眼睛乾澀可適量使用人工淚液。但如果發生頻率高最好還是尋求專業協助，讓失調的自律神經恢復正常，如此才是根本治療之道。

3.老年常見皮膚疾病

1.**天皰瘡**（Pemphigus）：

天皰瘡平時不常見，是一種出現在免疫力不好的老年人的罕見皮膚病，包含免疫不全的人。天皰瘡通常以皮膚癢、隆起的皮疹開始，隨著病情發展皮膚會形成大水泡；天皰瘡可能會持續幾年，有時會導致嚴重的併發症，但大多數情況下適當治療可控制病情；而類天皰瘡主要影響 60 歲以上的老年人，尤其在慢性病的人即使經過治療水皰性類天皰瘡（bullous pemphigoid）也會引起嚴重全身性疾病，類天皰瘡有時可能是致命疾病的皮膚表徵。水皰性類天皰瘡可能會自行消失，但也可能持續數年。藥物治療可以幫助皮膚癒合，預防新的斑塊或水泡並減少皮膚感染，主要的治療方法包括外用類固醇藥膏、口服類固醇或預防性抗生素等；天疱瘡是一罕見的自體免疫疾病，影響皮膚和黏膜等，導致發炎與產生皮膚水泡。

2.**類天皰瘡**（Bullous pemphigoid）：

是西方國家最常見的自體免疫性表皮性水皰疾病，通常影響老年族群。類天皰瘡和尋常型天皰瘡（pemphigus vulgaris, PV）的全世界發病率有增加的趨勢；發生天疱瘡這種皮膚的疾病原因尚不清楚，但確定致病因素與高死亡風險具有相關影響，先前的估計可能低估了與這些皮膚水皰性疾病相關的死亡風險，口腔黏膜亦爲常見的好發位置，臨床表現可能出現在黏膜表面或是延伸到皮膚，天疱瘡好發年齡爲大於 60 歲；目前對自體免疫性水皰病流行病學所知甚少，類天皰瘡和尋常型天皰瘡屬於自體免疫性皮膚疾病，會導致皮膚和黏膜水泡並使保護我們的皮膚受損，需要皮膚科醫師診斷與治療並和其他像是眼科和牙醫師合作，類天皰瘡和天皰瘡的治療非常具有挑戰性。天皰瘡主要發生於中老年人，女性略多於男性，發生率每百萬人年約 0.3-3.2 人；據統計各國死亡率差異很大，美國一年的死亡率在 6%（但位於歐洲的法國卻高達 41%）。

類天皰瘡和尋常型天皰瘡的發病率呈持續上升趨勢，罹患類天皰瘡的患者死亡率是普通健康族群 2 倍，而尋常型天皰瘡死亡率是普通健康族群的三倍。臨床上常見表型包含尋常型天皰瘡（pemphigus vulgaris）、增殖性天皰瘡（pemphigus vegetans）、落葉型天皰瘡（pemphigus foliaceus）、紅斑型天皰瘡（pemphigus erythematosus）、藥物誘導性天皰瘡等。天疱瘡發生原因是由於患者體內 B 淋巴球產生自體抗體如感染或發炎或是特定藥物的使用都曾被報導過，會引發患者的天疱瘡，因此診斷爲天疱瘡之前可以先詢問患者用藥史，比較常見的幾種藥物包括利尿劑、ACEI 類降血壓藥物，降血糖藥物中的 DPP4 i（二肽基肽酶-4 抑制劑）與 penicillamine（免疫抑制劑）等。

1.尋常型天疱瘡早期病灶爲清澈小水皰。突然出現於正常外觀的皮膚，水皰很薄、極易破裂。病灶通常最早出現在患者口腔黏膜，其次頭皮、鼠蹊部及摩擦部位，女性患者外陰也可能出現，若未妥善治療可散佈至全身。

2.增殖型天疱瘡的水皰好發於摩擦部位如：腹股溝、手肘及面部及頭皮，臨床除了水泡外，還有糜爛處因滲出液及皮膚上厚痂產生容易有惡臭。

3.落葉型天疱瘡的水泡不易發現，但脫屑結痂性糜爛的病兆周圍繞著紅斑，早期病灶好發於皮脂腺旺盛部位如：頭皮、顏面、軀幹上半身等，外觀類似嚴重的脂漏性皮膚炎(Seborrheic Dermatitis)，因爲臨床上早期呈現水泡之外，另外有大片葉狀脫屑，嚴重者可以呈現剝落性紅皮症；陽光照射或高溫環境可導致惡化，與尋常天疱瘡不同之處在於即使病灶波及全身卻很少侵犯黏膜。

4.紅斑型天疱瘡臨床上呈現脫屑及痂皮病灶，好發於臉頰及皮脂腺旺盛區域。患者產生天皰瘡時口腔的水皰一碰就破，因而喪失正常黏膜保護的口腔極易受到繼發性感染，引起口腔黏膜廣泛性糜爛。所以有時候是由牙醫師最早發現患者，但天皰瘡是一種口腔黏膜與皮膚表皮一起發生的疾病，一旦急性發作，頭皮、胸口、背後以及四肢都會出現水泡。這種急性發作的天皰瘡，病患進食困難，皮膚又有糜爛破了的水泡傷口，有時需要住院治療。尋常型天皰瘡當中口腔黏膜損害最早出現，也最常見。早期口內出現水泡，繼而呈現急性發作或逐漸加重，水皰破掉之後易將鄰近黏膜一同撕掉，形成鮮紅的糜爛面。增殖型天皰瘡常由尋常型天皰瘡轉化而來，皮膚受損多發生於皮膚皺褶處，最初為水泡，水泡破掉之後基底部逐漸增殖，表面會有膿性分泌物與疼痛。落葉型天皰瘡（Pomphigus foliaceus）會在正常皮膚上或紅斑處出現鬆弛的大水泡，特徵是極易破裂並形成結痂，出現限局或廣泛性的皮膚脫落。紅斑型天皰瘡（Pemphigus Erythematosus）屬於良性，在產生紅斑的皮膚上起水泡並會有鱗屑且結痂。類天皰瘡是一種罕見的皮膚疾病，類天皰瘡與神經系統疾病顯著相關，這也是一個主要的預後因素之一；類天皰瘡主要發生於中老年人，男女間發生率無明顯差別，西方國家發生率約每十萬人年 0.2-3 人；在台灣發生率約為每百萬人年有 4.7 人；年紀越大風險越高，而藥品與類天疱瘡發生的風險息息相關，類天疱瘡是一種自體免疫水泡疾病，自身抗體攻擊 hemidesmosome 結構中的 BPAG1（BP230）、BPAG2（BP180）、hemidesmosome 負責表皮基底細胞與基底膜的連結，被破壞後會造成皮膚水泡產生。目前已知危險因子包含年齡、神經性疾病如：失智症、巴金森氏症、中風及精神疾病或心血管疾病，使用部份藥物如環形利尿劑、spironolactone、神經阻斷劑（neuroleptics）、 penicillamine、ACEI 抗高血壓藥物如：captopril、enalapril、ramipril 等。類天疱瘡的治療選擇不僅包括局部或系統性全身皮質類固醇的單獨使用，還包括嚴重的或複發性的患者，需要配合其他免疫抑製劑或免疫調節藥物如：azathioprine、mycophenolate mofetil、methotrexate 等。類天皰瘡好發於軀幹、四肢的伸側、腋窩和腹股溝。類天疱瘡進展緩慢，如不予以治療，數月至數年後自發性消退或加重，但預後較天皰瘡來得好，患者死亡原因多爲消耗性衰竭，和長期使用大劑量糖皮質類固醇等免疫抑制劑後引起感染、多重器官功能衰竭等併發症。危險因子：年紀、神經退化性疾病、使用藥物、內在存在惡性腫瘤等。研究顯示 60 歲以上的患者發生類天皰瘡的風險增加，而 90 歲的患者的風險似乎比 60 歲或以下的患者高約 300 倍；歐洲的研究也進一步證實 80 歲以上發生類天皰瘡的風險迅速增加。在 80 歲或以上的老人中每百萬人年的發病率超過 300 例，因此類天皰瘡不應被視爲老年族群的罕見皮膚疾病。類天皰瘡與神經系統疾病例如：巴金森氏病、失智症、中風、癲癇或精神疾病（單相和雙相情感障礙）顯著相關，此外一些病例報告和小型研究也表明類天皰瘡與肌萎縮側索硬化症或 Shy-Drager 症候群之間存在關聯性；因此類天皰瘡似乎與退化性神經疾病有關，並涉及自體免疫機制例如：巴金森氏病、阿茲海默病；研究找到特異性的神經元抗體已經在阿茲海默症的神經元內積聚並引發神經元變性。常見的自體免疫性水皰病（autoimmune blistering diseases）分爲尋常型天皰瘡與類天皰瘡兩種，其中以前者較爲常見。水皰性類天皰瘡和黏膜性類天皰瘡（mucous membrane pemphigoid, MMP）是最常見於老年人的自體免疫性水皰疾病。這些疾病的特徵在於上皮下水皰的形成，以及免疫球蛋白和補體在表皮或黏膜基底膜區域內沉積。雖然水皰性類天皰瘡和 MMP 都可能影響皮膚和黏膜，但水皰性類天皰瘡的典型臨床表現是皮膚表面的緊張、充滿液體的大水泡，而 MMP 的主要臨床特徵是黏膜受損。在 MMP 中發炎反應和侵蝕的黏膜是最具特徵性的，涉及口腔、眼結膜、鼻子、咽、喉、食道、肛門和生殖器官黏膜的任何一部分。臨床常用的檢查如下：

1.Nikolsky 氏現象：按壓正常皮膚，沿水平適當加壓，因表皮層並非緊密結合，容易剝離而裂開，露出鮮紅色糜爛，有時會流出清澄的分泌物。

2.Tzank smear：臨床常見的診斷方法，從水皰底部以刀片輕刮，採取標本置於玻片後，以吉姆薩染色法（Giemsa stain），可見到鬆解細胞。

3.實驗室血清學檢查：可見到白血球升高、嗜酸性白血球增高、血清蛋白降低、電解質不平衡、貧血、紅血球沉降率（Erythrocyte sedimentation rate, ESR）加速等非特異性現象。

天疱瘡是一種以攻擊表皮細胞爲主的自體免疫疾

病，目前的第一線治療用藥仍是使用高劑量的類固醇、或局部皮質類固醇。但和類天疱瘡治療時不同的是，由於天疱瘡是一種很嚴重且容易致死的皮膚疾病，如果患者沒有積極治療預後通常不好。大劑量長期使用類固醇容易產生不良反應，因此加入非類固醇的免疫調節劑作為輔助治療。局部皮質類固醇只限於使用在局限型的輕微落葉型天疱瘡患者；但是對於尋常型天疱瘡，局部塗抹類固醇藥膏只能做為輔助治療，大多要搭配全身性類固醇或免疫抑制劑才能有效治療疾病。非類固醇免疫調節劑像是 azathioprine、mycophenolate mofetil （CellCept®）和 dapsone, crisaborole 常用來與類固醇合併使用，以降低長期高劑量類固醇的副作用，對傳統治療方式沒有反應的患者則考慮其他治療藥物包括：rituximab、intravenous immunoglobulin （IVIG）、plasma exchange 和 cyclophosphamide, erythromycin。還有其他輔助類固醇治療藥物像是 methotrexate、cyclosporine、tetracycline、doxycycline、minocycline 和 nicotinamide 合併治療。Tetracycline、doxycycline、minocycline、nicotinamide、erythromycin 主要是預防感染的預防性抗生素。尋常型天疱瘡雖然是一種全身性疾病，但以局部使用藥物作為輔助治療可能帶來一些額外的效果，像是牙醫在口腔使用 Benzydamine hydrochloride 0.15 %可緩解口腔疼痛，尤其是進食或刷牙的疼痛。尋常型天疱瘡患者更應注重口腔衛生，可用 0.2%的 chlorhexidine gluconate 漱口水清潔口腔。

天疱瘡由不同的臨床表現可大致分類爲：尋常型天疱瘡、增殖型天疱瘡、落葉型天疱瘡、紅斑型天疱瘡及流行性落葉型天疱瘡等。以尋常型天疱瘡爲臨床上最常見的類型。而類天皰瘡是西方最常見的自體免疫性水皰疾病。世界上大部分地區的盛行率皆不相同，但類天皰瘡在亞洲地區似乎更罕見。水皰性類天皰瘡通常是老年人的一種自體免疫疾病，但類天皰瘡也可能影響年輕人和兒童，男女的比例差不多。雖然類天皰瘡通常會在幾年內消退，但與該疾病及其治療相關的慢性疾病的死亡率卻相當高。口服皮質類固醇藥物是最常見的治療方法，口服類固醇最常見的副作用包括體重增加和高血壓。長期使用與糖尿病風險增加和骨質密度降低有關，但可能與嚴重的副作用包括提升死亡風險更加密切。局部使用類固醇也與副作用有關例如：皮膚變薄和容易瘀傷。外用類固醇產生副作用的風險取決於類固醇的強度、使用時間、使用於身體的部位以及皮膚疾病的類型。如果使用高強度、強效的類固醇，可能會通過皮膚吸收足夠的類固醇，從而對身體其他部位造成不良影響。

日光性角化症

日光性角化症（actinic keratosis）是陽光中的紫外線照射皮膚所引起的皮膚鱗狀細胞癌症的早期皮膚

病變，亦是人類最常見之皮膚癌症之一。皮膚的鱗狀細胞癌細胞其實早在青少年時期，就已經存在於皮膚的表皮基底層當中。因此要適度的預防日光性角化症進展成皮膚的鱗狀細胞癌，年輕時就應該避免陽光過度曝曬，尤其是在農漁村執業的第一線醫師，更容易早期發現病患的皮膚病變，給予治療或轉介專科醫師進一步治療，並且衛教患者如何預防及定期回診追蹤日光角化症的皮膚病變。日光角化症在臨床上爲一個常見的早期皮膚癌前病變，容易發生於臉部、耳朵、頭皮、手臂等陽光暴露部位。陽光紫外線是環境中常見的導致皮膚癌原因，紫外線被國際癌症研究組織（International Agency for Research on Cancer, IARC）歸屬於第一類致癌物質。隨人類壽命的延長逐年增加，其中表皮來源角質細胞癌（epithelial carcinoma）占絕大多數包括：鱗狀細胞癌（squamous cell carcinoma）及基底細胞癌等；鱗狀細胞癌是臨床上第二多皮膚癌，僅次於基底細胞癌。太陽在人類的生活中扮演至爲重要之角色，長期大規模的研究顯示，在所有年齡層光照充足者其死亡率低於避光者，然而陽光照射同時會導致皮膚光傷害，包括老化及癌化。典型臨床特徵是邊緣不規則之多發性紅斑皮疹，表面附著鱗屑、痂皮，表面摸起來有粗糙感。當皮膚出現日光性角化症時，曝曬部位的皮膚已經進入臨床癌前階段，若不治療會逐漸惡化爲皮膚鱗狀細胞癌，臨床上約有 10%的日光性角化症會進展成皮膚鱗狀細胞癌，因爲病灶常被誤認爲老人斑。過去十年皮膚癌的數量上升，在歐美已對醫療形成沉重負擔，可以預期皮膚光傷害衍生的皮膚老化或癌化慢慢成爲台灣醫療需要面對的問題。日光性角化症爲鱗狀細胞癌前病變，好發於中老年人，以男性較多，與長期陽光曝曬有關，在西方國家相當常見。據估計在美國是第二常見的皮膚癌，占 40 歲以上人口達半數之多且農漁村發生率最高，黃種人雖然盛行率較低，臨床上較白人具侵襲性。根據研究日光性角化症發生率每增加十歲會增加一倍，70 歲之後急速增加。鱗狀細胞癌又稱扁平細胞癌或上皮細胞癌，源自於表皮層的皮膚癌，造成因素包括過度曝曬、發炎、皮膚受傷、接受過放射線照射而造成慢性損傷，表現較多樣性，例如：皮膚覆蓋一層厚粗的痂皮，有些是病灶部位泛紅不斷的脫皮，因此時常被誤認爲濕疹，發展成爲蕈狀的腫塊或不易癒合的潰瘍，且有轉移到其他器官的可能性，鱗狀細胞癌預後與發現的早晚有關，越早發現接受治療預後越佳。早期日光性角化症診斷不易，需要皮膚切片在顯微鏡下觀察到基底細胞層角質細胞出現細胞病變，包括細胞核變大、細胞增生及排列散亂，皮膚切片檢查是目前唯一可以確定診斷的黃金標準，但切片本身還是一個侵入性的檢查，同時日光性角化症的病變經常是多發性，無法每個病灶都做切片，因此近幾年會利用非侵入性的皮膚鏡等來檢查皮膚病灶，而成爲一種實用輔助診斷工具，可以在病灶進展成皮膚原位癌或鱗狀細胞癌前做出診斷。但即使皮膚鏡可提供很好的非侵入性診斷，但是皮膚病理切片檢查還是目前臨床上確定診斷的黃金標準。典型紅斑型日光性角化症在皮膚鏡下可以看到，具特徵性之草莓樣紅色網狀結構，另外細部還可看到表面鱗屑、標靶樣變化。其他型的日光性角化症如增生型日光性角化症較難運用皮膚鏡的這些表現來診斷，因此即使有非侵入性儀器協助，當懷疑日光性角化症病灶時還是應該藉皮膚切片的病理檢查來診斷。

癌化過程是多階段性基因的變異逐步累積而成，由光照後到皮膚出現癌化現象會經歷幾個不同階段，包括：起始期、啟動期、進行期及轉移期。在照光的起始期，大部分受損的細胞會被及時修復，部分 DNA 損害嚴重的細胞則自行誘發細胞凋亡機制而死亡，但極少部分細胞卻逃脫死亡機制，帶著變異的基因存活下來，形成腫瘤初始幹細胞。持續的紫外線照射導致腫瘤初始幹細胞染色體變異增多，細胞進入癌化啟動期，包括 DNA 修復蛋白的缺失或增殖蛋白的大量表現，細胞開始快速生長。逐漸的癌組織進入癌化進行期，大量細胞快速生長，周邊血管新生，而免疫系統也出現異常，最後部分癌細胞開始轉移到身體其他組織，而進入癌轉移期。日光性角化症在臨床上的重要性，在於其爲一種可由肉眼觀察到的最早期皮膚鱗狀細胞原位癌（squamous cell carcinoma in situ）。

整體來說大約有10%的日光性角化症會進展成皮膚鱗狀細胞癌，有60%的皮膚鱗狀細胞癌是由先前的日光性角化症轉變而來，而97%在陽光曝曬處所長出來的皮膚鱗狀細胞癌在其周圍會有日光性角化症的連續性變化；當皮膚出現日光性角化症時，顯示曝曬部位皮膚已由潛伏病變期進入臨床癌化階段，一方面可見之病變若不治療，會逐漸惡化爲會致命的鱗狀細胞癌，與此同時病人曝曬部位其餘皮膚已累積相當數量潛伏的癌幹細胞族群，未來亦將逐漸顯現，而成爲臨床可見之皮膚癌，此所以日光性角化症若沒有積極治療，會一個接著一個出現永無止盡。因此早期診斷並治療日光性角化症，同時清除周圍潛伏病變及經時定期追蹤新病變的發生，目前老年人口急速增加的社會有其重要性。日光性角化症發生於顏面、頸部、手臂、耳廓、前臂及禿頭部位等陽光暴露部位，常見表現。其典型之臨床特徵是不規則、境界不明之多發性紅斑皮疹，部分表面多少附著鱗屑、痂皮，表面摸起來有粗糙感；由於臨床上呈現多樣性之外觀；另外，日光性角化症因爲多出現在長期光曝曬的老年人皮膚，所以周圍常伴隨一些脂漏性角化症及老人斑等病灶，而使皮膚呈現斑駁花色；比較需要特別注意的是，有時候局部病灶甚至已經出現皮膚鱗狀細胞癌的變化。傳統治療爲冷凍、電燒、汽化雷射或手術切除等。然而對於多處皮膚癌前病灶、病灶範圍較大、病灶邊界不清楚、不容易治療的部位或是無法配合傳統手術的病人，可用光動力療法（photodynamic therapy）治療。日光性角化症的病變不只侷限於臨床上可見的病灶，而是特定範圍內廣泛性的癌前病變，它包括臨床可見與前臨床病變（subclinical lesion）。治療主要分爲兩大方向：病變導向治療（lesion-directed therapy）及區域導向治療（field-directed therapy）：

一、以病變位置爲導向治療：針對日光性角化症臨床可見病變給予治療，選擇包括冷凍治療，雷射治療和磨皮手術等。其中又以冷凍治療最常使用，但此療法至今尙無統一的臨床指引，對於病灶的清除率達39-98.8%。冷凍時間越長對於病灶部位的清除效果越佳。

二、以區域爲導向的治療：目前日光性角化症的新選擇，目的是治療不僅臨床上肉眼可見的病灶，同時還要治療區域內的前臨床潛伏期病灶（preclinical lesion），也就是病變區域內臨床外觀正常，卻已有潛伏癌幹細胞之皮膚。其主要目的是讓這些潛伏之癌細胞消失於無形，而不會發展成臨床可見之病變；此種治療可說是結合臨床與預防醫學之概念，對將來日光性角化症及皮膚鱗狀細胞癌盛行率的下降，會有相當大的幫助；此一療法難度較高且費時，需要有一完整之規劃及定時以客觀方法評估治療效果（皮膚鏡評估）。

目前日光性角化症的治療，由於癌化早期的變化程度與深淺不同，尚無標準療法，現存之各種療法各有其優劣點，臨床醫師可依據病人之情況，將不同之療法做最適當之組合；若病人只有單一病變，則以病變導向治療爲主；若爲多發性、不同嚴重度之病變，通常會先做病變導向治療，把明顯之病灶先加以清除，這其中又以液態氮冷凍治療最常被使用，冷凍後病變組織會壞死、脫落；其它如電燒、雷射或手術切除等方法也會被使用，上述各種病變導向治療法的特徵在於病灶之清除快速，但產生之疼痛也較顯著。美國食品藥物管理局（FDA）早已允許光動力療法治療日光角化症，而歐盟也把光動力療法視爲皮膚原位癌以及多種表淺皮膚癌的第一線治療，區域導向治療目前以外用藥在家使用爲主，而 Topical photodynamic therapy（原理是塗抹光感物質，等光感物質附著在癌細胞上再以特定波長的光照射癌組織，當光與光感物質發生光化學作用會產生細胞毒性，進而殺死癌細胞）若面積廣泛則建議入院治療，最後應指導病人避免過度日曬，及加強防曬劑的正確使用，目前治療的方法包括病灶的冷凍療法或切除，以及局部針對場的乳膏：5-Fluorouracil、Imiquimod、Diclofenac、Methenol 和光動力療法。無症狀之日光性角化症常常被忽略，但是當出現痛、癢或刺痛感，而且病灶明顯發紅時，就要小心是發炎性日光性角化症。發炎性日光性角化症可以說是病灶開始要轉變成皮膚鱗狀細胞癌的一大警訊，因此我們對於發炎性日光性角化症更需要多加小心並及早介入治療。從年輕時期開始長期紫外線的過度傷害造成皮膚角質細胞細微病變，在老年時會慢慢產生皮膚病變，這些病變常見於癌前病變（日光性角化症），或是鱗狀細胞癌、基底細胞癌等；日光性角化症是一種皮膚光癌化的多階段性變異，及由潛伏病變到鱗狀細胞癌之過程，紫外線誘發的光癌化過程是多階段性基因的變異累積而成，在臨床病變出現之前表皮基底層已逐漸累積異常之癌幹細胞，當這些異常之細胞達到一定數量後，成爲臨床上可被察覺到之最早期皮膚癌稱爲日光性角化症，目前日光性角化症的治療包括可見的臨床病變的病變導向治療（lesion-directed therapy）及針對病變周圍皮膚的區域導向治療（field-directed therapy），而對發病前的潛伏病變（subclinical）階段，目前還沒有理想的治療藥物，未來可以朝向開發以潛伏病變區域導向治療（subclinical field-directed therapy）藥物。

灰指甲

高達 50%趾甲外觀異常的原因是灰指甲（甲癬, tinea unguium or onychomycosis）；而乾癬性趾甲病變和外傷性趾甲是兩種常被誤認爲灰指甲的疾病之一。外傷性趾甲多數是慢性外傷造成如：大量使用雙手的工作者如藝術創作家、機械作業員、編織、木匠，或長期穿太緊且不透氣的鞋子的人，這幾種趾甲疾病可能與灰指甲同時存在。糖尿病、後天免疫缺乏症候群和周邊動脈疾病也是灰指甲的獨立危險因子之一。皮膚癬菌（dermatophytes）、酵母菌（Yeast）和非皮膚癬菌的黴菌（non-dermatophyte moulds, NDMs）也是一些常見的灰指甲病原體。白色念珠菌屬則是酵母菌中最常見到的。臨床上可以透過皮膚顯微鏡、黴菌培養和 Periodic acid-Schiff 組織學染色（簡稱 PAS 染色）來診斷灰指甲。治療上則可以口服抗黴菌藥物 Terbinafine、Itraconazole 或 Fluconazole 等。

灰指甲又稱甲癬（tinea unguium），臨床特徵是指甲變黃灰色且呈現層狀脫屑或易脆剝離，指甲末端脫落與甲床分離合併趾甲裂縫。甲癬定義爲指甲板遭受黴菌的感染，致病原包含皮癬菌群、非皮癬菌群與酵母菌群等。經常作指甲美容或受到黴菌感染容易導致指甲層狀剝離脫落；此外指甲層狀剝離也常可見於外傷、發炎（乾癬性趾甲、結締組織疾病、甲狀腺亢進等內科疾病）、甲床腫瘤。灰指甲是一種多重因素的疾病，年齡與感染甲癬有高度的相關性，老年人或免疫力不佳的患者特別容易感染。Trichophyton rubrum、T. mentagrophytes、Epidermophyton floccosum 是臨床上常見幾種灰指甲的病原體，灰指甲患者可能同時感染兩種以上病原體，如同時合併感染眞菌、細菌等；而香港腳又稱足癬（tinea pedis），是黴菌在腳底角質層的一種感染症，經常與灰指甲同時出現在一位患者身上，原因是黴菌感染足部產生香港腳之後，伺機性感染了腳趾甲。足癬的治療可塗外用抗黴菌藥膏或油劑；但灰指甲一般外用藥物無法進入結構緊密的指甲內部因此療效不佳。乾癬性指甲外觀可能會長得很像灰指甲；臨床上感染灰指甲的人常常輕忽這個指甲的疾病，主要是因爲感染灰指甲可能沒有特別不舒服的症狀，而等到出現嚴重症狀時已經合併甲溝炎或是指甲與甲床剝離。灰指甲的全球罹病率大約爲 5.5%，在兒童中比較少見；灰指甲在老年人中比較常見到，而且盛行率會隨著年齡升高而上升。灰指甲患者當中大約 60-70%是因爲表皮癬菌引起，其中以 Trichophyton rubrum 占 50%最多。另外灰指甲患者中約有 20%是因爲非皮癬菌群所引起。據統計 65 歲以上的年長者，或是合併糖尿病、靜脈曲張等慢性疾病患者，由於免疫力低下或是末梢血液循環不良，超過三分之一以上都會有趾甲的感染。灰趾甲占所有指甲疾病約 40%，臨床上較少見於小孩，大多發生於成年及老年人。灰指甲成因主要是長期接觸潮濕悶熱環境中的黴菌而感染。造成灰指甲感染的主要菌種包含皮癬菌類的黴菌，如小孢癬菌屬（Microsporum）、絮狀表皮癬菌（Epidermophyton floccosum）、髮癬菌屬（Trichophyton）。紅色髮癬菌（Trichophyton rubrum）是其中最容易感染指甲的一種黴菌。雖然白色念珠菌在實驗室很常被培養出來，但被證實爲灰指甲眞正的感染致病菌則是占少數。皮癬菌類的黴菌可以在脫落的皮屑或毛髮中存活數個月之久；皮癬菌類黴菌主要是透過皮膚外傷而感染，但接觸被污染的梳子或指甲剪也可能被感染，而其他造成灰指甲的黴菌菌種則相對罕見如：念珠菌屬等。糖尿病患者較有機會感染腐生性黴菌如麴黴屬（Aspergillus）等，雖然麴黴屬黴菌極為罕見，但卻是較難治療的致病原之一。

灰指甲的臨床分類

1.遠端甲下型灰指甲：是最常見的類型，幾乎高達 90%病例都屬於遠端甲下型灰指甲。從指甲最前端出現指甲變色現象（指甲變黃灰色，慢慢變深至灰褐色），病灶逐漸蔓延到整個趾甲，最後散播至指甲基底部角質層，黴菌通常孳生在指甲和甲床之間，嚴重會使指甲與甲床分離；初期灰指甲顏色變混濁、脫屑；後期可能會整片趾甲脫落，此類型主要的致病菌是紅色髮癬菌。

2.甲板侵入型：是較為罕見的灰指甲類型，感染發生從指甲內部而較少影響到甲床，指甲僅有變色或破裂而以，沒有角質層增厚現象；黴菌侵蝕之下的指甲會呈現凹凸不平、粗糙、鬆脆、剝離、斷裂與指甲脫落，致病菌是髮癬菌中的蘇丹髮癬菌。

3.白色表淺型灰指甲：是第二常見的類型，占10%左右；指甲表面上會先出現灰色斑點，指甲斑點部份會變得比較鬆軟，感染隨著斑點逐漸擴散至整個指甲，造成白色表淺型灰指甲的主要致病菌是髮癬菌屬癬菌。

4.近端甲下型灰趾甲：是相對較不常見的一種，從指甲基部靠皮膚的那一側開始感染黴菌漸漸向四周擴散，好發於免疫不全的患者身上，是一種免疫不全症候群的指標，造成近端甲下型灰指甲的致病眞菌是髮癬菌屬紅色毛癬菌。

5.念珠菌型灰指甲：通常出現在免疫力低下患者，常也同時有其他念珠菌感染的問題，因指甲創傷而感染，特徵明顯與其他致病菌不同。

6.全毀壞型灰指甲：遠端或近端趾甲下的嚴重感染與趾甲破壞，指甲完全破裂露出甲床，上面附有毀壞趾甲的碎片。

7.混合型灰指甲：混合上述症狀的灰指甲，最常見的爲白色表淺型與遠端或近端甲下型灰指甲混合發生。

灰指甲傳染的方式是直接接觸感染，接觸土壤或鞋襪或接觸到患者皮膚黴菌而感染，熟知的危險因子包含指甲創傷、年齡與感染足癬（香港腳）。常見的復發情形還有和 Tinea pedis（足癬）交互感染，許多患者同時會感染香港腳和灰指甲（Tinea unguium），如果只是治療灰趾甲而未治療香港腳，黴菌可能會反覆發生。檢查患者趾甲是否有病灶要注意看全部的指甲並去除指甲油，注意指甲顏色的變化、甲板與甲床是否分離、指甲是否易碎，甲板是否變厚、局部疼痛且有感染徵兆如發紅與腫、痛等；凹點是指甲表面有許多個凹洞，常見於乾癬患者（機率約 10-15%），出現凹洞後外觀會呈現灰黃色，症狀與灰指甲很難區分；因此診斷上會將剪指甲來化驗以確定是否爲黴菌感染。研究顯示糖尿病患者或後天免疫不全患者、周邊動脈疾病患者可能是罹患灰指甲的高風險族群。臨床常見的一些趾甲疾病需要和灰指甲做鑑別診斷：1.指甲乾癬，2.扁平苔癬，3.甲溝炎，4.甲母質瘤（onychomatricoma：一種良性但少見的 fibroepithelial tumor），5.原發或創傷性指甲剝離（idiopathic traumatic onycholysis）。然而灰指甲底下也可能潛藏皮膚癌。皮膚惡性腫瘤也可能讓指甲呈現類似灰指甲的變化，像趾甲下鱗狀上皮癌（subungual squamous cell carcinoma）或黑色素癌，若無法確定趾甲病灶是感染，而且抗黴菌藥物治療一段時間都無改善，應做指甲病理切片檢查。可以選擇剪取遠端指甲後用棉棒來刮取甲下碎屑，利用 KOH 試驗來診斷足癬感染，或直接使用顯微鏡或利用皮膚鏡檢查。實驗室眞菌培養或使用組織病理學診斷 periodic acid-schiff stain（PAS 染色法）。

治療藥物目前灰指甲的治療方式可分爲口服藥物、傳統外用藥膏、指甲油劑型抗黴菌藥物、拔除指甲手術、雷射治療等。每種治療都有各自的侷限，醫師會考量患者的狀況給予適當建議，口服抗黴菌藥物是目前治療灰指甲的主流，口服抗黴菌藥 Terbinafine

（Lamisil 療黴舒）和 Itraconazole （Sporanox 適撲諾）爲主要的治療藥物。早期 fluconazole、griseofulvin、ketoconazole 因爲療程較長或療效不佳，也因爲較易傷肝目前較少使用。Terbinafine 口服藥的標準療程若爲足部的灰指甲需口服 12 週的時間；若爲手部甲癬則需 6 週的療程。但抗黴菌藥物由肝臟代謝，服藥期間需定期追蹤肝功能；若肝功能異常可能會加重肝臟負擔，可改用灰指甲的外用藥 Amorolfine 如 Loceryl®（樂指利）、Emoller®（易黴樂）、Amoza®（黴甲淨）nail lacquers 等，一週使用 2-3 次；抗黴菌藥物建議在處方藥物之前先檢測肝功能（GOT、GPT），若有異常則立即停藥；如果患者已是肝炎患者則建議不要使用口服抗黴菌藥物。灰指甲的外用藥物治療通常會同時配合銼刀挫甲（使用指甲銼刀將趾甲患部銼平並拔除壞死及感染指甲）、雷射等輔助治療。趾甲的結構因爲不利於一般外用藥劑的吸收，水楊酸及抗黴菌藥物，局部外用藥物如抗黴菌藥物 Efinaconazole 這一類藥品因爲滲透力不佳，沒辦法深入甲床。目前比較有效的灰指甲治療外用藥水包括 Sulconazole、Amorolfine（Amocoat）及 Ciclopirox、Efinaconazole、Tavaborole，外用藥物的治癒率較口服藥劑顯著較低且療程較長，但是外用藥的好處是有較少的全身性副作用。有些藥物可以強化對指甲的滲透性及附著性，因此可以達到長效作用如 Amorolfine（樂指利抗甲癬油劑）只需要一週一次，

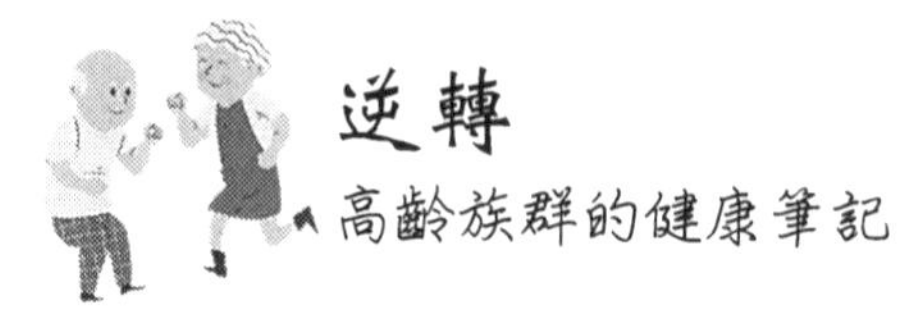

但是手部的灰指甲則需要使用 6 個月，腳部的灰趾甲則要 9-12 個月。外用藥膏缺點是穿透力不佳，不建議當作第一線治療，臨床多拿來作爲輔助使用。灰指甲的黴菌導致受影響趾甲變色或增厚，或脫落是世界上常見的指甲感染症，一般認爲甲癬主要由皮癬菌群所感染，然而新的研究證實混合感染和由非皮癬菌群所引起的感染比先前認爲的更爲普遍，尤其是在溫暖的氣候中。皮膚顯微鏡和實驗室黴菌培養是診斷甲癬的黃金標準，但偏高的僞陰性讓我們需要使用更準確方法如：PAS 組織學染色和 PCR （Polymerase chain reaction）定序。由於 NDMs 是皮膚和實驗室常見的污染物之一，需要多次確認和重複採樣才能確定它們是灰指甲傳染源。目前已經有許多治療方式可供臨床治療上選擇，包括口服抗黴菌藥、局部外用藥或外科器械拔指甲。口服抗黴菌藥物較局部藥膏治療具有更高的治癒率和更短的治療時間，但具肝毒性和藥物交互作用等不良副作用。臨床最常使用的是 Terbinafine、Itraconazole 或 Fluconazole。局部治療藥物如 Efinaconazole、Tavaborole、Ciclopirox 和 Amorolfine 雖然副作用較小，但治療時間需要更長，治癒率也較口服藥物來得低。雷射雖然可以改善指甲的外觀，但由於各種研究方法和治癒的定義高度差異，雷射對甲癬的治療有效性尚未得到充分證實。由於甲癬的復發率很高，患者一旦感染應盡快接受治療，且對穿過的鞋襪進行消毒，預防性使用抗黴菌藥物和避免在泥巴地赤腳走路。預防方面應衛教患者保持足部通風、乾爽，能穿通風的鞋子上班，若不允許穿著拖鞋，建議選擇寬鬆的皮鞋與吸汗的棉襪；此外鞋襪應該勤於更換。洗澡或泡腳之後儘速將腳底的趾縫間的水份擦乾；減少使用趾甲油以免讓指甲變得脆弱；避免與他人共用襪子及指甲剪；身體若有香港腳、股癬、體癬等也要儘快治癒避免再次交叉感染。

疥瘡

疥瘡是透過疥蟲（蟎）（Sarcoptes scabiei（S. scabiei var. hominis））接觸皮膚感染而引起的傳染性皮膚疾病，疥蟲是一種肉眼看不到的皮膚寄生蟲，成蟲大小僅約爲 0.3 mm，寄生在人體皮膚的角質層，在寄生時會挖掘角質層下隧道，在此留下排泄物而引起皮膚的劇烈搔癢；scabies（疥瘡）一詞源於拉丁文 scabere（搔抓），是一種因爲疥蟎（Sarcoptes scabiei）所導致皮膚疾病，疥蟎寄生於皮膚會引起免疫反應，導致皮膚劇癢與紅疹。疥瘡是藉由疥蟲所引起的傳染性皮膚病，主要是經由親密接觸而感染包括：人與人的直接接觸或共用毛巾、床單、棉被、內衣褲等；由於疥蟲離開人體後大約 2-4 天才會死亡，因此受到疥蟲感染潛伏的衣物在一星期內還具有傳染力；通常同住家人共同生活最容易互相傳染，常可看到家中一人因在外住宿，或其他群體生活受到感染，而後回家傳染給全家人；或幼兒由褓母傳染，或小孩與小孩之間互相傳染而帶回到家裡；此外學校、軍隊、安養機構、監獄等群居生活場所，更是疥瘡好發的地區；免疫力較差、年長、失能、或身體虛弱的人，可能會感染較嚴重的結痂型疥瘡（挪威疥）；結痂型疥瘡（crusted scabies）又稱爲挪威疥瘡，是較嚴重的疥瘡表現，通常發生於免疫系統不全的患者，此類患者身上常常會聚居多達數百萬隻疥蟲；此類患者傳染性極強，僅需稍微接觸或是接觸病人碰過的物品即可能傳染，挪威疥往往會使皮膚結痂和產生鱗屑，並影響身體的大部分區域；挪威疥具有很強的傳染性，很難治療；身體任何部位都有可能感染，特別是頭皮、手和腳，挪威疥皮膚病灶通常爲含有大量疥蟲的厚型結痂，指甲會變厚、變色，通常不會感到搔癢，如未及時發現與治療其傳染性極強，可能造成院內大爆發；挪威疥是照護機構爆發疥瘡疫情最常見之原因，而血液檢查可見嗜伊紅血球增多及 IgE 升高。疥蟲非常的小，難以由肉眼辨識，因此大多藉由臨床症狀來協助診斷；但疥瘡患者並不限於工作人員、學生等團體集中的生活者，事實上疥瘡可以侵犯任何人，尤其長期臥床或免疫力低下的民衆；感染後皮膚上可以發現散在性粟粒狀大小的紅色丘疹，其色微紅至深紅甚至可見到疥蟲寄生的隧道、水泡或小膿皰等；由於疥蟎很小肉眼多不可見，傳染後有潛伏期，發作時症狀常與濕疹等其他皮膚疾病相似，所以預防和治療都會比較困難。疥瘡是一種相當常見的感染，近來全世界的疥瘡發病率有上升趨勢，全世界每年約有 3 億人罹患疥瘡，可以影響任何年齡層和社會經濟地位的個體，但是各個地理區域的罹病率差異很大；對於來自世界不同地區（北美洲除外）人群的研究，進行的統計分析發現，罹病率估計在 0.2-71%之間，其中太平洋地區和拉丁美洲的罹病率最高；疥瘡在資源有限的地區尤爲常見，擁擠的環境會增加疥瘡感染的風險，流行病可能發生在機構環境中，例如：長期護理機構和監獄。疥瘡在軍營、監獄、長期養護機構等場所時常爆發群聚的疫情，世界各國的流行病學差異甚大，目前並無統一的全球流行病學調查資料；在已開發國家中疥瘡好發於醫療型態的長期照護機構如護理之家，主要是因爲機構中的照護人員，與住民間之間接觸過於密切（翻身、拍背等）；國外有文獻資料顯示 130 個慢性病房中，約 25%在最近一年內曾有疥瘡發生案例；而日本的研究則指出，養護機構及慢性精神護理之家的調查顯示，高達 44.9%在一年之內有發生疥瘡群聚事件。

疥瘡感染的皮膚特徵

疥瘡感染診斷會根據病人的：（1）接觸史（2）臨床症狀（3）皮膚理學檢查（如：顯微鏡、皮膚鏡、膠帶測試）。若有廣泛性的搔癢，尤其發生在夜間或搔癢處有明顯疥瘡病灶，且親密接觸人員有相似症狀，通常就可懷疑感染疥瘡。如果藉由皮膚理學檢

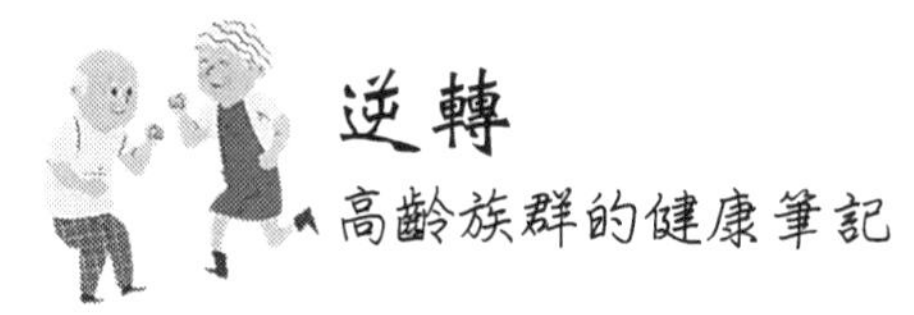

查有觀察到疥蟲、卵、糞便、疥蟲隧道就可明確診斷出疥瘡感染。這些皮膚紅疹會產生劇烈癢感，特別在夜間更加嚴重，臨床表現以劇癢（尤其晚上蓋被子）的丘疹，位置以手指縫、手掌、手腕、腋窩、臍窩、腹部、會陰部最爲常見，但少見於臉部；疥瘡一般鑽行於皮膚的表皮淺層，仔細觀察可見到隧道狀痕跡（burrow tract）；用力揹抓會破壞皮膚並導致續發性的細菌感染，例如：膿痂疹，膿痂疹（impetigo）是一種皮膚表面感染，最常見的是由葡萄球菌或鏈球菌感染所引起。因爲劇烈癢感，常可見到皮膚上的抓痕，結痂之丘疹或小色素沈著點，甚至因搔抓而產生繼發性細菌感染或濕疹樣變化。疥蟲喜歡侵入皮膚皺褶及柔軟處，如：指縫、腕關節、肘關節屈側、腋下、肚臍周圍、臀部，女性的乳房特別是乳頭，男性外陰部及其周圍皮膚特別是陰囊、包皮、龜頭。目前常用的抗疥藥物有 ULEX CREAM（成分 CROTAMITON+ HYDROCORTISONE）、B.B. LOTION（Benzyl benzoate）等，病人必須每天洗澡後全身塗抹一次連續一星期。另外有一種抗疥瘡藥物 gamma benzene hexachloride 使用方法稍有不同，其必須在全身塗抹 8-12 小時後沖洗掉，使用以一週一次爲限，並且不可用於嬰幼兒，懷孕或哺乳之婦女或患有癲癇及其他神經疾病的人。若有合併症如：細菌感染，可投予抗生素，有濕疹樣變化，可給予抗組織胺及短期的類固醇藥膏；要注意的是，家庭或團體生活中有同樣病況的人一定要同時治療，並採取預防措施，才能避免互相傳染。

一、布服、床墊處理：

1.疥蟲離開身體 2-4 天後即會死亡，故治療開始前 3 天內住民使用的床單、被套、衣服均需用 60℃以上的熱水清洗並以高熱乾燥。

2.無法清洗或乾洗的布單，被服，應密封於塑膠袋內靜置至少一週再處理。

3.住民衣物要與未罹病者分開處理，並持續高溫處理至藥物治癒疥瘡爲止。

4.感染疥瘡住民使用過的床墊，使用之清潔液徹底擦拭床墊表面後，置於單獨空間至少一週；無法清洗的物品放入密封的塑膠袋中，然後置放在一個偏僻的地方例如：車庫中一週，蟎蟲在二到四天沒有食物後死亡。

二、常用疥瘡治療藥物如下：

1.Permethrin 5 %藥膏。

2.Benzyl benzoate（BB lotion 疥寧洗液）：25% benzyl benzoate lotion。

提醒住民每天淋浴後，自頸部以下全身塗擦一次，連續一個星期。但此藥物有神經毒性，嬰幼兒、孕婦及哺乳時或有癲癇病史者不宜使用。

3.Ivermectin：3mg/Tab 口服藥，使用方式爲 200μg/kg/dose。

4.Ulex Cream（學名 Crotaminton/Hydrocortisone

Cream 悠力素乳膏）：含有 10% crotamiton hydrocortisone。Ulex 刺激性小，適於孩童、嬰幼兒及孕婦。塗擦方式：自頸部以下全身塗擦一次；但因無法殺死蟲卵，使用 10-14 天。

5.Scabi cream（學名 Lindane （Gamma-BHC）息疥軟膏）：含有 Lindane 1%（Gamma-BHC）。

疥瘡是藉由人疥蟎所引起的高度傳染性皮膚病，疥瘡在免疫力正常的民眾當中也會感染，或是親密接觸，透過性行爲接觸傳染而得到，但是在長期照護機構或軍營、監獄，卻是常見的傳染性皮膚疾病；尤其在長期照護機構的住民以及工作者，可能會以乒乓球傳染的方式反覆感染。台灣未來將以社區、居家爲照顧主要場域，提供到宅的居家服務，滿足行動不便的家庭照護需求；而當新的長照政策上路之後，許多居家服務人員或醫護人員或是照顧服務員，可能因爲接觸患者或家屬，由甲地將疥蟎攜帶至乙地，抑或是在個案之間成爲疥蟎的交通散播工具，因此認識及診斷疥瘡是臨床醫師的重要工作。

乾癬

乾癬是一種慢性、非傳染之皮膚病。根據臨床表現，乾癬可以分爲尋常型乾癬和非尋常型乾癬，尋常型乾癬好發於頭皮、四肢關節伸側，分佈對稱，病灶界限明顯、紅色脫屑之丘疹或斑塊，表面常覆蓋銀白色鱗屑。非尋常型乾癬的變異較大，表現爲膿皰、紅皮症，或是侵犯關節包括：關節病型乾癬、膿皰型乾癬和紅皮症型乾癬，根據病情可分爲進行期、靜止期、消退期。進行期常出現同形反應（Koebner's 現象），同形反應是指非特異性損傷誘發已存在的皮膚病。病程長，有時可自癒，但容易再度復發，一般冬季會加重而夏季症狀減輕。青春期及更年期發病率較高。女性患者在懷孕時病情會改善。乾癬與心血管疾病、憂鬱症和乾癬性關節炎有關。乾癬（psoriasis）是一種常見的慢性發炎性、反復發作的紅斑鱗屑性皮膚病，乾癬不是黴菌感染症，是屬於一種與個人體質有關的慢性、反覆發作的發炎性、遺傳性的皮膚角化症。有幾種臨床表型，其中慢性斑塊型（尋常型乾癬）占了病例的 90%。乾癬的併發症包含：生活品質受到影響和情緒相關的憂鬱症、心血管疾病和乾癬性關節炎的血清陰性關節炎。乾癬又稱爲牛皮癬或銀屑病，特徵爲大小不等的皮疹、界限清楚的斑塊或紅色丘疹，包覆多層銀白色鱗屑，多發生在青壯年，春冬季容易復發或加重，而夏秋季病情大多會緩解。乾癬也可能影響指甲和關節，當影響甲床與指甲基質，臨床上可以看到指甲點狀凹陷以及甲床分離等情形，可能單獨以指甲表現或合併上述各種皮疹一起出現。臨床上有些病人合併乾癬性關節炎，常見的關節炎的位置爲遠端的手指關節（distal interphalangeal, DIP），也可能影響多處關節，甚至造成關節變形。可能誘發乾癬的因素包含：遺傳、內分泌影響、外傷、感染、藥物使用、過度身心疲勞、情緒緊張、日光曝曬等。

乾癬的嚴重度主要分爲輕度和中重度，以身體的表面積（body surface area, BSA）定義，輕度的乾癬被定義爲影響小於 5% BSA，中度乾癬影響 5-10% BSA，嚴重乾癬影響超過 10% BSA。此外中重度的乾癬還可定義爲：（1）病灶影響全身 5-10 個百分比以上的體表面積，（2）影響到臉、手腳掌、生殖器、頭皮、指甲、易摩擦之處或關節，影響行動與自我生活能力，或者是（3）對外用藥膏無效者。乾癬也經常合併有其他的共病症，約有 20%的乾癬患者合併乾癬性關節炎，7%病患會合併關節病變，30%病患會合併指甲變形或萎縮。此外臨床上經常見到合併第 2 型糖尿病、高血壓、高血脂、心血管疾病及代謝症候群等。另一種用來評估乾癬嚴重程度的指標爲 PASI（Psoriasis Area Severity Index, 乾癬面積暨嚴重度指數），定義 PASI 大於 10 分爲中重度乾癬，臨床上治療目標大多爲 PASI 分數至少改善 75%以上，臨床上採指數下降比率作爲治療效果指標，治療目標爲 PASI 75 指的是 PASI 分數降幅達 75%。

乾癬的臨床分類

臨床上通常可分爲四類：尋常性乾癬（psoriasis vulgaris, plaque psoriasis）、滴狀乾癬（guttate psoriasis）、紅皮型乾癬（erythrodermic psoriasis）及膿皰型乾癬（pustular psoriasis）等。其中以尋常

性乾癬（斑塊型乾癬）最常見，占了乾癬患者的90%以上。乾癬的臨床表現多樣化，當內分泌失調時，皮膚表皮細胞增生太快，導致角質過度堆積而出現銀白色鱗屑的紅色斑塊，患者會感到疼痛、搔癢、關節活動受限等，症狀時好時壞，嚴重影響生活品質。尋常性乾癬經常會慢性化爲慢性斑塊型乾癬（chronic plaque psoriasis），特色爲 10 公分以內的邊界清楚的紅色斑塊，表面常有一層銀白色皮屑，好發位置爲頭皮、手肘、膝蓋、薦部、股溝以及肢體之伸側部位。其他較少見的型態包含：水滴狀乾癬（guttate psoriasis）、反轉型乾癬（inverse psoriasis）、膿疱型乾癬（pustular psoriasis）以及紅皮症型乾癬（erythrodermic psoriasis）；根據位置分類還有幾種少見的乾癬表現包含：手腳型乾癬（palmoplantar psoriasis），病灶主要位於手腳掌，常因乾裂導致劇烈疼痛，造成行走困難，嚴重影響自我生活能力。水滴狀乾癬較常發生在 7-10 多歲孩童，發病前曾被鏈球菌或病毒感染上呼吸道，表現爲急性對稱性點滴狀小丘疹，以軀幹、四肢爲主，隨時間擴大，通常於數週內會自行消退。反轉型乾癬（inverse psoriasis or intertriginous psoriasis）亦稱屈曲性乾癬（flexural psoriasis）則較爲少見，以老年人爲主，好發在腋下、腹股溝、臀溝、耳後、女性乳房下方及男性生殖器等皺褶處，反轉型乾癬病灶主要在腹股溝、腋下、胯下、乳房下或生殖器等易摩擦部位。膿皰乾癬是一

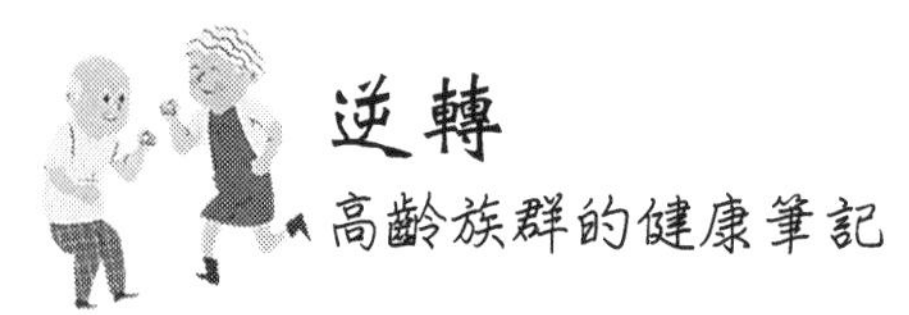

種少見但嚴重的乾癬，肉眼可見非感染性膿疱，又分爲局部型及全身型兩種。紅皮性乾癬表現爲成年人全身性之皮膚擴散性紅腫和鱗屑的急性皮膚疾病，通常受到患者使用的藥物或外來刺激性物質所引發，造成皮膚變紅且脫皮，伴隨發燒、畏寒、搔癢或疼痛。乾癬屬於慢性疾病，男女病患的比例相當。占約西方國家人口 1-2%，占美國人口的 1-3%，罹病率最高的是歐裔的族群、而亞裔和非裔較少、最低的是印地安人；瑞士的發生率約 2.3%，南美洲的發生率約 0.97%。全世界的發生率與陽光似乎有密切的關聯。都會區的乾癬患者較鄉村爲多，可能和環境的污染或生活型態和壓力相關。大多數研究顯示，越高緯度的國家其盛行率越高。男女好發比例沒有顯著差異，但有少數研究顯示女性相較於男性有稍高的盛行率。好發的年齡呈現雙峰型，30-39 歲以及 60-69 歲較多。整體隨著年紀增加，乾癬的盛行率逐漸增高，但超過 70 歲以後盛行率有下降的趨勢。乾癬除了和基因遺傳有關之外，也會被機械性、化學性或紫外線的傷害、各種感染、藥物、精神壓力、吸菸和其他因素等刺激而發病或惡化。

乾癬與其他皮膚疾病鑑別診斷

乾癬表皮若因受傷而異常增殖就會出現 Koebner's 現象，因爲這些活化細胞激素會活化 T 淋巴細胞，而活化的 T 淋巴細胞會產生更多的細胞激素，進而更加重發炎的情況和促進角質細胞的增殖。乾癬病人典型的皮膚表徵爲紅斑及脫屑，表皮發紅、增厚，伴隨有銀白色的鱗屑、斑塊或丘疹，剝除鱗屑後常見排列規則的小出血點稱爲 Auspitz sign 代表血管被侵犯，容易受傷和流血。乾癬性關節炎（psoriatic arthritis, PsA）是一種慢性且漸進式的疾病，早期診斷與即時治療對預後和避免關節變形非常重要。乾癬性關節炎是一種與乾癬相關的慢性發炎性肌肉骨骼疾病，據統計約 20%乾癬患者會進展成乾癬性關節炎，與乾癬性關節炎較相關的類型是尋常型乾癬或稱斑塊型乾癬，和指甲病變（點狀凹陷、甲床分離等）。診斷主要是依據臨床表徵，目前的診斷準則是 CASPAR（classification criteria for psoriatic arthritis）內容爲確診關節炎的病徵再加上符合下列條件，總分達三分以上即合乎診斷標準：現況有乾癬症狀（2 分）、具乾癬家族史（1 分）、香腸指/趾（1 分）、鄰近患部關節有新骨質生成（1 分）、類風濕因子陰性（1 分）、指甲病變（1 分）。

乾癬治療目前沒有完全根治乾癬的方法，無法治癒的慢性皮膚病和關節疾病，需要長期靠藥物治療，治療方式根據疾病的嚴重程度而有所不同。乾癬和乾癬性關節炎有關的治療方式包含三大類：外用藥膏（皮質類固醇）或局部治療藥物（非類固醇消炎止痛藥、皮質類固醇）、照光以及系統性藥物（生物製劑和小分子抑制劑）和疾病修飾抗風濕病藥物

（ disease-modifying anti-rheumatic drugs, DMARD）。外用類固醇是治療乾癬最常用的藥物，可單獨使用或合併其它藥物，外用類固醇可經由抗發炎、免疫抑制作用和對抗增殖的機制而有治療乾癬的效果，也可減少血管的通透性，減少真皮層的水腫、減少白血球通透到皮膚，止癢的作用。最常出現外用類固醇副作用的情況，主要是長期使用後皮膚產生皺紋、萎縮、微血管擴張、色素減少、細毛增生、快速失效、腎上腺功能抑制等。需要考慮到患者罹病的位置、影響生活品質、併發的乾癬性關節炎、誘發因素如：感染、使用藥物和壓力等。通常輕度乾癬只需要局部的外用藥膏治療，但中重度乾癬則需要照光或是系統性藥物的治療。三種方式各有其優缺點，其中外用藥膏不適用於乾癬面積較大的患者，口服藥物長期服用之下也有副作用如：影響肝腎功能等，因此需接受定期抽血追蹤，口服藥物不適用於本身有肝腎功能異常的病患。使用紫外光治療或光化學療法與維生素 D_3 類似物的聯合治療比單獨治療更有效。光療或光化學療法與局部類固醇相結合也比單獨的任何一種治療更有效，口服或注射止癢藥物以止癢。

一、外用藥膏包含：

類固醇、維生素 D_3 類似物（calcipotriene 和 calcitriol），calcipotriene 是 calcipotriol（1,25-dihydroxy Vitamin D3）的同分異構物，兩者都有類似的角質細胞受體結合和親和力，但對於鈣質代謝的

影響力 calcitriol 是 calcipotriene 的 100 倍。煤焦（tar）以及維生素 A 衍生物（tararotene）。針對臉部或對摩處等較敏感部位，可以使用類固醇備用物質如：tacrolimus 及 pimecrolimus。維生素 D 的外用製劑如：calcipotriol、tacalcitol、calcitriol。副腎皮質類固醇外用藥膏如：臨得隆、特膚康軟膏等。嚴重乾癬或其它藥物治療無效時可選擇全身性的藥物作治療，包括：retinoids、MTX、CsA、tacrolimus、psoralens 和生物製劑等。

二、照光治療（phototherapy）：

紫外光分成三段不同波長：UVA（320-400 nm）、UVB（290-320 nm）、UVC（100-290 nm），有治療效果的是 UVA 和 UVB。目前建議窄波中紫外光 B 治療（narrowband UVB 波長為 311 奈米；broadband UVB 波長為 290-320 奈米）或是長波紫外光A治療（波長為 320-400nm）。較嚴重病患可考慮長波紫外光 A 治療，即使用外用或口服之感光劑後（psoralen，補骨脂內酯），再搭配長波紫外光A照射的療法，可以加強照光之療效。紫外光 B（UVB）照射，直接將身體皮膚曝露於人工紫外線 B 光下照射，每週照射二至四次，大人與小孩都可接受，對治療乾癬相當有效。紫外光B存在於大自然的陽光，適當地接受日光照射也是有幫助以人工紫外線燈照射病灶，照射之前先做紫外線敏感度試驗以決定第一次照射所需時間，以後逐日增長照射之時間。若前述外用療法效果不佳，可考慮口服 methotrexate 或維生素 A 製劑（acitretin），但需要在醫師嚴密監視下謹慎使用。不過至今乾癬仍無長久治癒的方法，各種療法的長期治療成果都還在研究評估當中。

三、**系統性藥物治療：**

分爲傳統藥物與生物製劑兩種：（1）傳統藥物（conventional synthetic DMARDs）：methotrexate，（2）生物製劑（Biologics）以及（3）小分子口服標靶藥物（targeted synthetic DMARDs）。1.滅殺除癌錠（methotrexate）：機制爲抑制 DNA 形成，進而抑制表皮增生。禁忌症爲肝臟疾病、酒精成癮者、懷孕、免疫缺乏者、血球數目異常或是對滅殺除癌錠過敏者。相對禁忌正爲肝腎功能異常或是正在感染者。通常需與葉酸一起服用，可以降低常見的副作用如黏膜發炎，使用時須定期做肝功能、血脂肪、血液、腎功能檢驗。2.環孢靈素（cyclosporine）：cyclosporine 可抑制 T 細胞增殖，爲器官移植強有效之免疫抑制劑，低劑量可用於全身性紅斑狼瘡、乾癬等；主要用於其他治療無效及紅皮症患者；使用時須定期抽血追蹤肝、腎功能。優點爲作用快速，通常一個月內有顯著改善。禁忌症爲之前使用過長波紫外線光化治療、高血壓、腎毒性或是對環孢靈過敏者。需小心使用於正在嚴重感染中或是控制不佳的糖尿病者。3.外用 A 酸（retinoid）：常使用 acitretin。需小心可能會有高三酸甘油脂以及肝毒性。常見的副作用爲口角炎和落髮，需特別注意，此藥具致畸胎性，停藥後三年內都不可懷孕。

聯合療法和輪換療法

可以運用輪替治療的方式來治療乾癬；乾癬的治療有很多方式，但多屬長期性治療，因乾癬會復發，且患者對藥物反應不同，故須視病情選擇不同方式治療。治療是在減少紅斑和控制病情，以局部作用藥物治療臨床表徵較輕者，照光與全身性藥物治療嚴重者；生物製劑用於改變免疫或炎症反應的途徑，達成乾癬治療目標，單一藥物未能達理想效果時，可採合併及循環療法。病患接受多次大量個別治療會產生長期的毒性，因此形成了這種周期性輪換不同療法，以避免因持續使用某一特定的療法而產生長期累積毒性的觀念。已有多種輪換療法用於中度至嚴重乾癬。乾癬是發生在皮膚組織的慢性自體免疫疾病，時好時壞、無法根治。乾癬部位多侵犯身體四肢伸側（尤其在肘、膝關節處）、頭皮、胸骨、肩胛骨、薦骨及臀部等位置，而臉部則較少見。病灶界限明顯、紅色脫屑之丘疹或斑塊，表面常覆蓋銀白色鱗屑。乾癬有斑塊型、水滴狀、反轉型、膿皰型、紅皮症等類型，病因至今尚未完全明瞭，醫學界目前認爲其主要爲先天性、後天性及其他疾病所共同引起。乾癬性關節炎是一種涉及關節、皮膚和指甲的慢性發炎性疾病，早期發現並積極治療才能減少關節破壞，使患者維持長期的健康與生活品質。治療方式需根據患者臨床表現、症狀嚴重度、共病和其他因素做個別化治療；此外需注意會引起乾癬惡化的藥品：高血壓藥物（b-blockers，如：captopril、enalapril）、四環黴素、鋰鹽、非固醇類消炎藥、降血脂藥、干擾素及抗瘧疾藥物等的使用。

白斑症

白斑症是自體免疫疾病的一種，特徵是皮膚出現界線鮮明、形狀不規則的白色斑塊，體內產生部分抗體破壞黑色素細胞，造成皮膚色素喪失。流行病學一般人中大約有0.5-2%的人患有白斑症，大約20%有家族遺傳史，25%會在十歲前出現；由於白斑症影響美觀，對患者造成非常大的困擾，白斑症可以區分爲分節型白斑（分節型白斑症）與非分節型白斑（全身型白斑症），分節型白斑症發病年齡較輕，多在兒童時期出現，後者則多在20-30歲前發病。白斑的表現方式也因人而異，有些病人是以全身性的脫色斑塊表現，但也有部分病人只出現局部的脫色；白斑症臨床上需要和許多疾病鑑別診斷，包括：汗斑（Tinea versicolor）、白色糠疹（Pityriasis alba）、突發性水滴狀黑色素減少症（Idiopathic guttate hypomelanosis）、化學性白斑（Chemical leukoderma）等。

白斑症是一種常見的皮膚色素退化或消失的疾

病，全身到處都可能發生；一般出現在身體，以白色斑塊呈現；其他常見侵犯的部位還包括臉部、嘴唇、手掌、手臂、腿部、生殖器等，流行病學一般人中大約有 0.5-2%的人患有白斑症，但是根據研究指出各國的盛行率差異很大；白斑的盛行率在男性及女性是一樣的，而其發生率也不會因爲種族的不同而有差異，白斑形成與多種因素有關，包括：遺傳、自體免疫、神經性影響等。大部分白斑症的產生是因爲自體免疫疾病，造成免疫系統的發炎細胞攻擊自體的黑色素細胞，導致黑色素細胞被破壞；因此白斑症建議早期診斷，早期治療。在黑色素細胞尚未被完全破壞前，治療的預後最佳，此外白斑症容易伴隨其他自體免疫疾病，像是甲狀腺疾病、圓禿、紅斑性狼瘡、胰島素依賴性糖尿病（第 1 型糖尿病）等；對於全身型的白斑症病患，醫師在臨床上會建議抽血檢查自體免疫抗體，以及甲狀腺功能、血糖、血液生化，以排除內科疾病同時存在的可能。

白斑症發生原因

白斑症現在被明確歸類爲自體免疫性疾病，與遺傳和環境因素以及代謝、氧化壓力和色素細胞脫離異常有關，白斑症是皮膚及毛囊的黑色素細胞遭受到細胞毒殺型 T 細胞（cytotoxic T cells）攻擊，因黑色素細胞大量死亡而形成脫色素作用（depigmentation），造成不規則的白色斑塊，而這些斑塊經常會隨著時間而增加數量或大小；2011 年國際共識將分節型白斑症與所有其他形式的白斑症分開，並將白斑症一詞定義爲所有形式的非分節型（全身型）白斑症。國際共識將白斑症分類爲兩種主要形式：分節型白斑症（segmental vitiligo, SV），以及非分節型白斑症（全身型白斑症, nonsegmental vitiligo, NSV），將分節型白斑症與其他類型的白斑症區分開來是 2011 年的共識中最重要的決定之一，主要是因爲兩者預後不同；白斑可以在任何年紀以及身體任何一處出現，較好發的部位包含：臉以及嘴巴周圍、生殖器及手部。分節型白斑症（Segmental Vitiligo）多出現在兒童，一旦開始就會在局部快速生成，通常會在身體周遭快速擴散，不會跨過身體中線，除了脫色斑塊外，多會伴隨毛髮變白，病程約半年後會趨於穩定，分節型白斑與免疫功能關聯較小，主要由基因突變引起；非分節型白斑（Non-Segmental Vitiligo）是白斑症的主要類型，病人大多在 20-30 歲發病，終身都會擴散，非分節型白斑主要由免疫功能異常引起，因此免疫細胞也可能攻擊其他器官，尤其是甲狀腺的風險較高。白斑症被定義爲所有形式的非分節型白斑症（包括：顏面、黏膜、全身性、混合性和罕見的變異等），將分節型白斑症與其他類型的白斑症區分開來，主要是因爲臨床上的預後會有不同結果，約 2%台灣人一生中皮膚會出現白斑變化，其中有一半會發生在 20 歲之前，約 1/5 有家族史，但多數白斑症患者並沒有合併其他身體的健康問題；重複的機械性摩擦和其他類型的物理創傷如：搔抓、慢性生理壓力等會誘發皮膚產生新的白斑，稱爲 Koebner 現象，根據統計約有 21-62%的白斑患者會有 Koebner 現象。

白斑症形成原因

皮膚白斑形成的幾種可能原因如下：

1.黑色素細胞凋亡，發生的原因不明。

2.神經系統發育異常，毒性物質破壞黑色素細胞（例如：咖啡牛奶斑等）。

3.免疫系統異常，產生對抗黑色素細胞的抗體，破壞皮膚的黑色素細胞。

4.細胞在製造黑色素的過程中接觸到毒性物質，誘發黑色素細胞自殺。

5.先天基因缺陷，使黑色素細胞易受到 UVB 破壞。

白斑症病程及嚴重程度因人而異，因此同一塊白斑病灶內可能出現不同程度的脫色素現象，有時白斑症病灶周圍又會有一圈較爲深色斑塊，脫色的速度很快，可能幾天之內不明原因又自行停止惡化，這種脫色後又自行停止惡化，再開始脫色的過程，可能反覆不斷的進行；一旦形成白斑症，病灶色素自行恢復的機會極爲罕見。目前白斑症有不少治療的方式，但卻不一定可以治癒；白斑症是一種後天獲得、自發性色素脫失的皮膚病兆，常見而且容易診斷、但很難治癒，確切病因可能與遺傳、自體免疫或神經病理學因素有關，醫學上認為其發生是由多種原因導致皮膚，或毛囊的黑色素細胞，酪氨酸酶系統的功能減退、導致黑色素缺失而引起局部或廣泛的脫色素性疾病，可發生在任何年齡、性別及種族，研究統計脫色素性疾病全世界發生率 1-2%，據此數據推測台灣約有 46 萬人罹患白斑症。白斑症可以發生於身體任何部位，但好發於骨頭突起處及身體開口處，例如：手指、手背、肘、膝蓋、顏面、頸部、外生殖器周圍等，在皮膚上出現界限明顯、大小不等的不規則白斑，一旦發病會呈現緩慢進行性斑塊增多，亦有部分病例會快速蔓延，若不治療除了會影響美觀，其他很少出現全身性疾病。雖然白斑的確切病因並不明確，但部分病例尤其是擴散速度快者，常可追溯出誘發因素，若能除去誘發因素可將白斑症穩定控制，這也是患者需要注意並且配合的，以下將臨床上常見的皮膚色素變化疾病，及需要注意的鑑別診斷整理如下。

常見的皮膚色素變化疾病

皮膚色素變化的誘發因子可能包括：發炎性皮膚病灶、接觸化學物質造成的白斑病（chemical leukoderma）、燒傷、病灶的類固醇注射和擦傷，臨床上需要鑑別診斷，具有相似症狀的其他病症包括：

1.Pityriasis alba：白色糠疹。若病灶發生在太陽曝曬的地方，要懷疑白色糠疹（pityriasis alba）的可能。白色糠疹又稱單純糠疹（pityriasis simplex），多見於兒童顏面的表淺性乾燥鱗屑性減色斑，在學齡前以及少年期是一種相當常見的現象，尤其是好發於乾燥或是膚色較深者，屬於一種輕微皮膚炎，屬體質性的皮膚炎，臨床上有過敏體質者發生率較高，與皮膚乾燥、日曬等外在因素有關，最常發生的年紀是學齡前至青春期這段期間，男女比例相當，多發生在易受磨擦及陽光照曬等暴露部位；特別是顏面部，另一種典型的白斑是沿神經分佈的，帶狀或條狀脫色斑，白斑的邊緣如刀切樣整齊。

2.melasma：肝斑。是後天性的表皮黑色素增生，通常呈對稱分佈在雙頰上，肝斑的產生與肝臟功能無關，肝斑（melasma、chloasma）是台灣中年婦女常見的色素性皮膚疾病，與肝臟功能並無關聯，肝斑常於年紀漸長後產生，也常於懷孕生產後逐漸發生，所以又稱孕斑；完整致病機轉未明，已知與日曬、體質、內分泌有關，女性荷爾蒙與紫外線、情緒壓力與焦慮、某些藥物（如：phenytoin）、不當使用保養品或化妝品等，皆可能誘發肝斑的形成，亞洲人黑色素較為活躍，無論是使用藥物或雷射治療，在去除肝斑上都是較不容易的，雷射治療可能容易使肝斑產生反黑（發炎後色素沉澱），其復發機率也較高。

3.Tuberculoid leprosy：漢生病。漢生病（又稱痲風病）的肉芽腫常常包圍著神經，因此形成特殊長條型的分布；肉芽腫的型式主要有兩種，一種是結節性肉芽腫，主要出現在結節性漢生病（tuberculoid leprosy），與皮膚的結核（tuberculosis）感染相似，病理特徵主要有肉芽腫的形成及神經的發炎；麻風病是一種由麻風分枝桿菌引起的慢性傳染病。麻風病主要影響周圍神經系統、皮膚和某些其他組織，如：網狀內皮系統、骨骼和關節、粘膜、眼睛、睪丸、肌肉和腎上腺；麻風病的臨床表現從少數病變到廣泛病變等，在大多數患者中，早期麻風病表現為黃斑和色素脫失病變。

4.Postinflammatory hypopigmentation：發炎後色素沉澱。發炎後色素沈澱是皮膚發炎引起的痊癒後色素沉澱，並非身體內自行出現，但因為滯留在皮膚表面的時間較長，特別是雷射處理若無特別調整治療參數，常常會造成更多色素沉澱。

5.Tinea versicolor：變色糠疹。若病灶發生在軀幹上側及胸部，則要懷疑有變色糠疹（tinea versicolor）的可能，變色糠疹又稱汗斑（pityriasis versicolor），是慢性且容易反覆發作的疾病，尤其在高溫、潮濕、多汗的情況下，皮膚的一種皮屑芽胞菌（Malassezia/Pityrosporumorbiculare）的黴菌，就可能在體表滋生，造成感染，形成汗斑；Pityrosporum 這類黴菌也可能造成頭皮屑、脂漏性皮膚炎、毛囊炎等，人體內有一種 serum fungal inhibitory factor 及其免疫機轉，可以抑制

dermatophyte（皮膚表淺黴菌感染）侵犯身體的組織，偶而會在免疫缺損的病人見到，表皮常見的黴菌爲 Trichophyton（毛癬菌），Mictosporum（小芽胞菌），Epidermophyton（表皮癬菌）。

6.Albinism：白化症。是由於控制酪氨酸酶的基因異常導致的，一種黑色素生成過程有缺陷的先天性代謝異常，屬於體染色體隱性遺傳病及單基因遺傳疾病（酪氨酸酶能將酪氨酸轉化爲黑色素）。

7.Piebaldism：花斑癬。花斑癬的病原菌爲糠秕馬拉色菌（Malassezia furfur），又稱花斑癬菌，爲人體皮膚的正常菌群，兒童帶菌率與年齡有關，年齡越大，帶菌率越高，花斑癬具嗜脂性，所以皮膚受損多分布皮脂腺豐富的部位；花斑癬菌能產生對黑色素細胞有抑制作用和細胞毒性作用的二羥酸，從而使花斑癬損害呈現色素脫失，亦有人認爲花斑癬及其代謝產物能阻止陽光透入局部皮膚而干擾了局部皮膚黑素形成所致。

8.Idiopathic guttate hypomelanosis：特發性滴狀色素減少症。病因尚不清楚，日光爲可能發病因素。

9.Progressive macular hypomelanosis：進行性斑狀黑色素減少症。主要侵犯年輕人軀幹及上肢，除顏色改變之外並無其他不適。

10.Primary adrenal insufficiency：即 Addison's disease（愛迪生氏病），患者有皮膚曬黑，高色素沉著的現象，即使不常曝曬處亦有深化的可能，第一型

糖尿病、自體免疫性甲狀腺疾病如：橋本氏甲狀腺炎、甲狀腺腫及白斑症，時常伴隨著愛迪生氏病發生，因此任何前述疾病的症狀皆有可能出現在檢測結果中；愛迪生氏病患者若同時患有橋本氏甲狀腺炎，則稱為 Schmidt's syndrome。

白斑症治療

1.外用類固醇

白斑範圍小時，外用類固醇是常採用的方式，而範圍大或進展迅速時則採用口服類固醇，也可以搭配其他治療方式，然而類固醇可能會使皮膚變薄，甚至形成皮膚裂紋及其他副作用，因此須在醫師指示下小心使用。口服類固醇則採用間歇性療法，將副作用降低。

2.PUVA

口服或外用感光劑 psoralen 後以長波紫外線 UVA 照射稱為 PUVA 療法，臉上、軀幹、上臂及腿部有 50~70%的機會治療後可以讓色素回復，但手、腳反應很差一般至少要持續一年以上，PUVA 療法需要有特殊的醫療儀器，必須在皮膚科醫師密切監督下進行；PUVA 療法的副作用包括曬傷，長期使用會形成雀斑，皮膚癌形成的機會也可能增加，使用口服 psoralen 時由於會使眼睛對光線敏感，因此治療期間白天要配戴防 UVA 的眼鏡，以防白內障形成。12 歲以下的兒童、孕婦、補乳及一些特殊醫療情況下，則不建議用 PUVA 治療白斑；白斑的照光治療都是一種漫長的過程；白斑其實對身體健康並無影響，有時不一定需要治療；膚色偏白的人避免曬黑可以讓白斑較不明顯。白斑部位因缺乏黑色素保護，容易曬傷，因此在沒有衣物遮蔽處的皮膚，應使用 SPF（防曬系數）至少 15 的防曬品。

3.對苯二酚

一種三合一藥膏，最主要成分爲對苯二酚，另有維他命 A 酸與類固醇。對苯二酚原先使用於照相洗片用顯影劑，後來發現長期碰觸顯影劑的手黑色素脫失，因此發現對苯二強力的美白效果；對苯二酚雖然有瞬間淡化斑點的速效，但三合一藥膏若長期使用，肌膚對環境的耐受度降低，也不適合單一使用。

4.A酸

有人塗抹後會出現皮膚發紅或脫屑現象，而且光照後的反應更爲強烈，如果過度使用，還可能造成皮膚過薄、容易受傷的後遺症，臨床經驗顯示維他命 A 酸確實有助於減輕黑斑及減少臉上的細紋，不過要在醫師的指示下，依各人的膚質決定劑量才有事半功倍之效；另外有改良式 A 酸如 A 醇（Retinol）、A 醛（Retinal）等，甚至有第三代 A 酸，雖然效果稍差但可減少副作用發生。

5.杜鵑花酸

杜鵑花酸的效果不如 A 酸，不過副作用較小；唯一需要注意的是剛使用時皮膚會有刺痛感，屬於正常

反應。

6.雷射與脈衝光治療

刺激黑色素生成可以使用照光治療（窄波 UVB 311 紫外線、UVA/PUVA 紫外線）或是準分子雷射，準分子雷射（Excimer laser）是最新的光線治療機器，使用波長308nm的雷射光；有研究顯示對於穩定性的白斑，它的療效最佳。各部位白斑的光線治療效果與外用藥物治療類似，以臉部病灶的療效最好，頸部、軀幹及近端四肢次之，手指及腳趾的療效最差，如果照射半年沒有改善，則需終止治療。對於嚴重全身侵犯的白斑患者將僅存正常皮膚色素去除（脫色療法），可能是最好的處理方式；以 hydroquinone monobenzyethel 塗抹，治療一年之後可以永久除去皮膚黑色素；對於小孩的白斑治療，一般不作積極治療，而採取防曬及化妝遮蓋方式，外用類固醇可以在醫師監督下使用，PUVA則在12歲後才採用，但使用上應該評估治療的利弊得失。

生活習慣與飲食調整

1.精神因素：遭遇重大壓力時可導致病情急速惡化如：喪失親人、重大考試等，精神因素能影響免疫功能，易使白斑擴散。

2.飲食因素：大量食用含維他命 C 的蔬果易使病情惡化，其中以柑橘類（檸檬、金桔、柳橙、橘子、葡萄柚、柚子等）最常見，其它像是奇異果、櫻桃等亦常見到，與抗氧化作用影響酪氨酸酶有關，此外含酚類食物亦可能影響白斑，最常見的是茶葉所含的茶多酚，喝濃茶。

3.物理性因素：日光過度曝曬，如：日光浴、郊遊踏青後，由於過度曝曬日光，不論曬傷與否，皆易致病情加劇，因此長時間於日光下活動建議做好防曬工作；適度照射柔和的陽光，可促進血液循環，刺激神經末梢加速新陳代謝，提高皮膚的抵抗力，尤其是治療期間配合服藥、塗藥、適度光照對病情是有助益的。避免受傷，因外傷、凍傷、燒傷、手術等傷口處易發生新的白斑；須避免機械性刺激如：長時間穿戴項鍊、耳環、手環、手錶等，臨床上有部分患者沿著機械刺激部位新生白斑。

4.化學性因素：從某些特殊污染行業的從業者的患病人數較正常人罹病率高來看，化學性污染是可能的誘發因素，長期處於污染環境可影響神經、內分泌、免疫功能，進而影響白斑之發病；臨床上香菸、石油、清潔劑、塑膠、橡膠、化妝品、油漆等皆有可能，除職業長期接觸易察覺外，很難判斷因果關係。

5.作息不規律：生活作息不規律，工作經常輪大夜班者，或經常失眠者，白斑通常不易穩定且治療效果亦較緩慢，因此正常的作息規律，配合適度運動幫助睡眠，亦是重要注意事項。

6.發炎性疾病因素：感染性疾病如：肺炎，病毒性感染等可能因改變身體抗原結構，致引發後續自體

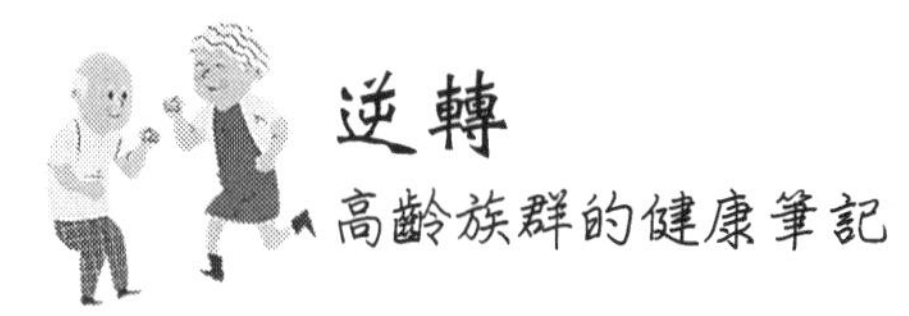

免疫反應或者因嚴重感染症對身體本身即是很大創傷及壓力，致使白斑加劇；其次是併發其它自體免疫疾病，如：甲狀腺機能亢進或低下，類風濕性關節炎，僵直性脊椎炎，全身性紅斑狼瘡；臨床上觀察併發甲狀腺機能亢進者較多，且併發甲狀腺亢進時白斑本身疾病較嚴重，因此積極治療身體其它之炎症性疾病對白斑疾病本身是頗多幫助的。

白斑症是一個多因素疾病，可能造成的原因有基因，多半是跟免疫力、色素細胞的生成/死亡有關的基因、自體免疫（免疫系統轉而攻擊自己的色素細胞，造成色素細胞死亡）、化學物質（接觸到酚（phenol）可能造成職業性白斑）、細胞毒性（細胞中被發現含有過量的過氧化氫，導致色素細胞更容易死亡），可能的誘發因素包括：受傷（曬傷）、心理壓力、皮膚發炎、懷孕或藥物的使用等；不論兒童、青少年罹患的皮膚脫色素疾病，臨床上須與白色糠疹、汗斑、貧血、胎記、老人斑等做鑑別診斷，雖然白斑確切病因並不明確，臨床上過敏性皮膚病變（接觸性或異位性皮膚炎）比例最高，其次是感染（疥瘡或黴菌等）及血管病變（血管炎），其他少見的疾病如乾癬、紅斑性狼瘡、腫瘤等，診所遇到皮膚色素問題時，可能無法馬上鑑別診斷，經常是當成濕疹或感染給予局部類固醇治療，卻反而容易加重症狀或出現色素沉著，給予抗生素治療也不少見，因此對於免疫失調或惡性的色素性皮膚病灶需有高度的警覺，適時轉診至皮膚科或風濕科進一步治療。

異位性皮膚炎

異位性皮膚炎是一種常見的慢性發炎症性疾病，在兒童中經常見到，成人發生率越來越多；異位性皮膚炎是臨床醫師常見問題；隨著異位性皮膚炎治療發展的最新進展，本文更新台灣異位性皮膚炎診斷及治療的共識。異位性皮膚炎（atopic dermatitis），常伴隨個人及家族性氣喘（asthma）、過敏性鼻炎和過敏性皮膚炎病史，對外來蛋白質（異源蛋白，heterologous protein）過敏，常常血清中免疫球蛋白E（IgE）會升高、血液中嗜酸性白血球增多，臨床表現分爲嬰兒期、兒童期（childhood）、青少年期及成人期。臨床有特定的濕疹及嚴重搔癢等表現，異位性皮膚炎主要臨床表徵包含：一、皮膚搔癢、二、典型的皮疹型態分佈：急性期型態爲皮膚紅疹、水泡性丘疹；慢性期爲苔蘚化、脫屑甚至結痂等，不同年齡有不同的分佈特色、嬰幼兒時期以臉部及軀幹伸側爲主；孩童時期以頸部、四肢屈側爲主；青少年和成人以身體上半部較嚴重、三、慢性反覆性的皮膚炎。四、有過敏體質的個人或家族史。強烈的瘙癢感和皮疹會嚴重影響生活品質，atopy 則是指異位性體質（亦可稱爲爲「特異體質過敏症」）；最近針對異位性皮膚炎的治療有幾種可以使用的免疫療法或是正在開發中的新藥物，包含化學作用藥物：crisaborole，及生物製劑：dupilumab，自從 2016 年上市之後 dupilumab 確實顯著的改善異位性皮膚炎症狀，以及患有嚴重的異位性皮膚炎成人的預後，本文主要介紹異位性皮膚炎，提供醫師對異位性皮膚炎的認識、和評估疾病嚴重程度、鑑別診斷和治療選擇。

異位性皮膚炎是最常見的發炎性皮膚病，大約13%的兒童被影響，和大約 1-2%成年人患有異位性皮膚炎；小兒的異位性皮膚炎發病開始於生命早期，50%在一歲時被診斷出來，85%到五歲時被診斷出來；然而異位性皮膚炎可以出現在任何年齡，成年罹患異位性皮膚炎的盛行率有 26%，雖然異位性皮膚炎經常在兒童時期隨年齡增長而消退，但仍有 20%~50%的患者會持續到成年。皮膚的症狀包括：搔癢（pruritus），可爲全身性或局限性，耳朵周圍、頭皮、頸部、肘窩（elbow fossa）、膝膕窩（popliteal fossa）、前臂、手腕、腳踝和足背（dorsal foot）的皮膚搔癢。搔癢可爲間歇性，夜晚相對較明顯，尤其在睡覺之後；此外色素異常（pigment anomaly）：皮膚發炎之後色素沉著和色素減退，常伴隨著白色糠疹（pityriasis alba）、眶下皺褶（又稱爲 Dennie-Morgan 現象）也稱作 Morgan 皺褶（像是黑眼圈），是下瞼皮膚上的皺褶，與眼眶周圍色素沉著（periorbital pigmentation）；有半數患者在眼眶周圍產生暗灰色界線不清楚的色素沉著，乾燥症（xerosis）、皮膚乾燥、銀色鱗屑和龜裂，在腳踝、蹠等部位較明顯，屬於角質層的構造有缺陷；皮膚畫紋症（white dermatographism）：劃痕之後 10-20 秒紅色畫痕部分被蒼白取代，持續 20 秒以上。異位性皮膚炎的臨床表現和嚴重程度差異很大，且在成人之中症狀並不總是那麼典型，尤其在慢性且是間歇發作的皮膚炎，當皮膚炎活躍時，強烈的搔癢和皮疹會使人生活品質下降，尤其是中至重度的皮膚疾病；此外憂鬱、焦慮和睡眠障礙也很常見。異位性皮膚炎具有異質性的特性，症狀可能包括間歇性發生、症狀時好時壞，或是慢性持續性疾病；異位性皮膚炎的病因複雜且目前仍未完全了解它的發生機轉；目前較常被提到的發生原因是皮膚屏障異常和免疫失調、遺傳和環境因素。同時經常合併有家族史疾病，包括氣喘和過敏性鼻炎。此外有一部分異位性皮膚炎患者的病程發展隨著壽命增長，通常先出現食物過敏、氣喘，然後出現過敏性鼻炎以特定模式進行，稱爲過敏進行曲；然而病程變化因人而異，例如一些異位性皮膚炎的患者從未發展爲其他特異性疾病，而有些患者會發展爲氣喘或過敏性鼻炎，但不一定對食物過敏，還有一些患者歷經快速發展，短時間內出現多種特異性疾病。異位性皮膚炎鑑別診斷主要包括病史詢問、臨床症狀表現和理學檢查，排除其他红疹性的皮膚疾病；例如：脂漏性皮膚炎、疥瘡、接觸性皮膚炎和乾癬等，罕見的免疫缺陷相關皮膚疾病如：高 Ig E 症候群（hyperimmunoglobulin E syndrome, HIES）、

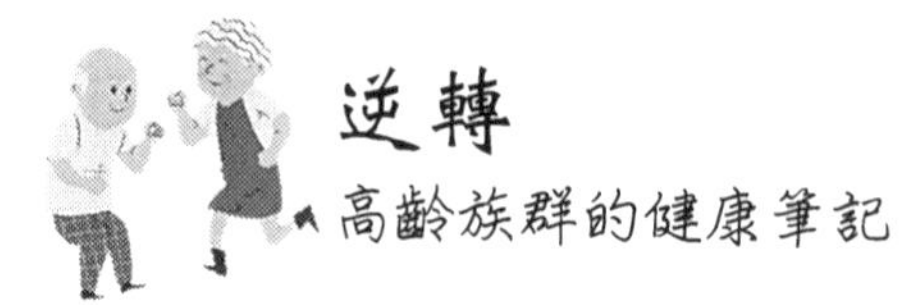

Netherton syndrome（Netherton 症候群的幼兒一般表現全身性紅皮症，伴有透明的細屑，在臨床上可能會難以跟其他類型的幼兒型紅皮症狀區別，此症的特徵是皮膚慢性發炎、毛囊異常、表皮增生但表皮功能缺陷、生長遲滯及異位性體質，屬於一種罕見疾病）、和 Omenn syndrome（先天性免疫力缺乏的疾病，患有 Omenn 症候群的幼童，一般會出現肺炎及慢性腹瀉，免疫系統會攻擊自身的組織及器官，引起皮膚發紅、脫髮及肝臟變大等），臨床上許多疾病也可能類似異位性皮膚炎的症狀，當懷疑不是罹患異位性皮膚炎的嬰幼兒，建議轉診給皮膚專科醫師，做基因檢測有助於將這些疾病與異位性皮膚炎區分，成人的異位性皮膚炎也需要跟一些惡性血液疾病如淋巴瘤做鑑別診斷，或是詢問患者的用藥史，許多高血壓用藥也可能出現類似異位性皮膚炎的症狀如：鈣離子通道阻斷劑（calcium channel blocker）。

異位性皮膚炎疾病嚴重程度的評估是治療選擇的第一步，目前已經開發了許多工具用於嚴重性評估，包括：SCORAD（SCORing atopic dermatitis）的六項指標：1.紅斑、2.水腫/丘疹、3.滲出液/結痂、4.抓痕、5.苔蘚樣病變、6.乾燥；和濕疹面積和嚴重程度指數（異位性皮膚炎面積暨嚴重度指數 eczema area and severity index, 簡稱 EASI）。SCORAD 是評估異位性皮膚炎嚴重程度（Scoring Atopic Dermatitis）的一個相關指數，它是由歐洲異位性皮膚炎專家會議

（European Task on Atopic Dermatitis）所製訂的；SCORAD 和 EASI 兩者考慮臨床的症狀和皮膚炎發生的區域面積，SCORAD 還包括搔癢程度和睡眠的評估。

脂漏性皮膚炎

脂漏性皮膚炎是一種原因不明的濕疹性皮膚疾病，容易發生於富含皮脂腺區域，如：頭皮、鼻側、眉毛、眼皮、耳後、胸部正中央部位，有時腋下及陰部也可能出現皮疹，皮疹特徵是皮膚發紅及出現黃色鱗屑，有時出現褐色厚的結痂及濕潤傾向，並不一定會合併搔癢感；此病通常發生於嬰兒期及 30-60 歲之中年人；而頭皮屑是指頭部出現鱗屑但不合併發紅，脂漏是指皮膚油膩之狀態，但不會發紅及產生鱗屑，主要出現於頭及顏面，有明顯脂漏者較容易發生脂漏性皮膚炎，與異位性皮膚炎之差異在於有神經系統疾病如：帕金森氏症較易合併脂漏性皮膚炎；住院，開刀或在療養院之老人較易發生脂漏性皮膚炎，而免疫機能不全者亦較易發生脂漏性皮膚炎。

異位性皮膚炎的治療

台灣皮膚科醫學會建議第一線治療建議為：1.保濕劑（emollients），2.局部類固醇（topical corticosteroids），3.口服抗組織胺，及 4.衛教（避免接觸刺激性的食物及過敏原）；第二線的治療建議爲：1.鈣調磷酸酶抑制劑（topical calcineurin inhibitors），2.急性期使用短期全身性類固醇（systemic corticosteroids），3.照光治療（phototherapy: NB-UVB 和 UVA1）及感染時使用局部/全身性抗生素治療；第三線的治療建議爲：1.免疫調節劑（systemic immunomodulatory agents），2.消毒劑（例如 chlorhexidine），3.另類療法（traditional Chinese herbal medicine）。以下分別介紹各種藥物臨床上的使用：

1.**保濕劑（又稱潤膚劑）**

建議選擇無化學添加物之軟膏、乳霜，每日使用多次，避免乾燥、搔癢、紅斑及苔癬化等。

2.**外用類固醇（嬰幼兒及成人的首選用藥）**

類固醇藥膏具有消炎、止癢及血管收縮，會因嚴重度、年齡、病灶位置不同，而調整使用不同強弱的類固醇藥膏，臨床上超強效、強效的外用類固醇，建議不要塗抹臉部或皮膚較薄的部位，亦不要連續使用超過三週；而嬰幼兒的皮膚，由於其皮膚較淺，而體表面積大，建議選用弱效的外用類固醇，避免影響小朋友的發育；長期或大面積使用可能會發生皮膚變薄、微血管擴張、毛囊炎等。

3.**口服抗組織胺**

在異位性皮膚炎使用口服抗組織胺的實證證據並不強，目前較常使用的是 levocetirizine, desloratadine, fexofenadine 等非嗜睡型抗組織胺。

4.抗生素

當病人因爲抓癢而出現傷口合併細菌感染時，則必須使用抗生素，需留意抗生素必須吃完整個療程，否則容易使病情反覆發作甚至惡化。

5.局部鈣調磷酸酶抑制劑

此類藥物具選擇性抑制免疫細胞合成細胞激素的功能，可用於急、慢性及維持性異位性皮膚炎治療，可幫助預防復發，同時減少外用類固醇的使用量，適用於對類固醇治療反應不佳的患者，或敏感部位如：臉部、肛門生殖器和皮膚皺褶處等，常見有用於成人 0.1% tacrolimus 藥膏，和使用於 2 歲以上小孩的 tacrolimus 0.03%藥膏，還有 1%的 pimecrolimus 藥膏。

6.光照療法

照光治療是使用紫外光，達到免疫調節和消炎的效果，通常窄波 UVB（NB-UVB）（311~313nm 波長）和 UVA1（340-400nm 波長）是異位性皮膚炎常用的療法之一，每週 2~3 次，經 10~12 週療程後約有 68%的療效。

7.口服免疫抑制劑

建議短暫使用於中至重度異位性皮膚炎的成年患者。諸如：cyclosporine、methotrexate、azathioprine 及 mycophenolate 等，但需要留意是否造成免疫力降低而提高感染風險，並定期追蹤血清肝腎功能，避免發生副作用。

8.全身性類固醇

急性發作期可考慮短期使用 1-2 週的全身性類固醇治療，以快速控制症狀如：prednisolone 每日 40~60 毫克，治療 3~4 天，然後調降劑量為每日 20~30 毫克，治療 3-4 天。

9.其他輔助治療

臨床上當治療方式均無效時，醫師評估狀況後也可能開立 doxepin 外用製劑短期使用，可以阻斷 H1 和 H2 接受體，具強力抗組織胺作用（改善搔癢感）。

10.Dupilumab 等生物製劑

目前除了傳統的皮膚藥膏和口服抗組織胺之外，2016 年起多了標靶治療選擇：針劑的 dupilumab；而 dupilumab 是一種 IgG4 單株抗體，可以專一性的結合於介白素 4（IL-4）及介白素 13（IL-13）受體複合體上，會與細胞激素的接受器結合，使得 IL-4 以及 IL-13 無法作用，抑制訊息傳遞而達到治療效果，自 2016 年獲得 FDA 批准用於異位性皮膚炎病人，但台灣目前健保對嚴重患者依照給付規範給付。由於遺傳與過敏原息息相關，異位性皮膚炎是無法利用藥物根治的，免疫療法也還在上市後持續收集人體臨床報告，而且藥物單價昂貴；生物製劑是指從培養的活細胞中製造提煉出來的藥物。目前在異位性皮膚炎的領域，被正式核准使用的僅有杜避炎（Dupilumab）；目前國內的新型生物製劑 DUPIXENT （dupilumab），是第一個獲准用於異位性皮膚炎的標靶藥物，主要治療中至重度且不易控制的異位性皮膚炎，平均一個月須施打 2 劑，六個月爲一療程。原本自費價格不便宜，終於在 2019 年 12 月有條件地納入健保給付，爲異位性皮膚炎患者增加更多的治療選擇。Dupilumab 是一種人類單株抗體注射針劑，可抑制介白素 interleukin-4 及 interleukin-13 過度激活的下游反應，而這兩種介白素與許多過敏性疾病息息相關；針對異位性皮膚炎的治療，平均在 16 周治療後約五成患者病況改善 90%，約九成患者病況可改善 50%以上；平均癢感亦可改善近 50%。更重要的是，副作用除了＜7%患者有輕微結膜炎之外，其餘器官系統幾乎不受影響，是相當安全有效的藥物。目前在美國已被核准用於 6 歲以上的患者，台灣則已開放 12 歲以上的青少年及成人使用。異位性皮膚炎在兒童常可見到，異位性皮膚炎在嬰兒即可發生，但至今爲止生物製劑尚未通過用於 6 歲以下兒童。2020 年 5 月適應症拓寬至 12-17 歲中度至重度異位性皮膚炎青少年病人，若目前治療控制不佳的病人可由醫師評估，目前的治療狀況是否選擇自費使用，而國外的適應症在 6 歲以上已可使用。

11.**外用的** crisaborole

爲局部 phosphodiesterase 4 inhibitor （PDE 抑制劑），爲一種化學作用藥物，不是生物製劑！皮膚中的 PDE-4 過度活化，導致異位性皮膚炎發炎物質的產生增加，crisaborole 則是藉由阻斷這個路徑，達到控制嚴重皮膚發炎的效果，目前正要引進台灣。

12.**精準的分子標靶藥物**

小分子藥物是指分子量小於 900 道爾頓的藥物，由於其分子量小，容易穿透細胞膜，療效相當快；近來有新一代口服 JAK 抑制劑新藥，目前有一種在台灣及歐盟有取得治療異位性皮膚炎的藥證，未來陸續會有數種藥物核准上市，JAK 是一種傳遞發炎訊息的酵素，在免疫發炎反應的下游，在許多免疫疾病上都有使用，也適用異位性皮膚炎患者身上，由於抑制發炎物質的管道與生物製劑不同，藥效相當快速，約治療 2~4 週能改善症狀，在癢感與發炎病灶上都有很好效果；不過因副作用需留意感染風險，使用前及使用中需定期抽血，JAK 是啟動眾多細胞傳導途徑中最重要的鑰匙，特別是與自體免疫疾病的發炎反應息息相關。JAK 抑制劑不像生物製劑需要注射，屬於口服和外用劑型，目前 Baricitinib（愛滅炎）已取得我國及歐盟許可用於治療異位性皮膚炎，而 Upadacitinib、Abrocitinib 也預計會在近期於國內上市。

13.Anti-IgE monoclonal antibody

Anti-IgE monoclonal antibody 在國內主要是做為氣喘的治療，目前美國食品藥物管理局核准用於治療嚴重氣喘的 anti-IgE 包含 omalizumab（Xolair®），但是對於蕁麻疹或是嚴重異位性皮膚炎也有幫助，Xolair 是台灣第一個用於治療過敏症狀的藥物，雖然在此之前也有許多 anti-IgE 的藥物被提出，但其療效卻很難達到治療的目的，甚至還會使症狀加劇，人體內主要參與過敏反應血球包括的單核白血球（monocyte）和顆粒白血球（granulocyte），如:肥大細胞（mast cell）與嗜鹼細胞（basophil），其表面受器（在單核白血球爲 FcεRII，在嗜鹼細胞則爲 FcεRI）則可與 IgE 相連，當外界的過敏原進入到人體內時，會與此受器上的 IgE 相結合，經過一連串的訊息傳導過程，會使其中包含有各類會造成過敏症狀的物質的囊泡（granules）釋出，產生局部的發炎反應進而造成過敏症狀。

14.Wet wrap therapy（**濕敷療法**）

濕敷療法在處理中度至重度的異位性皮膚炎急性發作時，可扮演積極且有效的角色，使用一般藥物難以控制的中度至重度異位性皮膚炎，醫師在考慮使用全身性免疫抑制劑之前，可以先嘗試「濕敷療法」，也許就可以不必使用這麼後線的藥物。在一篇文獻中提到中、重度異位性皮膚炎的小孩身上使用濕敷療法，平均改善程度達 71%，甚至在許多醫師的臨床經驗中，觀察到更高比率的改善；在實際的臨床治療經驗上，都觀察到濕敷療法對於這類病人確實有明顯的效果，濕敷療法可帶來的好處包括：1.有效降低了外用類固醇的使用量、2.緩解皮膚癢以及搔抓、3.降低紅腫及發炎的症狀、4.改善患者睡眠品質、5.強化保濕、6.加速受損的皮膚屏障恢復；濕敷療法關鍵在於濕敷療法把保濕成分以及藥物密封在患處，同時可以做到「減少皮膚水分散失」、「阻隔外界刺激搔抓」及「幫助藥物吸收」的效果。許多皮膚疾病都是因爲正常的皮膚屏障出問題、進而引起發炎，除了異位性皮膚炎以外，濕敷療法應用在非特異性的皮膚炎如乾癬（psoriasis）、結節性癢疹（prurigo nodularis）、毛孔性紅糠疹（pityriasis rubra pilaris）等疾病。由於密封會增加藥物吸收效果，但藥物如果因此吸收過多反而有害，而保濕產品如果會產生刺激或誘發過敏反應，在密封狀態下也會增加不良反應。因此濕敷療法一定要在醫師的指導下，決定藥物的劑量，選定合適保濕產品，確認治療時間長短，才能讓濕敷療法好處發揮到最大。異位性皮膚炎是一種反覆性發作的濕疹，與遺傳有關。各年齡層都可能出現異位性皮膚炎：嬰兒型的異位性皮膚炎患處多在臉部，成人型患處則多出現在四肢關節，患者會容易感覺皮膚癢而不自覺抓破皮、有滲出液或流血，待傷口癒合結痂後再反覆搔抓，導致患處傷口呈苔癬狀，並且有皮膚粗糙、乾裂的現象，全球約有 15~25%的兒童受影響，約 10%成人受影響；臨床表徵包括皮膚乾燥、搔癢、紅斑及苔癬化（lichenification：皮膚變厚、變粗），致病機轉主要與基因遺傳、環境刺激、皮膚障壁功能缺陷及免疫功能失調有關，其中第 2 型 T 輔助細胞（T helper cell, Th2）佔了很重要的角色；兩種生物製劑（crisaborole 和 dupilumab）針對特定途徑已獲得 FDA 批准使用；異位性皮膚炎常見於嬰幼兒，可能持續存在整個生命週期，並且可能預告著未來會出現過敏性鼻炎和氣喘；異位性皮膚炎常伴有家族史、過敏性鼻炎病史，對異質性蛋白過敏等，血清 IgE 升高及嗜酸性白血球增加，臨床上有慢性皮膚炎及嚴重搔癢等表現；研究發現百分之九十之異位性皮膚炎患者的表皮存在金黃色葡萄球菌（Staphylococcus aureus），近年來次氯酸鈉（sodium hypochlorite）逐漸被用來治療異位性皮膚炎，透過漂白浴（bleach baths）於異位性皮膚炎的治療已逐漸被使用。成人的異位性皮膚炎可能是兒童期發病或成人發病；成年之後表現更加非特異性，這可能會使鑑別診斷增加難度，排除類似的皮膚病變並給予正確的診斷及治療，連同異位性皮膚炎嚴重程度的評估，對選擇適當的治療方式和改善生活品質最重要，基層的醫師若能做出正確的鑑別診斷，並給予合適的治療，必要時轉介皮膚專科或小兒過敏免疫科，將對患者有很大的幫助。

4.老年睡眠障礙

失眠是指難以入睡或入睡後容易清醒，而睡眠呼吸中止症（sleep apnea）會在睡覺時會出現異常的呼吸模式，有幾種類型的睡眠問題如不寧腿症候群（RLS），它是一種睡眠時的運動障礙。不寧腿症候群也稱作 Willis-Ekbom 氏病，它會在入睡時引起不舒服的腿部感覺和出現移動雙腿的衝動。嗜睡症是一種以白天極度嗜睡和白天突然睡著爲特徵的疾病。睡眠障礙的症狀包括了白天非常疲倦，或晚上難以入睡等，有些人可能在不適當的時間想要睡覺如駕駛車輛當時，其他症狀包括以不尋常的方式呼吸或在試圖入睡時感到不舒服的腿部亂踢衝動，經常是枕邊人發現而帶到醫院就醫；睡眠和覺醒週期不規律也是睡眠障礙的另一個症狀。台灣睡眠醫學會的研究顯示全台灣有 10%的民眾受慢性失眠症（insomnia）所苦；我國 65 歲以上的老年族群有失眠經驗者高達 51%，代表每兩個人當中就有一個人每週至少有一次入睡困難、淺眠或是過早醒來無法入睡。失眠類型概略可分爲 1.困難入睡，2.淺眠或 3.提早醒來。難入睡型失眠的起因多半爲交感神經過度亢奮，從白天持續到夜晚無法停歇，入睡前大腦總不停有訊息在處理，有時候即使意識到自己的思考一直空轉卻還是無法讓大腦平靜；

而淺眠型失眠起因為自律神經中的交感與副交感雙雙失調，兩者合作不協調。原本睡眠時負責衝鋒陷陣的交感神經應該退場，負責舒緩放鬆的副交感神經應好好發揮作用才能睡得安穩。當兩個自律神經互不相讓爭相放電時睡眠節奏就會陷入雜亂；上述兩種失眠者若透過睡眠時的腦波記錄儀器分析，會發現入睡前及入睡後大腦活動處於較高的活動狀態，身體無法放鬆因此很難有好的深層睡眠周期；而早醒型失眠是指每天醒來的時間都比睡眠週期預定的時間還早，睡眠週期未進行完畢就已經醒來，這時候我們會感覺很累但卻再也無法入睡；根據臨床經驗這些族群大部份面臨自律神經失調的問題，雖然入睡不成問題但白天沒睡飽就醒來很難不令人感到憂鬱；再者半夜到凌晨這段期間有許多神經傳導物質如血清素、正腎上腺素等分泌，但早醒型失眠者因此長期血清素、正腎上腺素缺乏人就會顯得憂鬱、缺乏精神，進而出現憂鬱症的傾向，自行購買安眠藥的患者當中失眠藥通常越吃越多，但即便入睡隔天也會昏沉整日。這是因為安眠藥作用不同有幫助入睡、增加睡眠時間、加強睡眠深度。若使用的安眠藥與失眠型態不同，效果便會大打折扣。至於中醫則多開立安神藥物，效果因個人體質而定，療效不一。西醫的安眠藥並無法治本，對患者而言也是種困擾。此外，患者可能被告知失眠由睡眠障礙而起，因而轉介至身心科（憂鬱、焦慮）、婦產科（更年期睡眠障礙）、男性泌尿科（前列腺問題）。

失眠的可能原因也包含晝夜節律睡眠障礙（Circadian rhythm sleep disorder）：患者的睡眠週期與正常人不同。原發性失眠（Primary insomnia）如睡眠相關呼吸失調（Sleep-related breathing disorder）、週期性腿部抽動症（Periodic Limb Movement Disorder）、不寧腿症候群（Restless leg syndrome）；生理疾病如甲狀腺功能亢進（Hyperthyroidism）、關節炎（Arthritis）等；精神疾病如憂鬱症（Depression）、焦慮症（Anxiety）；老年人的多重用藥問題：老年人容易罹患多重疾病，可能同時使用多種藥物，各式各樣的副作用都可能影響睡眠。失智（Dementia）：失智症可能會對大腦負責調節睡眠的區塊造成不可逆的傷害。不良的睡眠衛生習慣：睡眠衛生（Sleep hygiene）指的是提升睡眠品質的行爲，而失眠通常是由數年甚至數十年的不良習慣所引起的。長效型的藥物不適合老人家服用。因爲其效果明顯副作用較高，會有所謂白天殘留鎮靜作用，也就是所謂的宿醉感，老年人因此容易跌倒。非苯二氮平的藥物（Non-BZD）的副作用比苯二氮平類（BZD）來的小，以下三例比較常見，又因爲三者成分都是英文字Z開頭，醫藥界通稱這些藥叫Z-Drug：1.Zolpidem，2.Zopiclone，3.Zaleplon。

5.老年人的運動處方

運動的好處除了增加心肺功能、增加關節柔軟度、增加肌力外尚可促進平

衡。許多研究顯示運動可促進老年人的平衡感，尤其是有些運動會有垂直或水平方向的瞬間移動（propulsive movements）及需要耐力（endurance）或快轉速（quick turn）的運動對老年人的平衡感較有幫助，如健走、慢跑、有氧舞蹈，坐——站及地——站動作及柔軟體操都是很適合的運動。漸進式阻力運動和負重對肌少型肥胖和骨質疏鬆症患者生理之影響據研究指出，爲正相關，及從事阻力運動如拉彈力繩或推牆可以增加肌肉強度，此外運動時骨骼必須承受身體或其他額外的重量，例如慢跑、健行及大部分的球類運動；游泳雖然是一項普遍且受歡迎的運動，但由於游泳時，身體的重量大多由水的浮力承擔，所以並不是對骨質疏鬆症有明顯幫助的「負重運動」。如果是因特別需求而欲增加身體某部位的骨質密度，運動則是以對該部位的重量訓練最爲合適。至於運動的時間與次數，每次 30 分鐘（或一天 3 次，每次 10 分鐘）、每週三次是最好的選擇，爲期 12 週之腳踏車訓練及漸進式阻抗運動（progressive resistive exercise）可明顯促進安養中心老人的步態。研究結

果指出肌無力症比肌少症更容易發生跌倒而失能，因此負重運動（背包健行）和增加平衡感的運動（太極拳）便顯得相當重要。多種運動型態在施行後當下，可改善老年人的平衡相關臨床預後指標；這些介入療法尚屬安全，而針對一般體能活動（步行或騎單車等），不管對年輕族群或是老年族群，一天當中分次進行，每次 5-10 分鐘即可達到增肌減脂的效果。

人口老化對社會最大的衝擊是老年醫療的需求增加，造成社會經濟福利負擔沉重，進而牽動整體產業興衰；對於國內消費內需與勞動供給產生影響，對經濟發展具有深遠影響；人口結構改變在經濟與金融上亦會造成影響，因勞動人口減少、生產力弱化，產經政策也須隨之改變，國際貿易、市場、產業、消費需求及基礎環境都將有連串變化；肌少症在肥胖族群的負面影響更甚於一般族群，且肌少症與肥胖對代謝及身體活動的影響有加成作用老年人脂肪組織增加也會造成瘦體素（leptin）、細胞素（cytokine）、脂肪素（adipokine）與發炎反應增加（HC Hong et al, 2014），增加胰島素阻抗性，減少肌肉合成與增加肌肉分解，不僅導致老年人肌少型肥胖症發生，也造成肥胖症病人在熱量限制飲食下容易有肌肉流失問題，由上述整理可知有氧、阻力運動或適度的營養補充可以減少肥胖老人肌少症發生，以及改善活動狀態，因此重視老年肥胖問題，積極的介入可以預防後續失能和肌少型肥胖症帶來的併發症。

老年人的有氧、肌力訓練

靜態心電圖異常的老年人在運動過程中常常會發生突發性的心絞痛，根據大規模流行病學統計老年人更容易發生心律不整，年長者也比青少年族群有更多猝死的風險，臨床上常可見到沒有症狀但異常的心電圖（節律或快慢，波形異常）患者，若適時的衛教這群心律異常的無症狀患者，在運動前後應注意事項是否可以降低運動中猝死的機會呢。衛福部健保署從民國 85 年開辦成人預防保健服務，由於國人平均餘命延長疾病有慢性化的趨勢，而國健署於民國 94 年承接成人預防保健業務，補助年滿 65 歲的長者每年一次心電圖檢查，其他如公司團體員工年度例行性的團體健康檢查，其目的在於早期發現心臟的異常，透過衛教、治療預防活動當中突發的心臟病。心血管疾病可大致分爲 3 類：一、負責供應心臟營養的冠狀動脈疾病，簡稱冠心症，病人會出現胸悶或胸痛，嚴重時心肌梗塞需要住院手術；二、心臟的電氣功能部分出了問題，患者會出現心跳不規則、心悸、暈厥等症狀即心律不整；三、心臟肌肉功能異常，無法正常維持打到全身的血液或無法供應足夠的氧氣供身體使用，以致出現呼吸困難、下肢水腫等現象，稱爲（急）慢性心臟衰竭。靜態心電圖（EKG）檢查所能提供的資料有限，但一般體檢仍將此項目列入 65 歲以上常規檢查項目，就冠狀動脈疾病的篩檢而言縱使已診斷出冠狀動脈疾病，但仍有部分不能顯現出心肌缺氧的 EKG 變化，有些甚至會呈現完全正常的結果； 1981 年發表在 Br Heart J 的一篇研究指出，在 1,400 位健康民眾當中，接受心電圖的例行檢查後其中有 103 名呈現非特異性的 ST-T 波的變化，這 103 人進一步安排運動心電圖檢查，其中 19 人呈現陽性結果（18.4%），後經心導管檢查仍有 8 位（7.8%）證實有冠狀動脈疾病，所以絕大多數的心臟科醫師仍肯定靜態心電圖在篩檢冠狀動脈疾病的價值，而將它列入例行的檢查項目之中；透過預防保健門診衛教是否可以提升預防保健門診滿意度？及提高國民預防醫學保健識能？利用判讀心電圖的時機篩選出不適合劇烈運動的族群，由運動指導員指導患者運動處方，進行運動前衛教諮詢；運動醫學在預防醫學上的重要角色，對於規律運動習慣可以改善身體健康的健康識能已落實在生活中。美國心臟醫學會（American Heart Association）和歐洲心臟學會（European Society of Cardiology）的最新治療心臟病指引指出，對於所有病情穩定的慢性心臟病患者都應該接受專業運動訓練指導員指導，運動訓練計劃的組成包含了訓練強度、時間、頻率及運動型態種類，訂定的運動訓練計劃應該依病人疾病的嚴重度、心肺適能和身體當下狀況及目標而有所不同。

美國心肺復健協會（American Association of Cardiovascular and Pulmonary Rehabilitation）和歐洲

心臟學會對心衰竭病人的運動訓練計劃建議如下：運動訓練的強度應該介於病人最大攝氧量（maximal oxygen consumption）的 40-70%，運動頻率爲每週 3-5 次，每次訓練時間 30-45 分鐘，目前最有證據的日常保健是規律運動，每日走一萬步是不錯的運動保健方式；美國心臟醫學會建議每週至少五天，每次至少三十分鐘，共一百五十分鐘的中等強度有氧運動如：快走、騎自行車、游泳，或是每週至少三次、每次至少 50 分鐘共 150 分鐘的有氧運動，如：健走或慢跑、騎單車等及兩次的柔軟度或平衡運動如：太極，瑜伽，或阻力訓練如：提舉壺玲。也可以考慮運動強度較容易控制，運動型態建議採用步行、或腳踏車等有氧運動較佳；慢跑或是田徑等運動因爲運動強度容易受到室外環境如溫度、坡度……等影響，不建議心臟病人選做主要運動型態，至於潛水運動因水壓會增加左心室的血流量和肺動脈壓，所以對慢性心臟病建議避免潛水，病情穩定也可以配合肌力（阻抗）訓練可改善易疲勞和容易喘等症狀；每次運動訓練前暖身和訓練後的緩和運動時間要延長，訓練強度由輕而重、訓練時間由短而長等病人適應後再慢慢增加肌肉張力強度及增加運動時間。

臨床運動處方

美國預防醫學服務任務小組（U.S. Preventive Services Task Force, USPSTF）建議臨床醫師應該對

其所有服務的成人、小孩做運動之前健康篩檢評估，根據每個人的健康狀況、疾病限制、生活型態給予不同的體能活動建議；運動處方的目的，可從三方面去考慮，一、提昇體適能；二、降低慢性病的危險性以促進健康；三、確保運動時的安全性。運動處方應包括五個要素：運動種類（型態）、運動強度、每次運動時間長短、運動頻率、運動進展速率。2014 年的統計資料顯示在歐洲及北美地區心房顫動患者約占其人口 23%，因爲心房顫動及心房撲動死亡人數，從 1990 年的約二萬九千人攀升到 2013 年約十一萬二千人，全世界因心律不整而導致突發性心跳停止（死亡）的案例，占所有心血管疾病的一半；其中心室心律不整占突發性心跳停止的 80%值得密切關注。運動前健康篩檢評估（Pre-participation Health Screening）的效益，爲能確保運動的安全性及設計良好有效運動處方，無論是外觀健康者或是已知有慢性多重性疾病者，均需對運動參與者針對健康因素做一開始的篩檢，因此參與運動前健康篩檢的目的包括：

1.偵測並排除運動是其禁忌者。

2.偵測具有疾病危險因子而運動計劃前需做醫學評估者。

3.偵測出臨床有明顯疾病而其必須參與需醫學監視下的運動計劃者。

4.有特殊需求者（如高齡、身心障礙、銀髮族、慢性心肺功能不佳……等）。

因此健康篩檢步驟需要有成效、符合成本效益並具時效，根據不同的需要，可從最簡單的自填式問卷、臨床醫師問診理學檢查、冠狀動脈心臟病的危險評估（靜態 EKG）、到詳細的各式診斷工具（low dose chest CT，Chest X Ray……不等）；「體能活動前簡易自我評量表」是根據加拿大運動生理協會「體能活動準備度問卷」（Physical Activity Readiness Questionnaire；PAR-Q）；心電圖的判讀必須結合病史、症狀、以及醫師的綜合判斷。電腦可以提供初步的判讀結果如：正常、心律不整、左心室肥大、陳舊心肌梗塞變化、房室傳導障礙等，從而做出判斷：至心臟科門診追蹤評估的建議。

然而並非所有的異常狀況都需要診治，心電圖的原理是利用收集心臟電氣活動以圖形描記與心臟搏動有關的電位傳導變化，心電圖檢查是心臟病篩檢中重要項目，藉以判斷是否有心房或心室肥大、心肌梗塞、心肌缺氧、心律不整、傳導阻滯及其他疾病造成的心臟變化之情形，透過與醫師的討論與溝通，才能夠得到完整妥善的建議。參考 PACE 指引如下：心臟血管危險因素評估（過去病史詢問，EKG 理學檢查）→診斷分級運動測試→考慮特殊族群限制與特殊注意事項→給予個別化相關衛教單張（互動式平版軟體或 APP 亦可）→完成個人化諮詢→初步運動處方→廠護或個案管理師每一季定期追蹤，再視個人情況

（肺活量、心臟狀況）調整活動強度和種類。（流程可重複循環，並同時參考 BMI 和血壓）心血管危險因素評估流程：病史詢問與理學檢查，塡寫運動評估表（各健康促進機構可以自行設計），是否有已知疾病，是否有心血管疾病症狀（端坐呼吸，下肢水腫，頭暈或呼吸急促），是否有主要危險因子如家族史，吸菸，三高，肺阻塞，代謝性疾病等，做爲診斷分級式運動試驗，年齡（男性＞40 歲，女性＞50 歲），進行運動處方安全無虞（或不建議從事）。

心律不整在臨床上常見 RBBB（ICD10: I45.1）或 LBBB（ICD10: I44.4-I44.7）、AV blocker、sinus arrthymia、陣發性心室上心博過速、曾做過 PCI、經過衛教諮詢或生理回饋門診的確可以降低病人運動時突然胸悶或心悸的焦慮和不適感。雖在急性體能活動期間，冠心病病患發生心室震顫（ventricular fibrillation）的危險性會增加；運動訓練可藉增加心肌氧氣供應及降低交感神經系統活性，來減少心臟病患發生心室震顫危險性，流行病學資料顯示活躍的生活型態可減低猝死的危險性，即使對嚴重型冠狀動脈硬化病患，整體也可降低其猝死的危險，然而並不是異常心電圖，就算是心臟疾病，有些天生的心電圖異常患者，經過衛教一樣可以安全地從事有氧運動或阻力運動。RBBB 常見於心肺疾病患者，也見於健康人群。RBBB 發病率隨年齡增加，可能是傳導系統的退行性改變，EKG 新出現 RBBB 應懷疑急慢性冠心病，高血壓，充血性心力衰竭，心肌病變，心臟瓣膜疾病如：肺動脈狹窄、Ebstein anomaly 等，房室間隔缺損、年輕男性猝死症候群（Brugada Syndrome）、氣喘肺阻塞共病（ACOS）等。運動訓練是心律不整中非藥物治療方法之一，許多臨床研究已證實運動保健師對心臟病人可增加心肺耐力、改善生活品質，而 HF-ACTION 研究也證明正確運動訓練可有部分降低心臟衰竭病人的死亡，目前臨床研究也證明對於病情穩定的心臟病人，運動訓練是的治療方法；而靜態心電圖可做爲大規模篩檢嗎？

如果搭配把脈或醫師使用聽診器聽診，建立檢查轉診流程，在心臟高危險因子（吸菸、酗酒、心肌炎、冠狀動脈梗塞、冠心症、內分泌異常導致心衰竭等），讓病人提前接受生活型態調整和適度運動（daily activity），預防代謝症候群發生，國民健康署在這方面有研究指出對潛在心臟有問題民衆有顯著效益。然美國心臟協會和美國心臟病學會在《Circulation》和《美國心臟病學會期刊（Journal of the American College of Cardiology）》發表聯合科學聲明不建議使用 12 導程 ECG 對一般人群中的健康年輕人進行隱匿性心血管異常的篩檢（Circulation 2014），兒科和先天性電生理學會（Pediatric and Congenital Electrophysiology Society）及美國運動醫學會（American College of Sports Medicine）也認同此聲明。AHA/ACC 委員會成員回顧支持和反對在所有年

輕人和年輕運動員中進行 ECG 篩檢的證據後發現，使用 ECG 進行普遍篩檢是個規模龐大的工程，需要巨大的資源支持；此外有鑒於導致年輕人猝死的心血管異常的現患率非常低，且這些具有風險的年輕人的猝死風險也極低，因此 ECG 篩檢的淨效益將非常小，每年心血管死亡率明顯低於該年齡組其他各種原因引起的死亡率。相較機動車事故死亡例數約爲運動期間心血管事件所致死亡例數的 2500 倍，十二導程 ECG 不是完美的篩檢工具，尤在大規模篩檢環境中判讀人員和技術人員的專業知識有顯著差異，不僅需要大量的 ECG 檢查且需快速地判讀檢查結果，僞陽性結果會導致不必要的進一步檢查，限制從事運動和其他活動，引起患者焦慮和不良心理後果，妨礙人民從事保險或就業，除非他們進行進一步檢查排除心臟異常；像本研究分析族群的隨機性，如大規模篩檢限定於某族群，必然會排除掉其他部分的人群，因此台灣國民健康署才會設定 65 歲以上建議作 EKG 篩檢。所有因 ACS，CAD s/p PCI，CVD 或 CVA 就診病人中心電圖呈異常者約占 2%，因此藉由健康檢查篩檢心血管疾的經濟效益似乎不是太高，但是 EKG 搭配臨床症狀的準確度卻接近九成，但是來自高危險心血管疾病者的檢查結果有時無法與來自健康者的檢查結果區別，例如電極放置錯誤、帶寬選擇不當、導程不慎反接、以及 QT 間距測量不精確等均是常見的操作者相關問題；強調個人化的精準醫療，AI 人工智慧分析疾病取代醫療專業的 brainstorm 所鑑別診斷的結果，AI 輔助可以大大提升診斷準確度，但完全取代傳統醫療評估似乎還言之過早，因此一份健康檢查報告的價值，在於可以早期發現問題，進一步更精準的檢查，用排除的方式來抽絲剝繭。常見的良性心律不整包括：竇性心律不整（SA），竇性心動過緩（SB），竇性心動過速（ST），心房早期收縮（APC），心室早期收縮（PVCs 或 VPCs），左側或右側傳導阻滯（LBBB，RBBB）。良性心律不整有三種特性：一、臨床上不會有嚴重的症狀或併發症，二、不需要任何的治療。三、預後都是十分良好的。最常見包括竇性心律不整、心房早期收縮、結性節律、不頻繁的心室早期收縮等。

選擇心電圖作爲篩檢工具，主要是因爲血壓或脈搏常因爲白袍高血壓而高估，人爲干擾因素較多，靜態心電圖則較獨立，發現異常心電圖對患者衛生教育，民衆健康識能提升，成效較爲顯著，無論是小學、大學新生篩檢心臟病，或是軍隊體能鑑測之前，篩檢是否適合接受測驗，國外研究統計心電圖是高度效益的工具，但目前沒有充分證據支持以下觀點：1.在隨意無症狀的族群進行有關心血管的 ECG 篩檢是適當或可行的，且實際存在的問題排除現實醫療層面的考量；2.但何者是最適當的訓練強度、頻率、及持續時間？3.活動和健康效果間的劑量-反應關係爲何？4.臨床上哪些病人不適合接受中等以上強度的運

動處方？這些問題有待未來更多相關研究來回答。

公司團體的年度勞工健檢項目中都會包括心電圖這一項，健檢時所做的心電圖是指所謂的靜態心電圖，是即時與短暫的檢查，結果反應檢查當下的狀況，因此若爲陣發性的心臟疾病或爲疾病嚴重程度時好時壞的情況都有可能無法在檢查當時顯現出來，因此心電圖雖然具有一定的參考與判斷功能也是篩檢心臟毛病很好的工具，但不能以此做爲診斷時百分之百的依據：1.無臨床症狀的 EKG 異常不一定是心臟疾病，EKG 正常亦不代表心臟正常。2.無臨床症狀的人常規安排 EKG 檢查似乎沒有流行病學上的證據支持。3.利用 EKG 檢查，根據實證醫學可能可看出過去 MI（心肌梗塞），卻無法預測未來 MI 機率。4.巨量 EKG 篩檢對無臨床心臟疾病症狀的族群來說並沒有預防醫學的經濟效益。5.至於有家族史，過去病史等及理學檢查（聽診）異常的人，安排 EKG 則有明顯幫助。而睡眠呼吸中止症（SA）是一種睡眠障礙，以男性、肥胖、酗酒及有服用安眠藥、鎭定劑的人機會較高，而老人患者的比例比青壯年更高。患者在睡眠中，因不能呼吸而導致睡眠呼吸中止，並常於睡夢中醒來，醒後會回復正常呼吸。類似情況在一晚可以發生數十次到數百次不等，每次醒來的時間並不一定由數秒到超過一分鐘都有可能，患者自身不易察覺。當呼吸中止症發生時，心臟的細胞會產生間歇性缺氧（intermittent hypoxia），久了心肌細胞會纖維化進而產生心衰竭。由於睡眠斷斷續續進行，患者無法享有優質睡眠導致白天常常打瞌睡，進而影響工作及日常生活品質。台灣的十大死因當中除了癌症之外，心血管的疾病名列第二和第三名死因，在心臟血管疾病當中以急性冠心症（acute coronary syndrome, ACS）最多，心衰竭次之，可見國內這類疾病的死亡率相當高，2008 年美國心臟協會（American Heart Association, AHA）將冠心症危險因子歸類爲：有家族心臟病史、年齡、性別、高膽固醇、高血壓、糖尿病、肥胖、吸菸等不良生活型態，但其中一項危險因子卻常被忽略，那就是身體活動不足。心房顫動病患發生中風的機會是正常人的 5 倍，心臟衰竭爲正常人 3 倍，死亡率較正常人多 2 倍，對心血管系統的影響最讓人害怕的就是因心房顫動導致的中風，單側的肢體無力及吞嚥困難不但提升失能比率，復健後回到家中需要被照顧比率提高，也考驗台灣準備好高齡和長期照護量能，因此中風的預防是面對心房顫動病患的首要之務。

高血壓是冠心症常見的危險因子之一，研究指出每週 3-5 次、每次 30-60 分鐘，強度大約 40-50%的淨最大運動強度（net maximal exercise performance），意即中等強度運動能有效降低收縮壓和舒張壓（3.4/2.4 mmHg）、減少冠心病的罹病風險；對於吸菸者激烈運動可有助於隱君子戒菸，身體活動也促進心理社交健康，降低憂鬱、焦慮與敵意行爲

（hostility）等心理壓力並有效降低冠心病患者的死亡率。高血壓長期未治療，會併發冠心症、心衰竭等心血管疾病；然而，心肌梗塞病患之藥物治療需要長期、規律不可間斷的，而且心肌梗塞後會造成心臟衰竭、心肌纖維化等問題。與左心室收縮功能下降的心衰竭病人相比，左心室收縮功能正常者其 BNP（腦排鈉胜肽）的濃度較低，甚至 20-30%病人的 BNP 在正常範圍，BNP 的數值越高病人有心衰竭的可能性越高，但有少數心房顫動的年長患者，卽便沒有心衰竭其血中的 BNP 濃度仍然會上升。

心房纖維顫動

心房纖維顫動（atrial fibrillation）爲臨床上最常見的心律不整，其主要特徵爲快速但無效的心房收縮，伴隨不規則的心室收縮；所導致的血行動力學的改變會引發一連串的疾病包括：中風，鬱血性心衰竭以及心搏過速引起的心肌病變，warfarin 能有效減少非瓣膜性心房顫動所引起的中風及全身性栓塞，但有顱內出血併發症的疑慮，高血壓患者可能因爲出血併發症的疑慮，而沒有處方抗凝血劑而發生缺血性中風。心房顫動的盛行率約占全人口的 1%，且隨台灣人口老化不斷攀升；年齡與心房顫動呈高度相關，小於 60 歲盛行率 0.5%，依序遞增 60-69 歲 2-3%；70-79 歲 5-6%；大於 80 歲高達 8-10%；國人因高血壓、肥胖（代謝症候群）、老年人口增加，飲食習慣和生活作息改變等，心血管疾病盛行率及存活率均提高，心房顫動的發生率增加，40 歲以上人口終身罹患心房顫動的機會高達 25%（Risk factors for stroke）。心房顫動中風預防研究：Stroke Prevention in Atrial Fibrillation（SPAF）結合五項危險因子：心臟衰竭、高血壓、年齡（≧75 歲）、糖尿病、中風或暫時性腦缺血，由超過 11,000 名心房顫動患者登錄並加以認證的 CHA2DS2（C:congestive heart failure; H:hypertension; A:age，older than 75 years; D:diabetes mellitus; S:prior stroke or history of transient ischemic attack），記分由 0 分到 6 分，中風發生率從 1.9 %到 18.2 %，將病人分低風險（0 分），中度風險（1 分）和高風險（≧2 分）是目前廣為使用的評估工具；診斷心房纖維顫動黃金標準是做 24 小時心電圖（簡稱 Holter）；國民健康署補助 65 歲以上國人每年一次的心電圖健康檢查，有時在社區中也容易篩檢出心房纖維顫動患者。

Warfarin 是預防心房顫動病人發生缺血性中風的黃金標準，主要作用在干擾維他命 K 凝血的作用，用於臨床上做抗凝血治療已超過 50 年；1994 年納入 5 個研究 3691 位非瓣膜性心房顫動病人的統合分析顯示，與安慰劑比較 warfarin 可有效減少 68%血栓事件；2002 年 6 個隨機臨床試驗的病人數據共同分析呈現結果 warfarin 比 aspirin 更能有效減少中風，Warfarin 口服起始作用緩慢，治療血栓或急性冠心症需要與靜脈注射 heparin 重疊使用幾天；爲了確認藥物在合宜的範圍內，也要定期抽血檢驗 INR（國際標準凝血時間比），由於門診病人無法經常抽血檢查 INR 在處方 warfarin 時會更加謹慎。門診遇到中風或心血管高風險患者較常會給予每日 aspirin 165-300 mg 來預防心血管疾病；伯明罕老年人心房顫動治療試驗（Birmingham Atrial Fibrillation Treatment in the Aged trial）的結論是大於 75 歲患者 aspirin 效果和安全性沒有比 warfarin 好；而心房顫動中風預防研究（SPAF-1）在大於 75 歲老年人也看不出好處；日本心房顫動中風試驗（Japan Atrial Fibrillation Stroke Trial）則認爲在低風險的心房顫動病患給予 aspirin 並無助益。

Clopidogrel（Plavix）爲常用的血小板凝集抑制劑，在粥狀動脈硬化和血栓性腦血管疾病治療上扮演重要角色，長期使用抗血小板藥物可降低急性冠心症，心肌梗塞或中風引起的死亡機率；Clopidogrel 作用機轉是選擇性抑制血小板上 ADP 受體與 ADP 結合，抑制經 ADP 的 GP IIb/IIIa 複合體活化作用而抑制血小板凝集，此作用是不可逆的，因此接觸到 Clopidogrel 的血小板壽命也會受影響。新型抗凝血劑是利用基因重組技術的藥物，選擇性阻斷凝血路徑中的一個步驟作爲標的，近年來由於 warfarin 臨床應用的限制與出血風險，選擇性的抑制單一凝血因子的新型口服抗凝血劑相繼問世；包括抑制 Xa 因子的

apixarban、rivaroxarban 和直接凝血酶抑制劑 dabigatran 等；和 warfarin 相比這些藥物具有起始作用時間快，劑量固定且無需監測，半衰期短不受食物和藥物血中濃度影響等，新型藥物雖然安全性，用藥方式較安全，不需經常監測 INR，但仍需符合健保給付規定；口服 apixaban 5 mg 一天 2 次可有效預防心房顫動造成的血栓凝集，在腦部或四肢末梢阻塞導致缺血，但是年齡≥ 80 歲或體重＜60 公斤、肌酸酐 Cr.（creatinine, 一種腎功能）≥1.5 mg/dL 則劑量需要減半。

高敏感性 C-反應蛋白（hs-CRP）在心血管疾病的角色

動脈粥狀硬化（atherosclerosis）是常見的心血管疾病之一，粥狀粥狀動脈硬化病變過程是由脂肪條紋（fatty streak），進展到纖維脂肪斑塊（fibro-fatty plaque）及最終臨床上表現的疾病症狀：心絞痛、不穩定心絞痛、心肌梗塞，發炎反應皆扮演很重要的角色，在許多研究發現首先內皮細胞受到許多潛在的傷害例如：氧化壓力、被修飾的脂蛋白及血流的壓迫而激起各種反應如：釋出 cytokine 及血清發炎指數 CRP 的產生；hs-CRP 在健康者未來發生心血管疾病風險的評估上，是一個獨立，而且是有效的預測指標；血清中的 hs-CRP 越高者、其將來發生心肌梗塞及中風的可能性就越高；此外 hs-CRP 越高者將來發生心血管疾病的風險愈高，而且 hs-CRP 是一個獨立風險因子（不受高血壓、糖尿病、抽菸、血中膽固醇及家族史影響）；更進一步分析發現：即使相同的 LDL-C（低密度脂蛋白膽固醇），若是 hs-CRP 越高者，將來罹患心血管疾病的風險也越高，當在低濃度 LDL-C（＜130mg/dL）而高的 hs-CRP 濃度（＞3 mg/dL）的族群，其罹患心血管疾病的風險，仍高於高濃度 LDL-C（＞160 mg/dL）而低的 hs-CRP（＜1 mg/dL）的族群。許多文獻證實在心血管疾病風險的評估中，hs-CRP 是一個較獨立，且強而有力的預測指標，應用 hs-CRP 高敏感度，對高風險族群進行心血管事件評估，可提供臨床上更多資訊，早期積極的預防與治療因此建議將 hs-CRP 做為初級選擇性的篩檢應用，但並非做廣範性的篩選；或是使用 hs-CRP 做為心血管疾病發生風險的初級預測以及利用 hs-CRP 做為心血管疾病的次級治療的預測指標。心臟病患者的其他評估，SPAF 與 AFI：

1.SPAF：Stroke Prevention in Atrial Fibrillation（SPAF）結合五項危險因子[ ]（Gage BF, 2001）：心臟衰竭、高血壓、年齡（≧75 歲）、糖尿病、中風或暫時性腦缺血。

2.AFI：Atrial Fibrillation Investigators，較高齡的病人（65 歲以上），防止或減少中風病人必須服用抗凝血劑 coumadin，並把 INR（internationalized ratio）保持在 2.0 左右。控制心律的藥物大都為第一

及第三類抗心律不整藥物 Class I and III anti-arrhythmic agents 如：propafenone，flecanide，quinidine 及 sotalol 相較於減緩心跳速度的藥如 digitalis、b-blockers 及 calcium channel blockers 較容易使患者演變成慢性心衰竭。

Framingham Heart Study（佛拉明罕心臟研究）

佛拉明罕地區的心血管疾病風險預測，建議心血管疾病之預防包括：危險因子控制、健康飲食、適量運動以及適當的使用抗血小板藥物如：aspirin；若有已知的心血管疾病或罹患糖尿病，無論計算後之心血發生率多少皆視爲高危險族群（10 年危險性>20%）；男性 45-59 歲十年心血管發生率超過 4%，建議使用阿斯匹靈於初級預防；男性 60-69 歲，10 年心血管發生率超過 9%；男性 70-79 歲十年心血管發生率超過 12%。女性 50-59 歲，10 年心血管發生率超過 3%，建議使用阿斯匹靈於初級預防；女性 60-69 歲，10 年心血管發生率超過 8%；女性 70-79 歲，10 年心血管發生率超過 11%。若 10 年心血管發生率超過 20%，LDL（低密度脂蛋白膽固醇）將建議控制低於 100 mg/dL（2.59 mmol per L）或降低 30%，甚至低於 70 mg/dL（1.81 mmol per L）；若 10 年心血管發生率介於 10-20%，低密度脂蛋白膽固醇將建議控制低於 130 mg/dL，甚至低於 100 mg/dL；若十年心血管發生率小於 10%，低密度脂蛋白膽固醇將建議控制低於

160 mg/dL。

心血管疾病患者運動風險評估

透過問卷（PAR-Q+ or the modified AHA / ACSM Health / Fitness Facility Preparticipation Screening Questionnaire）蒐集到的資訊，可以協助醫師（或認證過的運動指導員）評估心血管疾病風險；若≧2 個以上危險因子，則歸類爲中等程度風險；若＜2 個危險因子，則歸類爲低風險族群。40 歲以上超過 95%的個案有動脈硬化情形；粥狀動脈硬化性心血管疾病的危險因子包括：

1.年紀：男性≧45 歲，或女性≧55 歲或停經者。

2.早發性冠心症家族病史：父親或兄弟在 55 歲前，母親或姊妹在 65 歲以前出現心肌梗塞、冠狀動脈重建或猝死。

3.吸菸。

4.高血壓：定義：收縮壓≧140 mmHg 或舒張壓≧90 mmHg，或正在服用降血壓藥物。

5.高膽固醇血症：低密度脂蛋白膽固醇（LDL-C）≧130 mg/dL 或高密度脂蛋白膽固醇（HDL-C）＜40 mg/dL 或正在服用降血脂藥物；若血清總膽固醇≧200mg/dL 則列入計算。

6.空腹血糖值偏高：空腹血糖異常（impaired fasting glucose，簡稱 IFG），IFG≧100 mg/dL 且＜126 mg/dL；或葡萄糖耐受不良（impaired glucose tolerance，簡稱IGT）：口服75公克葡萄糖耐受性試驗（oral glucose tolerance test） 2 小時的血糖值≧140 mg/dL 且＜200 mg/ dL，至少有兩次不同場合確認。

7.過重或肥胖。

8.靜態生活模式：至少三個月未運動，運動定義：每週至少 3 天，每天至少 30 分鐘，中等強度的身體活動；動脈粥狀硬化性心臟病的負危險因子：高密度脂蛋白膽固醇（HDL-C）≧40mg/dL。

美國運動醫學會的運動建議

ACSM（美國運動醫學會）建議若無心血管的危險因子且男性＜45 歲、女性＜55 歲，並不需要常規的接受運動測試；歸類高風險的病人，在運動計畫開始之前需要常規接受運動測試，而低風險族群雖然不需要常規接受運動測試的檢查，但是運動測試中所蒐集的資料，也有助於我們設計一個安全、有效的運動處方；增加身體活動量或運動訓練，對於冠心症危險因子有不錯的預防效果，經過統合分析研究後發現，運動能讓糖尿病患者糖化血色素HbA1C（hemoglobin A1C）平均下降 0.8%；血脂異常（dyslipidemia）病患經過運動訓練後體內高密度脂蛋白（HDL）平均上升了 2.5 mg/dL。此外預防冠心症指引建議：

1.每日給予Aspirin 100-325 mg，所有疑似心肌梗塞的病人。

2.新型抗血小板藥物 Clopidogrel（Plavix），prasugrel（Effient）或 Ticagrelor（Brilinta）建議用於剛置放心臟塗藥支架的病人，與 aspirin 合併使用至少一年，而放傳統金屬支架患者則建議應持續使用。

3.剛發生急性冠心症的病人 Clopidogrel 或 Ticagrelor 與每日 162-325 mg 的 aspirin 合併使用至少一年。

4.交感神經拮抗藥物，建議使用於患者急性冠心症發生後；而 left ventricular ejection fraction（LVEF）小於 40%，且對於 beta blockers 沒有使用禁忌的患者（如：氣喘患者不能使用），至少使用持續超過十二個月。

5.ACEI（angiotensin converting enzyme inhibitors）應更早使用在沒有禁忌症，急性心肌梗塞的患者。

6.對 ACEI 的副作用（例如咳嗽）無法忍受者，ARB（angiotensin receptor blockers）應儘早使用在急性心肌梗塞的病人，但是 ACEI 和 ARB 不能同時使用，ACEI 和 ARB 應使用在 Ccr＞30 mL/min/1.73 m2（0.50 mL/s/m2），血清鉀離子濃度＜5.0 mEq/L（5.0 mmol/L）。

7.Statin 類降血脂藥物建議使用在沒有禁忌症的急性心肌梗塞患者。

8.在急性心肌梗塞的患者，住院期間應及早使用

Statin 類降血脂藥物。

9.以病人為中心，在所有急性心肌梗塞患者，或因為缺血性中風的住院病人，住院期間應該完成出院準備服務，銜接之後的居家醫療，家庭醫師應該和病患討論有關均衡飲食，營養，戒菸及出院後的心肺復健計畫，藥物的遵醫囑性。

生活型態（飲食與運動）調整

改變飲食與培養運動習慣，對於預防冠心病皆有很好的幫助，在心肌梗塞死亡的患者中超過 25%缺乏日常身體活動，另外 13%因為攝取較少的水果與蔬菜，因此冠心症患者應多攝取蔬果、豆類與蛋類，食用低脂奶與單元不飽和脂肪酸如：橄欖油，可降低心肌梗塞的再發生機率；改變生活型態、健康的飲食與充分身體活動，已被證實能預防心血管疾病，運動習慣與同時進行飲食調整的行為模式改變，更能有效的達到預防心臟病的目的；相對於身體活動量不足者，從事中低強度的運動，在預防冠心症即有正面影響；此外有氧運動加上阻力訓練，對於冠心症的預防有更多的益處；此外正確且有效的運動處方可使心臟病患安全的享受運動，除提升生活品質之外，對患者的心肺功能更有保障；冠心症患者在運動中發生心絞痛時，應每五分鐘使用一次 nitroglycerin（NTG）舌下 0.6 mg 最多三次，直到疼痛緩解，如果胸痛持續無法緩解應馬上停止活動，需要立刻就醫，有可能是不穩定心絞痛或急性心肌梗塞發作，但是 nitroglycerin 不能使用在 24 小時內曾經使用過 phosphodiesterase inhibitor （如威爾鋼）的患者。心房顫動是臨床常見的一種心律不整，依盛行率調查估計約 2%的民衆曾經有過心房顫動的發生，而且隨著年紀的增加，心房顫動發生的比率也增加。引起心房顫動的機制，一般認爲是心房組織內有很多且很快速的不正常放電，導致心房無法正常的收縮且心跳數忽快忽慢而不規律。心房顫動除了容易發生在年紀較大的患者之外其他如：高血壓，心衰竭，糖尿病，甲狀腺機能亢進等病人，也是心房顫動好發族群。

當心房顫動發生時對於心臟循環學上的影響大致有兩大類：第一是心跳速率忽快忽慢且不規律，心臟的血液輸出量便會減少，病人血壓就有可能下降，病人可能會有心悸、胸悶、呼吸困難、喘、頭暈等症狀；有心房顫動的患者必需規律服用抗心律不整藥物或抗凝血劑以預防心房顫動發生，或是服用降低心跳的藥物來防止心房顫動發生時，心跳過速導致血栓跑到全身各重要器官而造成缺血的嚴重後果發生。但當有心跳過慢且產生昏厥現象發生時，便需要裝置心律調整器以防止心跳過緩，心房顫動發生時因心房組織快速且不正常放電，心房便無法正常有效的收縮，取而代之的是快速但無效的收縮，血液根本無法有效且正常供應全身器官，容易於左心房產生血栓，當血栓隨著血流流出心臟便容易造成器官的栓塞，如果血栓堵住腦部重要血管便會產生缺血性腦中風。心臟疾病的患者如果久坐不動，或是控制不佳的高血壓可能會變成心臟衰竭；正常左心收縮功能（左心室射出分率大於等於 45%）之心衰竭，過去被稱爲舒張性心衰竭，這些變化是來自許多複雜的因素包括：心室舒張功能不全、心室儲備收縮功能不足、心跳及心臟節律變化、動脈功能及血管硬化、血管舒張功能受損、肺高壓、血管內皮細胞功能受損等；開始運動之前的常規醫療評估，目前只用在高風險族群如：有心血管疾病病史及相關症狀、糖尿病、末期腎病變、肺部疾病等，在專業人士的監督之下執行運動處方是相對安全，有完整的運動風險評估醫師可開立更安全有效的運動處方。

6.老年減重是好事嗎？

間歇性斷食

世界衛生組織報告指出，心臟病在全球死因中是排名第一的頭號殺手，每年造成約 1,790 萬人死亡；在台灣心臟病更是連續 10 年蟬聯國人第二大死因。想降低心臟病風險，改善飲食及生活型態是很有用的方法，不過有些研究發現，若結合斷食，對於心臟健康會更有益；動物研究發現，進行八週的隔日斷食法後，低密度膽固醇（LDL，俗稱壞的膽固醇）和三酸甘油酯（triglyceride），分別下降了 25 %和 32 %；另外針對肥胖成人的研究則發現，在專業醫療協助下，患者接受 3 週的斷食後，血壓、血脂、總膽固醇及壞膽固醇，都顯著地下降，胰島素敏感度也明顯上升。斷食對減重的幫助：如果不吃任何東西或是減少飲食量，都會降低熱量的攝取，體重本來就會因此下降；研究發現斷食可能會刺激去甲基腎上腺素（norepinephrine，正腎上腺素）的分泌，進而提升代謝率而幫助減重；該研究也發現持續 3-12 週的間歇性斷食，減重效果跟一般限制熱量的方式差不多，體重最多下降 8 %，體脂肪最多下降 16 %；另外許多人擔心減重會流失肌肉，研究發現間歇性斷食比起單純的節食，更能在降低體脂肪的同時保留肌肉。人類生長激素（human growth hormone）在人體扮演了很重要的角色，能影響成長、代謝、減重和肌肉生長等功能。不少研究顯示斷食可能幫助人體自然分泌 HGH，在斷食 24 小時後，生長激素的濃度顯著地增加。此外胰島素的濃度若持續過高，會減少生長激素的分泌，斷食則有助於維持血糖和胰島素濃度的穩定，進而提高 HGH 的分泌。且斷食可能有助於癌症的治療及預防。實驗結果顯示，隔日斷食法能幫助防止腫瘤形成，而且癌細胞在斷食後，竟和化療的效果一樣。可惜的是儘管效果令人興奮，但這些實驗仍侷限在動物和細胞上，因此斷食對人體癌症的影響，仍需要更多的研究。

發炎是人體自然的免疫反應，但慢性發炎卻對健康有害，可能造成心臟病（heart disease）、癌症或類風濕性關節炎（rheumatoid arthritis, RA）等慢性疾病。研究發現斷食能降低發炎改善健康，健康的成人在進行間歇性斷食一個月後，發炎指數顯著地下降，即使是一天斷食 12 小時的人也有類似的作用。另一項動物研究也發現，用極低熱量的飲食去模擬斷食，結果除了能降低發炎反應，對於多發性硬化症（multiple sclerosis，因慢性發炎引起）的治療也有幫助。

而動物研究不少結果顯示，斷食可能對大腦相當有益。小白鼠在間歇性斷食 11 個月後大腦的結構與功能都有改善；其他動物實驗也指出，斷食能維持大腦健康，促進細胞增生、加強認知功能，斷食能減緩發炎，所以對退化性神經疾病（neurodegenerative diseases）也可能有益如：阿茲海默氏症（Alzheimer's disease）或巴金森氏病（Parkinson's disease），不過斷食對人類大腦的作用仍需要更多研究與實驗證明。

斷食對空腹血糖耐受度不良病人的好處

外食缺點是攝取過多的澱粉又含有甜飲品，造成血糖不穩定，成爲糖尿病（diabetes）高風險群；而血糖居高不下，除了澱粉與糖的攝取外，胰島素（insulin）的敏感度也是關鍵，當胰島素敏感度過低，身體會出現胰島素阻抗，便無法很順利將血糖送進細胞裡，不少研究都顯示，正確的斷食對血糖控制可能很有幫助，特別是糖尿病的高危險群；文獻研究回顧也顯示，比起節食嚴格地控制熱量，採取間歇性斷食（intermittent fasting）或隔日斷食法（alternate day fasting），不僅較容易執行，在降低胰島素抗性上，也有相同效果。間歇性斷食能影響身體代謝反應，是因爲細胞和器官系統會對斷食期間的能量來源改變做出反應，爲了面對能量缺乏的這段期間，細胞會激活多種生理訊號來促進粒線體的功能、增強細胞的抗壓性、增加細胞抗氧化力以及促進細胞自噬來移除損壞細胞和回收可利用的胞器。168 斷食法的方式就是一天 24 小時當中，拆成兩時段分別是 16 小時與 8 小時，16 小時時間內禁食，8 小時進食，並將食物集中在 8 小時內吃完；透過這種輕斷食，讓身體空腹 16 小時後，有機會進一步分解脂肪，達到減肥效果。

52 斷食法最初是由英國醫生 Dr. Michael Mosley 所提倡；方法是一星期五天攝取正常熱量，然後選兩天只攝取平日約 1/4 熱量。斷食的兩天中，女生一天最多不可吃超過 500 卡路里，男生則不可超過 600 卡路里。這 500/600 卡路里可以一次進食完畢或分成幾次進食。

生酮飲食（ketogenic diets）是一種高脂肪、低碳飲食方式，嚴定一天不應吃超過 50 公克的醣類，或將碳水化合物控制在 5～10%，並以大量的脂肪取代醣類。生酮意思是讓身體可以產生較多「酮體」的飲食方式，以待在穩定的營養性酮症（Nutritional Ketosis）爲目標；酮體是在身體醣類含量夠低時，燃燒脂肪後的代謝產物，所以血酮濃度高等於就是現在正在拿脂肪當作能量燃燒。要讓身體產生夠多酮體並且知道自己在燃脂，必須有兩個重點，1.肝醣夠低，2.胰島素夠低。進入穩定的酮症（Ketosis）後身體就有生酮飲食帶給身體的好處，像是改善荷爾蒙、食慾、抗氧化等。

不適合生酮飲食的族群

生酮飲食也不見得適合每一個人，例如：糖尿病患者雖然血糖暫時可能得到改善，但因為糖友缺乏胰島素或胰島素不足，施行生酮飲食恐怕導致過多酮體堆積在體內，出現酮酸中毒。長期低醣高脂飲食還會造成肌肉流失、骨質疏鬆、腎結石，已經有這些症狀的人最好避開；另外如果是長時間在進行健身的患者，並不適合生酮飲食，因為攝取足夠的蛋白質與適當的醣分，才能有助增肌與運動表現；兒童與青少年正處於發育階段，需要均衡的飲食，孕婦則負責提供胎兒發育營養素，生酮飲食會減少部分營養素的攝取，不適合這類族群；生酮飲食也存在一些缺點與副作用；如：提高心血管疾病風險、腸胃道不適、營養失調、口臭、酮酸中毒、增加肝腎負擔等。

1.提高心血管疾病風險：生酮飲食者的飲食內容富含飽和脂肪酸，低密度脂蛋白（俗稱壞膽固醇）會有增加現象，提高心血管疾病風險。

2.消化道不適：生酮飲食因為脂肪含量高，若長期執行可能導致腹痛、腹瀉、胃排空不佳等腸胃消化不良的症狀。

3.營養素攝取不均衡：生酮飲食為一種不均衡飲食型態，容易造成維生素（像是 B 群、維生素 C、抗氧化的植化素）缺乏，鈉、鎂、鉀營養素也會不足，導致便秘、嗜睡、抽筋，甚至引發發心律不整。

4.加重肝腎負擔與酮酸中毒：生酮飲食特性會造成酮體增加，肝、腎負擔加重。酮體大量堆積之下造成血液酸性增加、鉀離子流失、電解質失衡，引發「酮酸中毒」，常見症狀包括脫水、噁心、嘔吐等。

間歇性斷食並不是一種新的飲食型態，甚至已經存在於人類的歷史相當久遠了。原始人類生活並不像現代人一樣、每天照三餐進食且經常久坐，原始人需要出門打獵勞動，過著有一餐沒一餐的生活，沒有獵物收穫時、自然就處於斷食期。間歇性斷食的相關科學研究，早在 1990 年代就陸續有實驗指出若是減少動物吃入的食物量，限制其卡路里的攝取，竟然可以改善老化的進程以及延長壽命長度。11 但 16 小時禁食還是有不同的程度分別，依照每個人的身體狀態，跟可以接受的方式調整，大致可以分三大種：「嚴格執行完全不吃任何東西，只能喝水」、「可以喝少許無熱量或是低熱量流質飲品」、「可以吃少量低熱量點心如：低糖水果等」；168 斷食法減重的原理就是靠 16 小時「禁食期間」讓胰島素下降，使升糖素開始作用，消耗原本儲存的能量和脂肪達到減重效果。

7.高血壓、慢性心臟衰竭與下肢水腫

水腫的定義爲組織間質液體增加，所引起的腫脹；50 歲以上患者下肢水腫的最可能原因是靜脈功能不全。靜脈功能不全影響多達 30% 的人口，而心臟衰竭僅影響約 1%。但是有兩個原因也很常見下肢水腫，肺高壓和早期心臟衰竭可能也會導致下肢水腫。下肢水腫有兩種常見類型，靜脈水腫和淋巴水腫。靜脈水腫由正常淋巴系統無法容納的毛細血管過濾增加，導致的過量的低黏度、蛋白質含量低的組織間質液體組成。引起老年人急、慢性下肢水腫，可能的原因有很多，像是全身性的疾病和局部性症狀；全身性疾病可能包含：心臟衰竭、肝臟疾病、腎臟疾病、營養失調、甲狀腺機能亢進或低下等；局部性疾病則可能包含：骨盆的腫瘤、感染、創傷、骨折、手術後、靜脈栓塞及使用一些藥物等；人體的各種生理機能會隨著年齡的增加而有老化的現象，這些生理變化相對的會影響藥物的代謝及作用，包括藥物在體內的動力學（pharmacokinetics）及藥效學（pharmacodynamics）變化。

利尿劑所引起的藥物副作用，可能是引起下肢水腫需要鑑別診斷的原因之一，尤其是接受多種藥物治療的慢性疾病的老年患者，高血壓藥物和抗發炎藥物經常會引起雙側或單側的下肢水腫，鑑別診斷需考量水腫出現時間、單側或雙側、伴隨而來的症狀（如呼吸困難、疼痛程度、皮膚病況），作爲水腫的鑑別診斷，患有雙腿水腫的老年人，通常會使用利尿劑治療，如果沒有進一步評估這些藥物所造成的不良反應，則無法有效的改善水腫的症狀，改善程度取決於個別老年人，在身體構造上及生理上的變化、疾病的種類、遺傳以及環境等因素的影響。老年患者雙側下肢水腫，最可能的原因是慢性靜脈功能不全，靜脈功能不全影響 80 歲以上老年族群高達 60%的人口，而慢性心衰竭是第二個常見的原因，在 80 歲以上的老年人口中，發病率爲每 1,000 人之中有 48 人（影響該族群的 15-18%），其他的全身性原因，例如：腎病症候群或肝臟疾病則較爲罕見；老年人下肢水腫的原因往往是許多方面的，因此詢問患者的個人病史，和適當的身體理學檢查尤其重要，透過基本的實驗室生化檢查、尿液分析、胸腔 X 光檢查和使用非侵入性的超音波檢查、或心臟超音波檢查，進行心血管的篩檢評估也是被建議的。老年人下肢水腫的原因往往是多面向的，淋巴水腫是皮膚和皮下組織內富含蛋白質的液體，是淋巴回流功能障礙的徵象，很少見於雙腿同時腫脹，通常發生在單腳；脂肪水腫作爲脂肪分佈不均的一種形式（可能同時出現在臀部周圍、腹股溝下、踝上）；並不是組織間質液的增加（不算是一種眞正的水腫），脂肪水腫可以僅通過其臨床表現與靜脈水腫或淋巴水腫區分開來；病史詢問可以詢問是否有全身性疾病的症狀，例如：心衰竭、腎功能不全、肝病、惡性腫瘤等?此外實驗室血液生化檢查、胸部X光檢查和心電圖也是常規需要檢查的項目，主要是爲了排除全身性疾病。實驗室的生化檢查應包含：尿液分析、電解質、腎功能（估算腎小球濾過率）、血清白蛋白和促甲狀腺激素；當懷疑可能是心臟病因時，心電圖、心臟超音波檢查、胸部X光攝影和檢驗腦排鈉利尿胜肽（brain natriuretic peptide, BNP）會對於鑑別診斷有所幫助，當懷疑睡眠呼吸暫停或雙側腿部水腫的病因仍不清楚時，應安排雙下肢超音波檢查。老年患者使用的藥物，是經常導致雙側腿部腫脹的未被考慮到的原因之一，70 歲以上的患者平均服用 4-5 種處方藥物和一種或兩種非處方藥物，老年患者同時服用多種藥物的情形，是一個門診或病房常見的問題，因此有必要意識到藥物不良反應和可能的藥物相互作用。

降血壓藥物、降血糖藥物和非固醇類抗發炎藥是最常見的，可能引起水腫的藥物。服用 amlodipine、nifedipine 或 verapamil（鈣離子通道阻滯劑）的患者中，近 50%會出現單側或雙側下肢水腫，血管張力素轉換酶抑製劑、β受體阻滯劑、clonidine 與 hydralazine 常可誘發腿部水腫，非固醇類抗發炎藥物引起小腿水腫的罹病率約爲 5%；而在服用

pioglitazone 或 rosiglitazone 合併胰島素治療的患者當中，高達 15 %的患者會出現小腿部腫脹。皮質類固醇和雌激素、progesterone、testosterone 等荷爾蒙製劑也是下肢水腫的常見原因之一，尤其是與其他藥物合用時；利尿劑當中，尤其是 furosemide（Laxis）亨利氏環型利尿劑類的利尿劑，常用於腿部腫脹的老年患者，在安養機構或老年病房當中，大約 75 %的患者可以停止這一類的利尿劑治療，而不會產生任何副作用。

慢性靜脈功能不全是老年人對稱性腿部水腫的最常見原因；然而 CVI（chronic venous insufficiency）可能同時存在，但卻不是腿部腫脹的主要原因；因此，應先排除最常見的全身系統性原因；老年患者雙腿水腫，最常見的全身性原因是鬱血性心衰竭，如果血清中 B-type natriuretic peptide（BNP）低於 100 pg/mL 且心臟超音波未顯示左心功能不全，則可以暫時排除心臟情況，如果腎功能不全導致腫脹，則可能存在蛋白尿、和 eGFR 低於 60 mL/min 等數值。如果腿部腫脹是由肝病引起的，血清的白蛋白可能低於 20 g/L；抗高血壓藥、非固醇類抗發炎劑和抗糖尿病藥通常是老年人腿部水腫的主要原因；而睡眠呼吸中止（肺高壓）或鬱血性心衰竭引起的肺動脈高壓，是雙下肢水腫的常見原因之一，而且是經常被忽略的疾病。

老年人下肢水腫的原因常是多重因素造成，因此過去病史的評估很重要，身體理學檢查，和進一步血液生化檢查亦不能遺漏，雙側下肢凹陷性水腫之病理機轉，主要是體液積聚在下肢血管外及組織之間的慢性靜脈功能不全（chronic venous insufficiency），臨床常見於心臟、肝臟、腎臟功能異常的患者、急性過敏反應及體內低白蛋白營養不良患者，其他需考慮的原因亦包括周邊血管疾病，例如：下肢靜脈機能不全或長期使用的慢性病藥物等；下肢水腫可以透過幾種方法進行評估及檢查，例如：超音波的檢查結果，是評估慢性靜脈功能不全相關性水腫。而治療的方法當中，利尿劑只能短期使用，因爲慢性靜脈功能不全（chronic venous insufficiency, CVI），長期使用會導致嚴重的體內代謝性併發症，如：低血鉀、低氯代謝性鹼中毒以及體液不足等，在老年、不能活動（長期臥床）的患者當中，亦須考慮到淋巴水腫、深靜脈血栓形成，也會導致對稱性腿部腫脹。

心臟衰竭是指心臟肌肉無法正常送出血液，提供身體足夠氧氣，心衰竭常見原因包括冠狀動脈疾病（心肌梗塞）、高血壓、心房顫動（心律不整）、瓣膜性心臟疾病等，左心室射出分率（LVEF）是心臟衰竭的診斷、治療、預後的重要依據，臨床區分爲HFrEF、HFmrEF、HFpEF（切點是≤ 40%、41-49%、≥ 50%），雖然這些 LVEF 的切點在不同國家的醫學會之間並無一致，對於是否存在 HFmrEF 也仍有爭議；但 LVEF 的正常值是 52-72%（男）、54-74%

（女），研究顯示LVEF在60-65%時的死亡率最低，LVEF＜60%跟 LVEF＞65%都與死亡率增加有關。心臟衰竭是一個全身性疾病，臨床特徵是X光夏可見心臟心房或心室肥大，或曾發生冠心症等，而經常會發展成爲心臟衰竭的族群是：老年、女性、肥胖、阻塞性睡眠呼吸中止症、高血壓、慢性腎臟病CKD、心房顫動、心臟同心性肥大與彈性下降、左心室容量LVEDV 下降、壓力 LVEDP 上升、肺動脈高壓等[1]；心臟衰竭跟預後的關係是J曲線：LVEF 60-65%時的死亡率最低，對於 LVEF ＜ 60%跟 LVEF ＞65%都會增加死亡率。心衰竭不能反映右心衰竭：大部分續發於左心衰竭，能預測不良的預後。心衰竭預後跟臨床的治療無關，雖然 RCT 研究發現只有SGLT2i、MRA 對 HFpEF 是有效的，但是臨床實務上無論 LVEF 數值多少，通常醫師會給予 SGLT2i、MRA、ACEI/ARB/ARNI、乙型交感神經阻斷劑、利尿劑，但心臟衰竭的病生理機轉又相當多元（包含：老化、心肌病變、內皮細胞功能異常、交感神經興奮、刺激腎素皮質醛酮系統、腎臟吸收鈉跟水增加）。

心衰竭臨床常見的症狀

心衰竭的臨床常見症狀包含：1.呼吸困難：身體活動卽發生呼吸困難，嚴重時甚至躺在床上或休息也會感覺呼吸困難。2.下肢水腫：典型的水腫是對稱，發生在雙側小腿或踝部。3.端坐呼吸：嚴重的心臟衰竭病人平躺時會感到呼吸困難，需藉著坐起來或墊高枕頭才得以緩解。4.陣發性夜間呼吸困難：病人易從睡夢中驚醒，呼吸較費力且有喘鳴聲，需藉著坐起來或打開窗戶呼吸新鮮的空氣來緩解。5.咳嗽：因有大量的液體蓄積在肺分枝內，而刺激黏膜所致，可能是乾咳，也可能咳出大量帶泡沫及含血絲的痰。6.腦部缺氧：可能是由於心輸出量減少，引起腦部血流不足，導致的大腦功能受抑制（如焦慮、不安、記憶力受損、作惡夢、失眠或頭暈等症狀）。7.肝腫大：易出現右上腹疼痛的症狀。8.食慾減少：因右心衰竭造成肝鬱血、肝腫脹，造成右上腹部腹脹情形而影響食慾。

心衰竭的臨床診斷與分類

心臟衰竭根據左心室射出分率 LVEF（Left ventricular ejection fraction）可以分爲三種型態：

一、LVEF≤40%：爲低收縮分率心衰竭 HFrEF（Heart failure with reduced ejection fraction）常發生在冠狀動脈疾病、大範圍心肌受損之後。整體治療方面主要針對此類收縮分率下降的病人給予治療建議。

二、LVEF≥50%：此爲正常收縮分率心衰竭 HFpEF（Heart failure with preserved ejection fraction）通常是漸進緩慢和年齡、代謝疾病有相關。

三、LVEF 介於 41-49%：心臟衰竭常見的臨床症狀有呼吸困難、端坐呼吸、陣發性夜間呼吸困難、夜間咳嗽、心肺活動能力降低、腦部缺氧、尿液減少及下肢水腫等。

心臟衰竭跟症狀無關：無論 LVEF 多少都能有嚴重的症狀，雖然 HFrEF、HFmrEF 的病人能由 LVEF 的上升來預測症狀的改善，但是 HFpEF 患者卻不能由 LVEF 的下降來預測症狀的改善；2020 年新的定義捨棄 Framingham 診斷標準，主要是心臟結構/功能異常（CXR、心電圖、心臟超音波）引起的症狀/症候合併 BNP 上升、全身/肺部充血等；依據這個定義，嚴重 CKD 及洗腎病人體液過量引起的呼吸困難就不是 CHF（因爲症狀能被大量利尿劑或洗腎改善）。用 LVEF 來區分心衰竭有幾個缺點；首先是正常值未知：雖然傳統認爲 LVEF 的正常值是 52-72%（男）、54-74%（女），而且不同的測定方法如心臟超音波、電腦斷層掃描（SPECT）、核磁共振（MRI）的結果也不一致：甚至相同方法之不同次測定間的變異性也會造成分類的不同，此外超音波的結果在不同檢查者之間也不一致的。

心臟衰竭的治療建議

2022 年 HFrEF 族群的治療指引導向爲藥物治療（guideline-directed medical therapy），一共建議 4 種藥物可用來治療心衰竭：SGLT2 抑制劑（原本用於治療糖尿病）、ACEI（Angiotensin converting enzyme inhibitor）/ARB（Angiotensin II receptor blocker）/ARNI（angiotensin receptor neprilysin inhibitor）、beta-blocker、MRA（Mineralocorticoid receptor /aldosterone antagonist）；一般臨床會視嚴重程度給予血管收縮素轉換酶抑制劑/血管收縮素受體阻斷劑來使周邊動脈、靜脈擴張以減少血管阻力，而降低心臟的負荷、減少水份的滯留。乙型阻斷劑：減少心臟作功並減輕心臟的負擔；利尿劑：作用是排泄體內過多的水份，以減輕心臟的負擔。毛地黃：作用是使心臟收縮時更有力，可改善病人的症狀，但無法延長存活。在合併有心房纖維顫動時可使心臟跳動減慢、減少心悸，但可能會使心搏過緩。心衰竭患者對於 EF 介於 41-49%之間治療的首選藥是利尿劑，其次爲 SGLT2i（糖尿病用藥，對心衰竭也具有療效），降血壓藥物：ACEi、ARB 及 AENI，MRA，乙型交感神經阻斷劑等。心臟衰竭（heart failure, HF）是因爲心臟收縮或舒張功能異常，心臟無法輸出足夠的血量來滿足身體各器官代謝需求。隨著疾病發展，病人常因症狀的惡化而住院治療，進而影響生活品質；因此，減緩疾病的惡化、降低死亡率，以及改善疾病相關症狀是治療心臟衰竭的主要目標，根據健保的資料統計，全台每年約有兩萬兩千人因嚴重心衰竭而住院，若沒有穩定以及規律的治療，或是改變生活習慣，3 個月內再住院率高達 30%，5 年內死亡率將近 50%，比許多癌症死亡率還要高。

下肢水腫的定義爲組織間液體增加，所引起的腫脹；50 歲以上患者下肢水腫的最可能原因是靜脈功能不全。靜脈功能不全影響多達 30% 的人口，而心臟衰竭僅影響約 1%。但是有兩個原因也很常見下肢水腫，肺高壓和早期心臟衰竭可能也會導致下肢水腫。下肢水腫有兩種常見類型，靜脈水腫和淋巴水腫。靜脈水腫由正常淋巴系統無法容納的毛細血管過濾增加，導致的過量的低黏度、蛋白質含量低的組織間質液體組成。引起老年人急、慢性下肢水腫，可能的原因有很多，像是全身性的疾病和局部性症狀；全身性疾病可能包含：心臟衰竭、肝臟疾病、腎臟疾病、營養失調、甲狀腺機能亢進或低下等；局部性疾病則可能包含：骨盆的腫瘤、感染、創傷、骨折、手術後、靜脈栓塞及使用一些藥物等。

人體的各種生理機能會隨著年齡增加而有老化的現象，這些生理變化相對的會影響藥物的代謝作用包括藥物在體內的動力（pharmacokinetics）及藥效（pharmacodynamics）變化。

利尿劑所引起的藥物副作用，可能是引起下肢水腫需要鑑別診斷的原因之一，尤其接受多種藥物治療的慢性疾病的老年患者，血壓藥物和止痛消炎藥經常會引起雙側或單側的下肢水腫，診斷需考量水腫出現時間、單側或雙側、伴隨而來的症狀如呼吸困難、疼痛程度、皮膚病況，作爲水腫的鑑別診斷，患有雙腿水腫的老年人，通常會使用利尿劑治療，如果沒有進一步評估藥物所造成的不良反應，則無法有效的改善水腫的症狀，改善程度取決於個別老年人，在身體構造上及生理上的變化、疾病的種類、遺傳以及環境等因素的影響。

老年患者雙側下肢水腫，最可能的原因是慢性靜脈功能不全，靜脈功能不全影響 80 歲以上老年族群高達 60 %人口，而慢性心衰竭是第二常見的原因，在 80 歲以上的老年人口中發病率每 1,000 人之中就有 48 人，其他全身性原因例如：腎病症候群或肝臟疾病，老年人下肢水腫的原因往往是多重原因，因此詢問患者個人過去病史和適當身體理學檢查，透過實驗室生化檢查及尿液分析、胸部 X 光和非侵入性的超音波或心電圖檢查，進行心血管的篩檢評估也是被建議的。老年的下肢水腫的原因往往是多面向的，淋巴水腫是皮膚和皮下組織內富含蛋白質的液體，是淋巴回流功能障礙的徵象，通常發生在單腳；脂肪水腫作爲脂肪分佈不均的一種形式（可能同時出現在臀部周圍、腹股溝下、踝上），並不是組織間質液的增加，脂肪水腫可通過其臨床表現與靜脈水腫或淋巴水腫區分開來；病史詢問可以詢問是否有全身性疾病的症狀如：心衰竭、腎功能不全、肝病及惡性腫瘤等，此外實驗室的血液生化檢查主要是爲了排除全身性疾病，實驗室的生化檢查應包含：尿液分析、電解質、肝腎功能、血清白蛋白和甲狀腺素，若是懷疑是心臟疾病時心電圖、心臟超音波及胸部 X 光攝影和檢驗 brain natriuretic peptide（BNP）會對於鑑別診斷有所幫助，當懷疑睡眠呼吸暫停或雙側腿部水腫的病因仍不清楚時，應安排雙下肢超音波檢查。老年患者使用的藥物，是經常導致雙側腿部腫脹的未被考慮到的原因之一，70 歲以上的患者平均服用 4-5 種處方藥物和一種或兩種非處方藥物，老年患者同時服用多種藥物的情形，是一個門診或病房常見的問題，因此有必要意識到藥物不良反應和可能的藥物相互作用。

降血壓藥物、降血糖藥物和非固醇類抗發炎藥是最常見的，可能引起水腫藥物。服用 Amlodipine、Nifedipine 或 Verapamil（鈣離子通道阻斷劑）的患者中，將近 50 %會出現單側或雙側的下肢水腫，血管張力素轉換酶抑製劑、β受體阻滯劑、clonidine 與 hydralazine 常可誘發腿部水腫，非固醇類抗發炎藥物引起小腿水腫的罹病率約爲 5%，而在服用 pioglitazone 或 rosiglitazone 合併胰島素治療的患者當中，高達 15%的患者會出現小腿部腫脹。皮質類固醇和雌激素、progesterone、testosterone 等荷爾蒙製劑也是下肢水腫的常見原因之一，尤其是與其他藥物合用時；利尿劑當中尤其是 furosemide（Laxis）亨利氏環型利尿劑類的利尿劑，常用於腿部腫脹的老年患者，在安養機構或老年病房當中，大約 75 % 的患者可以停止這一類的利尿劑治療，而不會產生任何副作用。

慢性靜脈功能不全是老年人對稱性腿部水腫的最常見原因；然而 CVI（chronic venous insufficiency）可能同時存在，但卻不是腿部腫脹的主要原因；因此，應先排除最常見的全身系統性原因；老年患者雙腿水腫，最常見的全身性原因是鬱血性心衰竭，如果血清中 B-type natriuretic peptide（BNP）低於 100 pg/mL 且心臟超音波未顯示左心功能不全，則可以暫時排除心臟情況，如果腎功能不全導致腫脹，則可能存在蛋白尿、和 eGFR 低於 60 mL/min 等數值。如果腿部腫脹是由肝病引起的，血清的白蛋白可能低於 20 g/L；抗高血壓藥、非固醇類抗發炎劑和抗糖尿病藥通常是老年人腿部水腫的主要原因；而睡眠呼吸中止（肺高壓）或鬱血性心衰竭引起的肺動脈高壓，是雙下肢水腫的常見原因之一，而且是經常被忽略的疾病。老年人下肢水腫的原因常是多重因素造成，因此過去病史的評估很重要，身體理學檢查，和進一步血液生化檢查亦不能遺漏，雙側下肢凹陷性水腫之病理機轉，主要是體液積聚在下肢血管外及組織之間的慢性靜脈功能不全（chronic venous insufficiency），臨床常見於心臟、肝臟、腎臟功能異常的患者、急性過敏反應及體內低白蛋白營養不良患者，其他需考慮的原因亦包括周邊血管疾病，例如：下肢靜脈機能不全或長期使用的慢性病藥物等；下肢水腫可以透過幾種方法進行評估及檢查例如：超音波的檢查結果，是評估慢性靜脈功能不全相關性水腫。而治療的方法當中，利尿劑只能短期使用，因爲慢性靜脈功能不全，長期使用會導致嚴重的體內代謝性併發症如：低血鉀、低氯代謝性鹼中毒以及體液不足等，在老年、或無法活動（臥床）的患者中亦需要考慮淋巴水腫、深靜脈血栓形成，也會導致對稱性腿部腫脹。肥胖是世界重要的公共衛生議題，也是許多慢性疾病（如：第 2 型糖尿病，心血管疾病等）的主要危險因子之一；同時也是當今全世界必需面對的課題。隨著社會日漸普遍的西式飲食，許多已開發和開發中國家常見過重和肥胖所占總人口的比例逐年上升，而台灣也不例外。肥胖主要原因包含過多能量攝入、缺乏運動和遺傳（基因）、內分泌失調、藥物濫用和精神疾患。研究證實 60-90%的阻塞型睡眠呼吸中止症（obstructive sleep apnea, OSA）患者爲肥胖症患者，高 BMI 會提升 OSA 的嚴重程度；OSA 夜間之間歇性缺氧（IH）對心肌細胞受損是一個獨立危險因子，規律的身體活動有助於降低體脂肪，減少肌肉、脂肪激素分泌失調造成全身性發炎反應及心肌損傷，且運動可以提升肌肉質量預防肌少症（sarcopenia）。

阻塞型睡眠呼吸中止症患者，睡眠時會出現間歇性心肌缺氧，而使心肌慢性發炎及纖維化，導致心房顫動與心臟衰竭；運動量不足使這些分布在心包膜上的脂肪產生慢性心血管發炎反應會使心肌細胞發生重塑現象（remodeling），使得節律點放電異常而造成

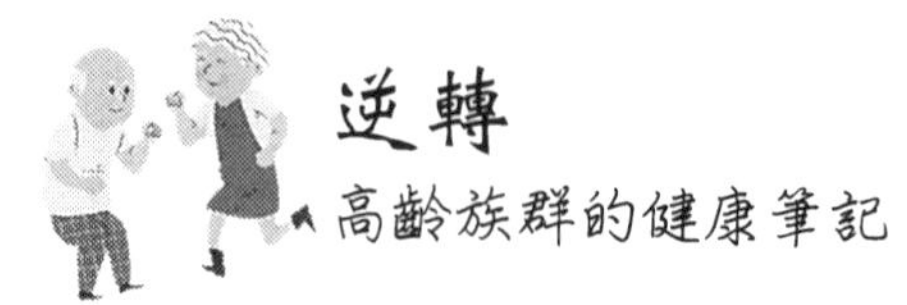

心律不整，也容易造成心房顫動而發生缺血性腦梗塞、或是急性冠心症等，呼吸中止症長期未治療甚至導致心衰竭，增加心因性猝死機率；規律運動可以減少血管粥樣硬化的風險，減輕心臟冠狀動脈阻塞的程度，特別是阻塞型睡眠呼吸中止症患者，規律運動可以改善心率不整以及心衰竭，而減重可以緩解 OSA 症狀。肥胖症的特徵在於脂肪組織積聚在人體皮下組織或內臟周圍；脂肪組織是分泌多種細胞因子的內分泌器官，脂肪分泌的荷爾蒙會增加全身性發炎反應，但是增加身體活動量或活動頻率是透過非藥物的方式治療肥胖症的最佳方法，因爲身體活動（運動）可以減少全身性發炎反應並重建脂肪在身體的分布。肥胖的阻塞型睡眠呼吸中止症患者心臟堆積過多的脂肪組織，可能引起脂肪激素分泌失調，導致心肌發炎現象，造成心律不整及左心室功能失調。此外細胞激素（interleukin-6, IL-6），肌球蛋白（CTRP15）和鳶尾素等三種激素與脂肪代謝有關；這種 IH（間歇性缺氧）現像是導致交感神經活動，內皮細胞功能障礙，全身性炎症，氧化應激和代謝異常增加，並最終發展爲心肌損害的重要機制。另一方面，儘管大多數 OSA 患者是肥胖症，但某些 OSA 患者從未被診斷爲肥胖症。研究表明間歇性缺氧和 OSA 肥胖均可單獨引起氧化損傷（脂質過氧化和超氧化物之歧化酶活性增加）和炎症反應（C 反應蛋白，CPR）和核因子 Kappa-B。κB 是一種發炎的核因子和交感神經亢進的標誌物質，會增加血漿和腎動脈兒茶酚胺的分泌和合成速率增加，但是當間歇性缺氧合併肥胖時將加劇上述現象的惡化。

有研究指出心臟反覆或暫時暴露於缺氧環境並產生暫時的心臟保護作用，這是心肌適應缺氧的先天防禦反應；但是長期接觸慢性間歇性缺氧會引起心肌適應不良並降低心臟功能。因此 OSA 夜間的間歇性缺氧被認爲是左心室重塑的主要原因包括：心臟肥大、心肌纖維化和異常的心功能，這會損害心肌收縮力並導致並發心力衰竭；總之肥胖的間歇性缺氧現象與 OSA 結合會引起炎症反應的累加效應，這可能會加重心臟功能障礙的嚴重程度；目前缺乏活動和肥胖已成爲世界性的大流行病；值得注意的是肥胖不僅與代謝功能異常引起的心血管疾病有關，而且對心肌的結構和功能有負面影響，導致左心室肥大、慢性心衰竭、心房顫動等。臨床研究表明可以從健康的肥胖個體中檢測出早期的心肌結構重塑，纖維化和舒張功能障礙，然而肥胖者的心肌纖維化和代謝功能異常也與心力衰竭，心室性心律不齊，心房顫和猝死等密切相關，原因可能與脂肪代謝異常有關。已知過重會增加心肌的氧氣攝入量，增加脂肪酸代謝並降低心肌收縮的效率。當人體脂肪攝入高於脂肪氧化時，將導致脂肪積聚在心肌組織中並且積聚在心肌中的脂肪將釋放出脂毒性，破壞腺體的氧化能力，使顆粒分離並增加活性氧種類。從而增加異常的心肌代謝產物並降低心

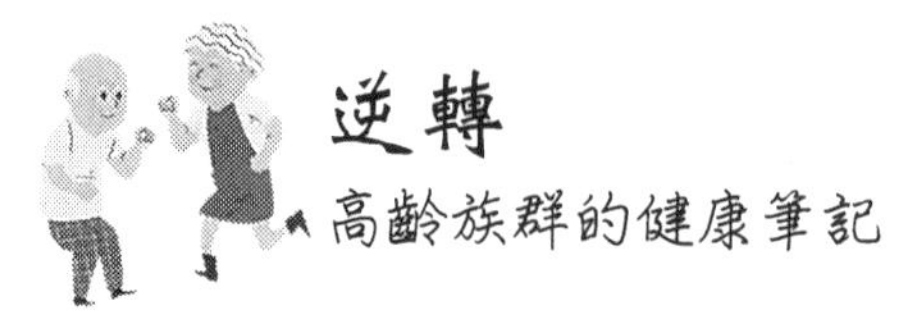

肌效率，從而導致肥胖人群的收縮功能異常；另一方面脂肪組織也被認爲是分泌多種激素的內分泌器官，一些脂聯素只有單一來源如生物鹼，脂聯素僅由脂肪組織產生。一些脂肪激素具有多種來源，除了脂肪細胞外還可以由肝臟或巨噬細胞產生。過多的脂肪組織分泌大量激素，引起高膽固醇血症和甘油三酯血症，導致高血壓、血管功能障礙和血脂異常最終導致明顯的動脈粥樣硬化；最近十年接受脂肪組織是內分泌器官，而開創性研究已經證實骨骼肌是內分泌器官之一，骨骼肌的分泌的肌肉激素被認爲是運動對身體有益的主要因素；儘管已經確定了骨骼肌在控制全身性葡萄糖和脂質代謝中的重要性，但它可以作爲內分泌組織，分泌在代謝，炎症和其他生理過程中參與調節非肌肉組織的生物活性多肽激素和細胞因子。直到最近才有所改善。

骨骼肌可以分泌多種荷爾蒙

蛋白從細胞到細胞外液，這些骨骼肌分泌的蛋白質（荷爾蒙）會受到運動的影響，並受到自分泌或旁分泌調節，這些荷爾蒙會影響其他器官功能，例如改善的代謝功能，抗炎作用，這些蛋白質被稱爲肌肉激素。肥胖和缺乏運動是代謝綜合徵和第 2 型糖尿病的高危因素，其原因與機體輕度炎症有關。在肥胖患者中發現脂肪細胞會改變內分泌功能導致促進發炎的荷爾蒙如 TNF-α，chemerin，單核細胞趨化蛋白 1，和二肽基肽酶 4（depteptidyl peptidase 4）和其他荷爾蒙的釋放增加。原因可能是睡眠呼吸中止症導致骨骼肌代謝異常，削弱骨骼肌糖酵解能力並影響有氧能力，從而導致運動能力下降，研究指出經過最大程度的運動測試後，睡眠呼吸中止症患者的最高攝氧量顯著地低於對照組，並且與呼吸暫停的低通氣指數呈負相關；睡眠呼吸中止症患者有氧代謝能力仍然低於健康成人組，根據推測是由於睡眠呼吸中止症引起的運動能力下降主要是由於骨骼肌細胞的線粒體糖解酵素和氧化代謝受損，導致最大運動過程中血液中乳酸的最大濃度降低，以及延遲運動後清除乳酸。

睡眠呼吸中止症患者運動能力受損的另一個主要原因是心血管功能障礙。研究表明，成年睡眠呼吸中止症患者接受最大運動能力測試，其心率變化緩慢、早期恢復階段的收縮壓反應顯著延遲，運動和早期恢復期間舒張壓升高以及在此期間的異常心血管反應運動和運動後恢復，包含每一位心輸出量都顯著減少，恢復期間最大運動量和心率變異(HRV)程度降低。除了全面的心室功能不全，運動能力也降低了，臨床研究顯示睡眠呼吸中止症患者遭受 IH 缺氧的損傷，導致心肌功能和呼吸肌肉運動異常，並影響肌肉能量代謝並削弱運動能力並減少睡眠障礙（呼吸停止時間），在 8 年的隨機訪調查中發現，長期定期鍛煉可以預防睡眠呼吸中止症。至於短期運動對睡眠呼吸中止症的影響：改善睡眠呼吸障礙至少需要 3 個月。一項對 4,275 名受試者的調查結果表明，每周至少進行 3 個小時的體育鍛煉，可以增強睡眠呼吸中止症患者的全身骨骼肌和呼吸肌的肌肉強度，並可以改善運動能力和心肺功能；另外增加運動量也有助於增加肌肉激素的分泌例如運動後；運動後血液中的鳶尾素濃度增加了。但是在沒有運動效果的情況下，血液中的鳶尾素與人體成分有關，例如 BMI 僅 12.6 kg / m2 的厭食神經患者在血液中具有鳶尾素，在定期鍛煉對肌肉荷爾蒙（鳶尾素）的影響方面，健康受試者的身體活動分爲三個級別：高，中，低，高強度活動人群的血液中虹膜水平明顯高於低強度活動人群，該結果意味著體能鍛煉的數量與血液中鳶尾素的濃度呈正比；此外鳶尾素還可以促進增加氧氣攝入量和提供能量，並被認爲是治療肥胖症和糖尿病的策略；因此據推測增加睡眠呼吸中止症患者的運動量，除了增加肌肉力量和提高運動能力外，還可能促進骨骼肌釋放更多的鳶尾素進入血液循環，改善脂肪代謝並改善脂肪的釋放激素，從而減少促進發炎的激素分泌，避免心臟功能障礙，這一機制有待於未來的進一步研究。

因此如何有效地將人體的白色脂肪轉移到棕色脂肪組織上就顯得尤爲重要。根據研究調查結果，2018 年世界上最流行的 20 種健身運動被稱爲重量訓練，第二名是高強度間歇訓練（HIIT），第四名被稱爲力量（體重）培訓，睡眠呼吸中止症相似的 IH 和肥胖會引起氧化損傷，發炎反應增強和交感神經亢進，而

IH 與肥胖結合會加劇上述現象，運動增加熱量的消耗亦可以促進肌肉組織分泌肌肉激素增加脂肪代謝、抑制脂肪激素分泌、降低心肌發炎，避免心臟功能受損，因此肌肉激素視爲一種發炎抑制劑，而規律運動對睡眠呼吸中止症患者降低心肌功能損傷是有幫助的，這些方法共同點是增加肌肉訓練強度，以便快速有效地消耗體內脂肪，從而減輕體重。缺乏運動和飲食過度會導致肥胖。由於肥胖者體內過多的脂肪組織的積累，脂肪激素的分泌失衡，導致炎症和心肌纖維化增加，最後導致心室功能障礙。除了增加卡路里消耗和減少脂肪量，運動還可以促進肌肉激素的肌肉組織分泌，增加脂肪代謝和抑制脂肪因子（脂肪激素）的分泌，減少炎症並防止損害心臟功能。

運動能增加熱量消耗，亦可有效地減少體內脂肪的堆積，降低全身性發炎反應，進而增加運動時骨骼肌收縮分泌之肌肉激素，肌肉激素被視爲一種發炎抑制劑，如規律運動可降低阻塞型睡眠呼吸中止症，或肥胖型睡眠呼吸中止症患者，心肌功能損傷的可能性。肥胖是許多慢性疾病的主要原因；越來越多證據表明：脂肪組織是心肌纖維化的關鍵介質，且運動可以有效減少脂肪激素分泌失衡，從而降低冠心病和心衰竭；睡眠呼吸中止症夜間睡眠期間之間歇性缺氧，對心肌受損是獨立危險因子與肥胖產生加乘效果，而規律運動有助降低體脂肪減少心臟周圍脂肪激素分泌失調造成的全身性發炎反應，但骨骼肌分泌之肌肉激素對預防心臟功能異常所扮演的角色仍待進一步探討。肥胖型睡眠呼吸中止症患者體內堆積過多的脂肪組織可能引起脂肪激素分泌失調，導致心肌發炎現象，造成左心室功能失調，有效減少睡眠呼吸中止症患者心臟周圍的脂肪組織積累，減少心肌發炎反應可改善睡眠呼吸中止症患者的心臟功能損害。

肥胖是全世界重要的公共衛生議題，也是許多慢性病如第 2 型糖尿病，心血管疾病等的主要危險因子；成因包含攝入過多能量，遺傳基因和缺乏身體活動，內分泌失調，藥物濫用和精神疾患等。研究證實約有 60-90%的阻塞型睡眠呼吸中止症同時爲肥胖症患者，而 BMI 過重或肥胖會增加睡眠呼吸中止症的嚴重程度。睡眠呼吸中止症患者夜間睡眠時，體內會發生間歇性缺氧，對心肌細胞受損是獨立危險因子，規律的運動有助於降低內臟脂肪，並減少全身發炎反應，身體活動確實可以減少心肌因缺氧而受損，而且還可以提升肌肉質量、預防肌少症（sarcopenia）。阻塞型睡眠呼吸中止症患者，會出現睡眠時的間歇性心肌缺氧，而使心肌慢性發炎及纖維化，導致心房顫動、缺血性中風或心衰竭；不運動的生活型態使這些分布心包的脂肪組織產生慢性發炎反應，使心臟產生重塑現象（remodeling），而高血壓長期未接受治療會導致心衰竭，增加猝死風險；心衰竭患者可利用測量血清中的 B-type Natriuretic Peptide, 簡稱 BNP（B 型排鈉利尿胜肽），BNP 是調控血壓的荷爾蒙，心臟是 BNP 的主要來源，當血壓上升時會增加分泌，許多研究顯示 BNP 在早期鬱血性心臟衰竭時分泌，在鬱血性心臟衰竭病情加重時增加，可以用來診斷鬱血性心臟衰竭以及急性冠狀動脈預後指標，但是臨床上 BNP 專一性不高。

心衰竭就是心臟構造或是功能出現問題，造成心臟收縮功能異常，無法輸出足夠的血液供應身體的重要器官，身體爲了維持正常的生理功能，產生代償機轉，然而這些代償機轉卻會導致心肌細胞死亡進入一種惡性循環。National Institute for Health and Clinical Excellence （NICE）於 2010 年發表的最新成人慢性心臟衰竭處置指引，內容爲病徵、症狀及血清 BNP （Brain natriuretic peptide）濃度及心臟超音波在心衰竭病人診斷中所扮演的角色，心衰竭患者爲了維持體內血壓，心臟爲了輸出更多的血液，心肌細胞進而惡化造成心衰竭；此外心肌細胞受損、血液輸出量下降、腎臟血液不足、腎血流跟著下降，腎上腺分泌的腎素會代償性增加，腎素增加、血管收縮素 II 也會同時增加，醛固酮跟著大量釋放，血管收縮素 II 增加會造成周邊血管阻力上升，後負荷上升，醛固酮增加會造成體內鈉與水分的滯留，增加心肌細胞死亡更多；此外這些多出來的血液（體液容積過多）無法送回心臟，會造成下肢水種、肺水腫；心臟衰竭和較差的預後及生活品質息息相關，故健保給付慢性心衰竭的病人新的支付標準：PAC （post acute care），可於急性心肌梗塞後留在醫院做心臟復健。

心臟重塑現象（remodeling）

肥胖的阻塞型睡眠呼吸中止症患者由於心臟堆積過多的脂肪組織，可能引起脂肪激素分泌失調，而導致心肌發炎現象造成心律不整及左心室功能失調。儘管大多數 OSA 患者屬於肥胖，但某些 OSA 患者從未被診斷肥胖症。研究證實 intermittent hypoxia （間歇性缺氧）、OSA和肥胖均是引起心肌細胞發炎反應的獨立因子；心肌經歷長期慢性的間歇性缺氧會引起心肌壞死並降低心臟功能，因此夜間 OSA 所產生的間歇性缺氧被認爲是左心室重塑、心室肥大、心肌纖維化主因，降低心肌收縮力並導致心衰竭，肥胖的間歇性缺氧現象與 OSA 結合會引起心肌發炎反應的累加效應，加重心肌功能不全嚴重度；此外亦有臨床研究表明：從健康的肥胖個體中檢測出早期的心肌結構重塑，纖維化和舒張功能障礙，肥胖者心肌纖維化和代謝功能異常也與心衰竭、心室性心律不整、心房顫動、猝死相關。間歇性缺氧導致心肌受損：過重或肥胖會增加心肌的氧氣攝入，增加脂肪酸代謝，降低心肌收縮效率；當人體中脂肪攝入高於脂肪氧化時，會導致脂肪累積在心肌周邊組織導致收縮功能異常，另一方面脂肪組織也被認爲是分泌多種荷爾蒙的內分泌器官，過多的脂肪組織分泌大量激素導致高膽固醇血症和高三酸甘油酯血症、高血壓、血脂異常、動脈粥樣硬化；骨骼肌可以分泌許多生物活性物質，而缺乏運動是代謝症候群的高危險因素，肥胖患者合併 OSA 導致骨骼肌代謝異常，最大攝氧量顯著低於對照組，且與呼吸暫停（心肌缺氧）呈正相關；OSA 運動能力受損的另一個主要原因是 OSA 患者心率變化緩慢、早期恢復階段的收縮壓反應延遲、早期恢復期間舒張壓升高及此期間異常心血管反應，包括心輸出量減少、恢復期間的最大心率降低、心室功能不全，心肺適能也降低了；OSA 患者心肌遭受間歇性缺氧的氧化損傷導致心臟功能和呼吸異常，並影響肌肉能量代謝及運動能力、降低睡眠品質。夜間睡眠呼吸中止症患者，睡眠期間之間歇性缺氧對心肌受損是獨立危險因子，運動可以增加骨骼肌收縮分泌的肌肉激素，有效減少體內脂肪堆積，減少阻塞型睡眠呼吸中止症患者全身性發炎反應。肥胖是許多慢性疾病的主要原因，證據已經證明間歇性缺氧是心肌纖維化的關鍵因素，睡眠呼吸中止症患者，若體內堆積脂肪組織，加上夜間陣發性心肌缺氧導致全身發炎反應、左心室功能失調，睡眠呼吸中止症患者，藉著降低夜間的間歇性缺氧降低心肌細胞損傷、心房顫動可預防心臟功能異常，避免長期累積下來成爲慢性心臟衰竭。

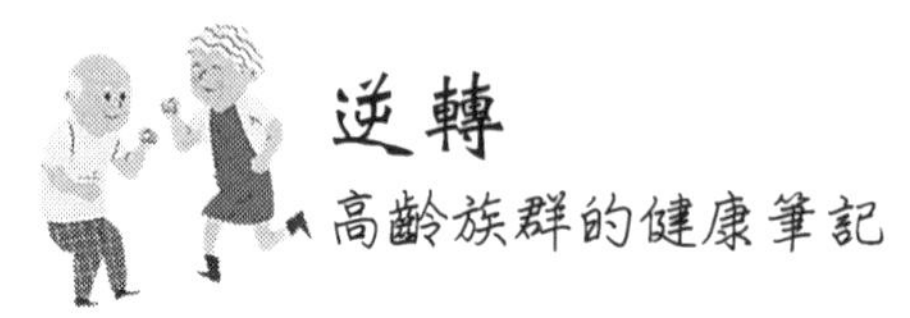

8.原發性高齡肌少症與肌少型肥胖症

肥胖與老化是世界兩大重要趨勢並和許多慢性疾病、失能與死亡率相關，肥胖指的是營養攝入多而能量消耗少，致使身體有過多脂肪堆積的慢性過程；而老化引起身體組成的改變，使脂肪細胞堆積在內臟且浸潤到肌肉細胞的同時，肌肉質量與肌力也漸漸減少，老人若同時罹患肥胖症與肌肉質量減少或肌力過低，肌少型肥胖症不利於骨頭健康、增加心血管風險、代謝症候群與死亡率的危害遠較兩者單一存在時爲大；肌少型肥胖症起因於身體活動減少、基礎代謝率下降並受到發炎反應、胰島素阻抗、荷爾蒙調節等體內因子的影響；要打破這樣的惡性循環，最有效的介入性治療是營養與運動並行，藉由規律的有氧與阻抗運動搭配低熱量高蛋白飲食來改善，藥物治療如肌肉生成抑制素的抑制劑、生長激素釋放激素類似物等則仍需進一步研究探討。

肌少症是由 Dr. Irwin Rosenberg 在 1989 年提出，從字面看是肌肉減少後來擴大到肌肉減少與功能喪失。歐盟老年醫學會理事長 Jean-Pierre Michel 引述，1980 年代晚期的研究發現 10-15%的老人患有肌少症；2010 年歐洲肌少症工作小組（the European

Working Group on Sarcopenia in Older People, EWGSOP 提出肌少症的定義：「漸進性的肌肉質量減少及肌肉功能（肌力及生理活動）降低，可能提高疾病發生率、生活品質降低、甚至死亡的症候群。老人因老化導致身體的肌肉量減少、肌力減弱，同時伴隨著身體活動量降低、身體活動功能變差、步行速度及耐力下降；肌少症對身體功能的意義是會導致老人日常活動能力降低、失能，增加住院或死亡風險，且增加健康照護的需求和成本。臥床缺乏身體活動會加速肌肉流失。住院體重掉得快、偏瘦（BMI＜20）的老人都是肌少症高危險群。2013 年亞洲肌少症工作小組（the Asian Working Group for Sarcopenia, AWGS）共識會議基於 EWGSOP 的肌力定義，提出一套針對亞洲人的標準，使用體檢測量握力使用的握力器標準值，男性＜26 公斤和女性＜18 公斤，或一般步行速度則爲＜0.8 公尺/秒，AWGS 建議以握力和一般步行速度兩者擇一作爲肌少症的初篩條件，當兩者之一達到構成要件情況下才需進一步測量肌肉質量是否過低以決定是否符合肌少症診斷，若門診沒有握力量計，可以請老人做「計時起立行走試驗」，從椅子上站起來，走 3 公尺然後轉身再走 3 公尺、然後坐下，如果超過 20 秒則可能有肌少症。而 2019 年 AWGS 有針對篩檢定義做更新；在 2010 年歐洲老年肌少症事務委員會提出了肌少症的診斷標準，包含了肌肉量減少加上肌力減弱且/或低身體功能表現，隨後亞太肌少症事務委員會也針對亞洲族群提出了肌少症診斷標準值的建議；肌少型肥胖（sarcopenic obesity）是指隨年齡增長，肌肉質量流失伴隨脂肪增加的情況；其盛行率與肌少症（sarcopenia）或肥胖一樣隨著年齡的增加而增加；肌少型肥胖症者自評爲身體失能者較正常人、肌少症及肥胖症患者高出數倍，隨著人口結構老化此問題日漸受到重視，老化身體的組成有重大的轉變：脂肪組織量（fat mass）相對增加，且伴隨瘦肉量（lean body mass）逐漸減少，此時體重與 BMI 相對是沒有改變的；這因此使 BMI 與肥胖不再有絕對的相關性，同時也減弱其與死亡率間的關係，而肌少型肥胖（sarcopenic obesity）指的就是肌少症伴隨身體脂肪量增加所造成的肥胖；而 2018 年 EWGS 有更新指引內容，稱爲 EWGSOP2。

亞洲肌少症工作小組（Asian Working Group for Sarcopenia, AWGS）認爲肌少症應包含主要兩項：肌肉質量減少及肌肉力量衰退，建議診斷標準：肌肉質量偏低（ASM/身高 2 爲標準，以 DXA 測量時男性＜7.0 公斤/公尺 2，女性＜5.4 公斤/公尺 2；以生物阻抗分析時男性＜7.0 公斤/公尺 2，女性＜5.7 公斤/公尺 2）、握力降低（男性＜26 公斤，女性＜19 公斤）及一般步行速度變慢（行走六公尺的速度＜0.8 公尺/秒）相較於男性，女性的肌肉質量與肌力常較低，脂肪組成較高，產生肌少型肥胖症的風險更高；肌少型肥胖症族群是失能的高風險群（風險比 2.63，95 %

CI：1.19-5.85），影響老年女性尤甚。一般成年人肌肉退化現象大致從 30 歲開始肌肉平均質量每十年減少 3-8%，隨著年紀的增加退化速度越快 70 歲以後流失速度更快，每十年減少 10-15%；至於大腿肌肉力量在 40 歲之後每十年下降 10-15%，70 歲後則爲每十年下降 25-40%。台灣老年肌少症的一份 2008 研究指出 65 歲以上長者其肌少症之盛行率達 21.1%；成年人在 40 歲之後，肌肉質量平均每十年減少 8%，70 歲後流失速度加快每十年減少 15%。肌少症不只影響老年人的身體健康、行動能力、生活品質，還會增加跌倒風險、認知功能障礙、罹病率、失能及死亡率。

Liver attenuation index（LAI：肝臟衰減指數）和 skeletal muscle mass index（SMI 肌肉質量指數）和 HDL-C 及總膽固醇（TC）有正相關，和三酸甘油脂、ALT、total body fat 則呈負相關，NAFLD（nonalcoholic fatty liver disease 非酒精性脂肪肝）和肌少型肥胖症（sarcopenia obesity）則有相同的病理機轉，如熱量攝取過多，身體內堆積脂肪、缺少運動、血清中的 CRP（發炎指數）上升、胰島素阻抗、血清維他命 D3 濃度較低。歐盟的肌少症工作小組將肌少症分爲原發性（primary）及次發性（secondary），若是找不到特定原因僅僅因年齡老化所造成的肌少症稱爲原發性肌少症，次發性肌少症的原因則包括：活動力下降如：長期臥床、失能（deconditioning）等、疾病例如嚴重器官衰竭、癌

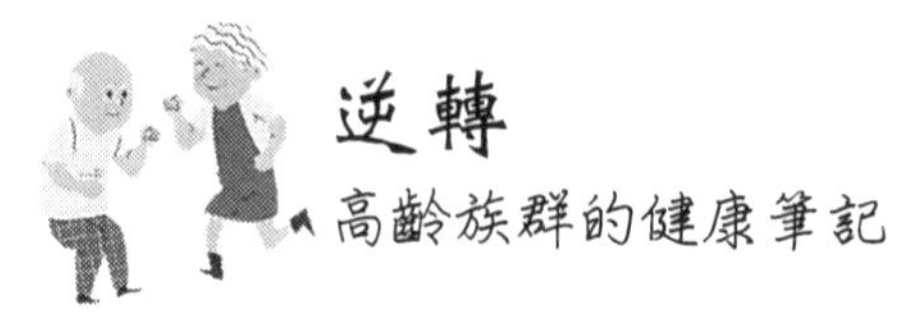

症、內分泌疾病、營養不良（含攝取不足、吸收不良或藥物造成的單純性厭食等），大多數肌少症由於多重疾病或風險因子所造成，並非單一病因所能解釋，一些研究分析中發現對於肥胖老人若單純使用飲食控制（每天減少約 500 大卡）方式減重可達到減重效果，除了減少脂肪的確也減少了部份的骨骼肌肉，但如果適時加上運動（如有氧運動或輕阻力運動訓練）則可以保存身體的瘦肉組織，體重以瘦肉組織方式流失的比率從 22%下降至 10%，若單純透過運動來減重，體重的減少雖然不明顯但是可以改變身體組成，甚至有一部份的人骨骼肌肉還會增加，因此可以說有目的性的減重可以減少肌少型肥胖症的發生率。部分研究針對 BMI＞30 的老年族群進行減重臨床試驗，主要是爲了了解體重減輕對於身體活動功能的影響，研究發現無論是單純使用飲食、單純使用運動或是合併兩者減重，都可以使肥胖的老年人提升活動功能（平衡、走路速度和肌肉力量），其中以飲食加上運動的合併效果最好；此外若三者都減少肌少型肥胖症的程度，脂肪比瘦肉組織減少更多，若合併運動和飲食減重，有助於保存瘦肉組織；但是仍有許多研究限制，如族群數量等；目前對於肌少型肥胖的研究仍持續進行中」是引導讀者推論肌少型肥胖症之病態生理可能與飲食與運動（及兩者的交互作用）有關。

目前專門針對肌少症之運動處方大多是負重訓練（阻力運動），但是目前老人之一般運動處方建議則包括每週至少150分鐘之中等強度有氧運動，例如快步走、健行、游泳等，或是每週至少75分鐘之激烈有氧運動例如慢跑等，此外每週至少從事10組大肌肉群的肌力訓練如：肩膀、肘、大腿、膝等大肌肉群，使每個肌力訓練動作重複10次之後即會感受到疲勞。對於經常跌倒的老人平衡運動訓練如太極拳等可減低跌倒的頻率與嚴重程度。老年族群最常見的死亡間接原因依序爲衰弱（frailty:28%）、多重器官衰竭（21.4%）、癌症（19.3%）、失智（13.8%）等，肌少症與衰弱症是常見的「老年症候群」；臨床上著重在預防，早期診斷及照護；目前傾向將老化視爲衰弱發生的背景原因，加上與年齡相關的生理變化、環境、多重疾病與用藥等多因子間交互作用。導致老年族群產生衰弱症因素，大致可歸納出內分泌失調、全身性發炎反應、骨骼肌肉變化與營養缺乏等，其中肌少型肥胖症較受到矚目；目前許多生理機轉被提出與衰弱症有關，其中肥胖、肌少症與「衰弱症」有高度相關。肌肉質量會隨著年齡增長而下降；肌肉質量與強度的衰退，容易影響步態和平衡感，進而增加跌倒風險，造成行動力下降促使衰弱速度加速。許多急、慢性疾病及老化相關狀況，也會間接或直接誘發衰弱產生，衰弱又更進一步使疾病、肌肉質量及相關情況惡化，導致衰弱老年族群進入惡性循環。肌少型肥胖症（sarcopenic obesity）是隨年齡增長，肌肉質量流失伴隨著脂肪增加的情形；盛行率與肌少症或肥胖症一樣，隨著年齡的增加而增加肌少型肥胖症病人自評爲身體失能之勝算比較正常人、肌少症及肥胖症高出數倍，隨人口老化此問題日漸受重視。

老年肌少症與失能、跌倒、骨折、衰弱症、住院時間延長、機構化、併發症、死亡率及生活品質下降有顯著相關；近年發現除了身體質量指數外，老年肥胖有不同面向，包括老年人的身高變矮，身體組成改變都會造成身體質量指數（BMI）上升，因此老年肥胖有被低估或高估情形；然而代謝症候群風險，肌少症與肥胖症不具有協同作用，單純肥胖的社區老人，其代謝症候群風險顯著較高，但肌少症與肥胖同時存在時，代謝症候群風險並未顯著上升。腹部肥胖（腰圍男性＞90 公分，女性＞80 公分）占了相當大的比例，普遍認知中肥胖是許多慢性疾病甚至提高心血管代謝疾病死亡率的獨立危險因子，一般多以 BMI 做爲衡量肥胖的指標，然而 BMI 無法準確反應出身體脂肪分佈，肌肉比例高的人（運動選手雖然 BMI 偏高但並非眞正肥胖）；肌肉比例較低的人，如銀髮族 BMI 低，但可能因瘦肉質量（lean body mass）低，造成肌少型肥胖偏差，而高齡醫學關注的腹部肥胖卻和發炎指數、血糖血脂代謝異常、胰島素阻抗、心血管疾病有密切關係。肌少型肥胖症的形成相當複雜並非單純老化現象；目前仍缺乏肌少型肥胖症操作型定義，確立診斷標準有助於臨床實務與研究，臨床上或社區篩檢常用 5 個題目簡稱「FRAIL」；分別 F=fatigue

疲倦，R=resistance 阻力，A=ambulation 步行，I=illnesses 疾病，L=loss of weight 體重減輕；而適度熱量限制飲食，攝取蛋白質加上適量運動是目前最有效的治療方式。

台灣 2013 年國民營養健康狀況變遷調查結果，顯示過重（BMI＞24）及肥胖（BMI＞27）盛行率爲 38%，肌肉質量減少和肌力減弱的老年肥胖病人，跌倒風險比例和代謝症候群盛行率，心血管疾病關聯成正比，跌倒是肌少症的相關因素之一，但和肌少症卻不盡然是同一個疾病所造成的；Liver attenuation index（肝臟衰減指數）、skeletal muscle mass index（肌肉質量指數）、HDL-C 及總膽固醇有正相關，和三酸甘油脂、GPT、total body fat 則呈負相關。代謝性脂肪肝和肌少型肥胖症則有相同的病理機轉如：熱量攝取過多、體內堆積脂肪、缺少運動、血清發炎指數上升、胰島素阻抗、血清維他命 D3 濃度較低；目前主要是透過運用 Dual-energy X-ray absorptiometry（DXA）可得到骨質密度，肌肉量和體脂量，DXA 放射線劑量很低，僅一般胸部 X 光的 1/10 所以是安全的檢查。歐盟肌少症工作小組將肌少症分爲原發性及次發性。若找不到特定原因，僅因年齡老化造成肌少症稱爲原發性肌少症。次發性肌少症原因則包括：活動力下降（長期臥床、失能）；疾病（嚴重器官衰竭、癌症、內分泌疾病）；營養不良（攝取不足、吸收不良或厭食）；大多數肌少症由多重疾病或風險因子造成，並非單一病因所能解釋。目前肌少症的定義可從三方面探討：

1.肌肉質量：臨床上一般較常使用的測定方式爲DXA 或生物電阻測量分析（Bio-impedance analysis, BIA），一般以四肢骨骼肌質量指數（appendicular skeletal muscle mass index）來評估身體肌肉量，算法爲四肢骨骼肌肉質量除以身高的平方（appendicular skeletal muscle mass/ squared height, ASM/ht2）；依據最新研究結果，若以ASM/ht2低於年輕族群平均兩個標準差，或研究族群最低 20%的定義肌少症的切點，前者的切點爲男性 6.76 kg/m2、女性 5.28 kg/m2，後者的切點爲男性 7.09 kg/m2、女性 5.70 kg/m2。

2.強度（肌力）：臨床上最常使用握力器測量手部握力，亦可測量膝關節的彎曲力量（knee flextion /extension）或最大呼氣流速（peak expiratory flow），國家衛生研究院的研究手部握力以研究族群最低之 20%值爲切點。

3.行動力：依歐盟肌少症工作小組的建議，計算行走速度（usual gait speed）及使用簡式生理表現評估量表（short physical performance battery, SPPB），均可應用臨床實務或研究用途；65 歲以上長者行走速度小於每秒 0.8 公尺，則需進一步檢查肌少症可能性；其它的測量方法如 6 分鐘行走測試以及爬階梯測試。隨年紀增長，身體組成也逐漸改變，脂肪比率增加，這些脂肪主要堆積在肌肉組織間、腹部內臟器官。腹部臟層的脂肪會釋放許多發炎物質，這些發炎物質會影響許多內分泌平衡，使得肌肉持續流失，造成一個惡性循環。肌肉組織減少，肌肉品質也降低（肌纖維大小及數量減少、肌蛋白合成降低）及細胞內粒線體功能下降，整體效應造成瘦肉質量（lean body mass）的減少。身體組成改變加上肥胖的盛行率上升，可以利用肌肉減少與否及肥胖與否，分成正常、肥胖、單純老年肌少症、肌少型肥胖症四種表型。肌少型肥胖這個名詞代表肥胖和肌少症在老年人身上會加強彼此效應造成老人行動變差、容易跌倒、心血管疾病及死亡率增加；一些研究發現肥胖老人若單純使用飲食（每天減少 500 大卡）方式減重可達到減重效果；除了減少脂肪，亦減少部份的骨骼肌，若加上適當運動（有氧運動或輕阻力運動），則可以使瘦肉組織保存下來，體重以瘦肉組織方式流失的比率從 22%下降至 10%，因此推論有目的性的減重可減少肌少型肥胖症發生率。許多研究和之前的研究結果類似：合併運動和飲食減重有助於保存瘦肉組織；但仍有許多研究限制如族群數量；目前對於肌少型肥胖症的研究仍持續進行；肌少症不但增加骨骼關節的負擔、增加跌倒風險，以及增加臥床及住院之後的行動受限、提高死亡風險；肌少症的病生理有多項假說包括：老化導致相關荷爾蒙濃度下降、粒線體端粒酶、神經元退化、維生素 D 不足、發炎因子濃度上升等因素。生理功能減退導致的衰弱症和肌少症、認知面向等總和來構成目前衰弱的定義。

肌少症是 Dr. Irwin Rosenberg 在 1989 年提出，後來擴大到肌肉減少與功能喪失。2010 年歐洲肌少症工作小組（the European Working Group on Sarcopenia in Older People, EWGSOP）定義肌少症爲漸進性的肌肉質量減少及肌肉功能，肌力及生理降低，提高疾病發生率、生活品質降低、甚至死亡；因老化導致身體的肌肉質量減少、肌力減弱並伴隨身體活動量降低、活動功能變差、步行速度及耐力下降等。肌少症對身體功能的意義是會導致老人日常活動能力降低，增加健康照護的需求。肌少症已經有國際上的共識，但對於肌少症肥胖的共識目前仍未建立，目前已知肌少症不僅只發生於體重較輕的族群，體重過重或是肥胖的人仍可能存在肌少的狀況（肌少型肥胖），因此應該審愼看待老年人肥胖問題。臥床會加速肌肉流失。住院體重掉得快、偏瘦（BMI<20）的老人都是肌少症高危險群。2013 年亞洲肌少症工作小組（the Asian Working Group for Sarcopenia, AWGS）共識會議基於EWGSOP的肌力定義提出一套針對亞洲人標準，使用體檢測量握力使用的握力器標準值，男性< 26 公斤和女性< 18 公斤，或一般步行速度則爲< 0.8 公尺/秒，AWGS 建議握力和一般步行速度兩者擇一作爲肌少症的初篩條件，兩者之一達到構成要件之下，需進一步測量肌肉質量，是否符

合肌少症診斷。

肌少症成因一般認爲是多重原因如：神經肌肉交界處的數量減少、荷爾蒙改變、活動量減少、營養缺乏以及身體氧化壓力增加等皆會促成肌少症發生。目前肌少症對於長者健康上的影響甚鉅，早期辨識高危險族群並積極介入以延緩肌少症與健康上不良事件對於後續醫療端是相當重要且刻不容緩的工作，隨人口老化身體的組成脂肪組織增加、瘦肉（lean body mass）逐漸減少、體重與BMI相對沒有改變，使BMI與肥胖不再有絕對的相關性，也減弱其與死亡率之間關係，而近年來研究聚焦於老年肌少型肥胖對健康及預後影響，老年肌少性肥胖與整體死亡率關係也成爲老年醫學重視的議題，需要更多長期追蹤研究證實肥胖型肌少症對高齡健康的影響。平衡感減退是老化過程中的重要指標之一，一般健康成年人在六十歲以後便開始平衡感減退，之後更加速退化，主要原因在於多重生理功能退化，包括神經系統、骨骼關節系統及心血管系統皆會造成平衡功能的退化，若加上環境因素（照明不良、地面濕滑）常使老年人容易跌倒；肌少型肥胖症族群是失能的高風險群，影響老年女性尤甚。成年人肌肉退化現象大約 30 歲之後開始，平均肌肉質量每十年減少 3-8%，隨著年紀的增加退化速度越快，70 歲以後流失速度更快，每十年減少 10-15%；至於大腿肌肉力量在 40 歲之後每十年下降 10-15%，70 歲後則爲每十年下降 25-40%。2008 年台灣有一份研究指出 65 歲以上長者其肌少症之盛行率達 21.1%，成年人在 40 歲之後肌肉質量平均每十年減少 8%，70 歲後流失速度加快，每十年減少 15%。目前沒有針對肌少症之運動處方，但老人之一般運動處方建議則包括每週至少 150 分鐘之中等強度有氧運動，如快步走、游泳等，或每週至少 75 分鐘之激烈有氧運動如：慢跑。此外每週至少從事十組大肌肉群的肌力訓練如肩膀、大腿等大肌肉群，使每個肌力訓練動作重複十下後感到疲勞，而經常跌倒的老人平衡運動訓練（太極拳）可減低跌倒的嚴重度。

根據國健署調查數據顯示肥胖的人未來五年發生高血壓的機率，是一般人的 2.5 倍；發生高血糖的機率是一般人的 5 倍；發生血脂異常的機率是一般人的 2.4 倍；減少 5-10%體重的好處包括飯前血糖降低 29-70mg/dl，糖化血色素降低 1.1-2.6%，中性脂肪減少 18%，低密度脂蛋白膽固醇（LDL-C）下降 7%，高密度脂蛋白膽固醇（HDL-C）上升 1%。每餐約攝取 25-30 公克的蛋白質，且儘量不與碳水化合物一同食用；攝取的蛋白質應選擇富含白胺酸（leucine）等必須胺基酸在內的優質蛋白質爲主，以上食物來源例如大豆蛋白、雞蛋、魚肉；老年人可能因爲攝取減少、日曬較不足、皮膚較薄、腸道吸收功能下降、維生素 D 在肝臟及腎臟 hydroxylation 能力下降，造成維生素 D 及其具生理活性的代謝產物：活性維生素 D3（1,25-dihydroxyvitamin D3; calcitriol）下降，當維生素 D 濃度過低會造成肌力下降，維生素 D 濃度不足（＜31 ng/mL） 建議補充維生素 D，但補充劑量、時間及長期服用的安全性目前尚無定論。

運動的形式以有氧運動、漸進式阻力運動的訓練最能有效增加肌肉質量，2017 年美國運動醫學會與美國心臟學會發表的運動指導方針，老年人在運動前需要先做體檢，排除不適合從事有氧運動及耐力訓練的情形；開立運動處方時，需兼顧運動安全及個別的興趣，尤其特別注意視力衰退與平衡問題，避免跌倒骨折發生，以有氧運動而言如：健走、騎腳踏車，若爲中強度運動每週建議至少 5 次，由 10 分鐘慢慢增加至 60 分鐘，若無法維持長時間，建議每次 10 分鐘、每天 3 次分段完成。肌耐力訓練建議每週至少 2 次，每次需要間隔休息 48 小時以上，適當的阻力訓練可以幫助肌肉生合成，減少體脂肪，除了增加肌肉量也可提升肌力；建議老人可以簡單的提壺鈴，使用彈力帶等來執行阻力訓練，每週建議 2-3 次的組力訓練，一次約 30-45 分鐘；不過執行阻力訓練前請在運動指導員監督下進行，才能享受運動的好處避免運動傷害、從中低強度的運動開始，每次時間控制在 20-30 分鐘。攝取維生素 D_3 對肌少症和骨質疏鬆型肥胖症有益，血清維生素 D_3 並非越高越好，University of Copenhagen（丹麥哥本哈根大學）最新研究表明，血中維生素 D_3 過高與過低一樣並非好事，研究發現維生素 D_3 雖可減低死亡率，但是若血中維生素 D_3 過高死亡率亦高，研究對 25 萬丹麥人進行血液測試，調查血中維生素 D_3 水平，結果發現血液中維生素 D_3 水平低的人死亡率高，但意外的是維生素 D_3 水平高的人死亡率亦一樣高，維生素 D_3 過高或過低所導致的死亡風險相同，研究人員以血液每公升血清含有 50 nmol（nano-mol）維生素 D_3 最低標準作爲比較，血清含有少於 10 nmol 維生素 D_3，死亡率爲 2.31 倍；然而每公升血清含有超過 140 nmol 維生素 D_3，死亡率亦高於 1.42 倍。

影響老年平衡功能生理因素

1.神經系統的退化：老化後神經傳導速度變慢，感覺常較遲鈍同時反應時間（reaction time）延長。視神經退化影響視覺，前庭神經、小腦、腦幹及基底核的病灶（腦中風、巴金森氏症等）等皆會影響老年人的平衡。

2.骨骼、關節、肌肉系統的退化：如下肢或脊椎之關節炎引起關節疼痛或變形、攣縮，會影響病人步態的生物力學，造成步態的穩定度及對稱性減低，而使病人容易跌倒，而老年人的肌肉總量、肌纖維數目年輕人相較呈明顯下降，造成肌肉萎縮；從 60-90 歲之間有 20-30%的肌力降低。

上述原因皆使老年人無法避免跌倒的風險發生。

3.內科疾病如心律不整、姿態性低血壓；不適量的高血壓藥、降血糖藥、抗組織胺及鎮靜劑，皆可影響平衡而使老年人易於發生跌倒。

老年族群的運動處方

運動的好處除了增加心肺功能、增加關節柔軟度、增加肌力外尚可促進平衡。許多研究顯示運動可促進老年人的平衡感，尤其有些運動有垂直或水平方向的瞬間移動（propulsive movements）及需要耐力（endurance）或快轉速度（quick turn）的運動對老年人的平衡感較有幫助：如有氧舞蹈、柔軟體操都很適合。漸進式阻力運動和負重對肌少型肥胖和骨質疏鬆症患者生理之影響爲正相關，及從事阻力運動如拉彈力繩可以增加肌肉強度，運動時骨骼必須承受身體或其他額外的重量，如慢跑、健行及大部分的球類運動；游泳雖然是一項普遍且受歡迎的運動，但游泳時身體的重量大多由水的浮力承擔，並非是對骨質疏鬆症有明顯幫助的負重運動。特別需求而想增加身體某部位的骨質密度，運動則以該部位的重量訓練最爲合適。運動時間與次數，每次 30 分鐘（或一天 3 次，每次 10 分鐘），爲期 12 週之腳踏車訓練及漸進式阻抗運動可明顯促進老人的步態。肌肉無力症比肌少症更容易發生跌倒失能，因此負重運動（健行）和增加平衡感的太極拳便很重要。多種運動型態在施行後可改善老年人的平衡相關臨床預後指標（有效性爲中度）；這些介入療法尚屬安全，針對一般體能活動（行走或騎單車）及涉及電腦化平衡療程或振動板的運動方式目前則無證據或證據不足以證實任何結論。台灣人口高齡化對社會最大的衝擊是老年醫療的需求增加，同時使社會經濟福利負擔增加。肌少症在肥胖或骨質疏鬆的族群的負面影響更甚於一般健康族群，而且肌少症與肥胖、骨質疏鬆對代謝及身體活動的影響有加成的作用，老人身體脂肪組織增加也會增加體內慢性的發炎反應，增加胰島素阻抗性，減少肌肉合成與增加肌肉分解，導致老人肌少型肥胖症的盛行率跟著增加，研究認為肌少症會增加老人跌倒風險，也造成肥胖症老人在熱量限制的飲食下容易有肌肉流失現象。以上可知營養補充及適度有氧、阻力運動可降低肥胖老人的肌少症及跌倒發生風險，並改善老人活動能力。跌倒及其相關傷害是老年人口中的一個主要醫療保健問題；跌倒是老年人常見的導致失能的事件，發生率和日後失能增加有關。據估計在老人族群中 67%的意外傷害死亡與跌倒事件有關。因此重視老人肌少型肥胖與衰弱症的問題並及早積極介入，可以預防後續失能和肌少症與衰弱症帶來的壞處。老年人跌倒是一個重要議題，特別是發生在肌少症和骨質疏鬆症患者身上，跌倒是導致失能和臥床的主要原因。肌少症是與年齡相關的慢性發炎、身體組成改變和荷爾蒙失調。台灣已進入高齡化社會（aged society），由於老化過程造成運動神經的退化，蛋白質合成減少、營養供給不足、久坐少動或慢性病臥床與發炎反應，都是造成肌少症的原因。衰弱症的特點是對壓力的反應減弱，從而引發各種系統的生理功能下降。老年人典型的衰弱症通常與生活品質和活動能力下降有關。跌倒常是行動不便和執行日常生活常見功能的能力降低，以及增加住院的日數。若一位老年人同時具有肥胖症與肌肉不足，則稱爲肥胖型肌少症。此外與肌肉成分改變、內臟脂肪增加和肌肉細胞被脂肪浸潤及神經支配改變，以及脂肪量增加相關的肌肉量減少，對心血管風險的增加具有加乘作用。老年女性跌倒風險大約是男性老人的 1.5-2 倍，65 歲以上的老人每年約有 28-35%會跌倒，70 歲以上則增加到 32-42%，而社區中 65 歲以上的老人，每年跌倒發生率爲 30-40%，而超過 80 歲的老人，跌倒的發生率更可以高達 50%，長期照護機構的老人發生跌倒的機會更高，甚至每年可以高達 50%。國外有許多與肌少症、衰弱症的病生理及其肌肉減少、骨質疏鬆症與老人跌倒的相關文獻，本文欲探討老人肌少症可能的預防跌倒方式。肌少症被定義爲肌肉質量和力量的下降，這是隨著年齡的增長而發生的。1997 年美國學者 Rosenberg 首先使用希臘語詞彙「Sarcopenia」命名了這一現象稱之爲肌少症。肌少症主要表現爲肌力衰退，使老年人的活動能力降低，造成老年人行走、坐立和舉重物等日常動作完成困難，甚至導致平衡障礙、容易跌倒等。學者 Fried 在 2001 年提出衰弱症的主要五項臨床指標（Fried frailty phenotype），並以此爲依據來定義衰弱症。這些臨床指標包含了非刻意的體重減輕、自述疲憊感、肌力下降、行走速度變慢以及低身體活動量。2014-2015 年的國民營養健康狀況變遷調查發現臺灣 65 歲及以上長者的衰弱症盛行率爲 7.8%，衰弱前期的盛行率爲 50.8%。與正常人相比肌少症患者的體重、減去脂肪體重（lean body mass）均明顯降低，握力明顯下降，下肢屈肌顯著衰退，因此老人經常頻繁跌倒。肌少症與體適能耐力差、缺乏運動、步態速度減慢和活動能力下降有關；這些表現也同時代表了衰弱症的共同特徵，並共同導致跌倒風險的增加。肌少症、肥胖症和少肌型肥胖症與許多負面的健康結果有關例如：老年人群的高跌倒風險和低健康相關生活質量。肌少症近年來逐漸被民眾，健康運動中心，營養學會與老人醫學的專家所重視。國際已有其定義:在 2010 年歐洲肌少症工作小組（EWGSOP）提出肌少症的定義「漸進式的肌肉質量減少與肌肉功能（肌力及生理活動）的降低，可能造成提高疾病發生率、生活品質降低、甚至死亡的症候群」。診斷及分級標準：包含三個部份：肌肉質量減少（low muscle mass）、肌力減弱（low muscle strength）及低身體功能表現（low physical performance）。許多文獻探討老年人跌倒，但較少討論到肌少症導致的跌倒，原因不外乎肌少症與跌倒的個別原因很多，很難證實其因果關係，尤其是大部分的研究爲橫斷面研究（cross-sectional study），因此無法確定肌少症是否是跌倒的危險因素之一，還需要未來的前瞻性研究（prospective studies）來確定肌少症是否會導致老年人跌倒。總之肌少症由肌肉質量、肌肉力量和身體表現定義，與老年人跌倒呈正相關。預防肌少症的介入措施對於預防老年人跌倒可能很重要。肌少症是一種以肌肉質量和力量下降，以及身體機能下降為特徵的疾病。肌少症可能是跌倒的重要風險因素之一。肌少症和衰弱是我們身邊常見的老年症候群；隨著年紀漸長，肌肉、骨骼質量會漸漸流失，肌少症風險逐漸升高，30 歲之後肌肉量每十年下降 8%，肌肉量下降後容易發生無力、虛弱、疲倦、跌倒、體重減輕等症狀。過去醫療照護專注於預防、早期診斷和長期照護，而當前傾向於將年齡視為衰弱症的背景原因，與年齡相關的生理變化、環境、各種疾病和藥物等多種因素相互作用；這些因素導致老年人出現衰弱症狀，有很多元因可概括為內分泌系統疾病或全身性發炎等；骨骼肌系統的身體成分變化可能是營養缺乏，其中肌少型肥胖症引起了更多的關注。許多生理機制被認為與衰弱症有關，其中肌肉減少症被認為與衰弱高度相關，幾乎可以說肌少症與衰弱症是老年人的同一種疾病。如果同時合併肥胖症，還會導致血糖、血壓等代謝惡化問題，因為肌肉與人體蛋白質的儲存、調整血糖等新陳代謝息息相關。若長者同時存在肌肉不足與肥胖症，就稱為肌少型肥胖症，肌少型肥胖症可能會比只有肥胖症或肌少症更容易引發心血管疾病或跌倒，甚至增加死亡率；根據最近的研究，美國的老人的所有醫療支出中，約有 6%與跌倒相關，而 5%的跌倒老年人需要住院治療。

肌少型骨質疏鬆症又有人稱骨肌減少症候群（osteosarcopenia），骨肌減少症候群爲骨質減少或疏鬆（osteopenia 或 osteoporosis）合併肌少症同時存在；肌少症與骨質疏鬆症一般來說會互相影響。自 2001 年起陸續有人研究老人肌肉和骨質的關係；近年的研究發現不論是對老年男性或女性來說肌肉質量皆可預測骨質密度，且在停經後婦女的證據是比男性更加強烈。因此肌少症和骨質疏鬆症之間的協同關係也許更可以被視爲是肌肉質量、肌肉力量、骨質密度、骨折和生活品質這五樣指標的交互作用。年紀大於 50 歲之後，每一年的肌肉質量約下降 1-2%，而肌肉力量則每年下降 1.5-3%，有文獻認爲是女性更年期之後，雌激素的下降而引起的。除了性荷爾蒙的影響之外，其類胰島素生長因子（Insulin-like growth factor）和生長激素亦影響骨骼和肌肉，由於肌肉和骨骼之間是相輔相成，肌少症和骨質疏鬆症也常常合併發生，進而引起骨肌減少症候群。EWGSOP 不僅將肌少症定義爲肌肉質量減少，而且肌肉的力量和身體功能表現亦受到影響；近年來的研究發現，骨質疏鬆的人常常也是肌少症的人，因此肌少症與骨質疏鬆症是並存且息息相關的；老年人因爲慢性病較多，貧血常常需要補充的不是鐵劑也不是葉酸，而是維生素 B_6（或維生素 B 群）。

影響平衡的生理因素

跌倒有許多不同的原因，一些使老年人容易跌倒的風險因素，分為內在因素或外在因素。內在因素包括與功能和健康狀況相關的因素例如：生理功能障礙、平衡感障礙；外在因素包括：藥物不良反應、約束的使用和環境因素例如：光線不足或浴室缺乏安全設備。生理功能包含：1.神經系統的退化：老年神經傳導速度變慢，感覺較遲鈍，反應時間延長；視神經退化影響視覺，前庭神經、小腦、腦幹及基底核的病灶如：腦中風、巴金森氏症等皆會影響老人的平衡。2.骨骼關節、肌肉系統退化如下肢或脊椎關節炎引起關節的疼痛、變形、攣縮等，影響患者步態穩定度及平衡感減低而使患者容易跌倒。老年人的肌肉總量、肌纖維數目相較於年輕人均呈現明顯的下降，老化造成肌肉的萎縮從 60-90 歲之間平均 20-30%的肌力降低，上述原因皆會使老人無法應付跌倒的發生。3.合併的內科疾病如：心律不整、姿態性低血壓、不適當的降血糖藥及高血壓藥物、抗組織胺及鎮靜劑等，皆可能影響平衡感而使老年人更容易發生跌倒。

肌肉流失過程中脂肪組織也慢慢的堆積，此現象是脂肪堆積過多與肌肉質量減少的狀態，也被稱作骨骼肌萎縮性肥胖症；老年族群若合併肌肉萎縮與肥胖的情況下對健康會產生加乘的負面影響，加速老年人身體失能肌會、罹患慢性病比率與死亡率等；肌少症、肥胖症和肌少型肥胖症與許多負面的健康結果有關，例如老年人群的高跌倒風險和低健康相關生活品質。有文獻指出補充維生素D似乎可以將健康狀況穩定的非臥床或住院老年人，跌倒的風險降低 20%以上，研究發現 400 IU 維生素 D 並未顯著降低骨折風險，而服用 700-800 IU/day 維生素 D 的試驗發現觀察到的骨折確實顯著降低，但仍應考慮進一步研究檢查替代類型維生素D的影響及劑量、鈣補充劑的作用以及對男性之影響。台灣由於高齡化顯著人口結構改變，肌肉骨骼老化是一個重大的公共衛生問題和壓力，衰弱症、肌少症與跌倒的高風險、老年人失去自主權與機構化的健康結果有關，因此這種病理狀態與高罹病率和醫療保健支出也息息相關。在青春期晚期和成年早期，骨量、肌肉量和力量增加，但從 50 歲開始顯著減少，並且密切相關。骨骼和肌肉組織是一種內分泌器官，此一觀點越來越被大家接受，透過旁分泌和內分泌信號相互作用。在生長過程中，骨骼的礦物質含量與肌肉質量密切相關，有一些證據表示骨質疏鬆症和肌少症存在共同的病生理因素，並顯示出男性和女性的低骨礦物質密度（bone mineral density, BMD）與肌肉減少症之間存在的相關性，BMD 檢查是簡要評估骨質健康狀況的快速方法，典型的老人肌少症和骨質疏鬆症通常有密切關聯，並與衰弱症也高度相關，此些症候群導致老人跌倒的風險上升，而跌倒是長者失能、死亡的重要因素，根據研究調查「室內外環境」因素占長者跌倒的最大比重高達五成。

適合老年人的平衡運動

少數長者因缺少運動，步行速度變慢，步伐較小，行進停頓時間變長、行進時雙手的擺動時間變短，腳抬不高，步行中腿部各關節活動度較小。缺乏足夠的運動會引起肌肉的萎縮及關節的僵硬、攣縮，肌肉萎縮是指肌肉的大小、張力及肌力減小，通常臥床 1-2 天之後便會有肌力減弱的症狀出現，患者會顯得較衰弱，活動耐受力降低、使運動量減少，因衰弱無力而更不願意活動如此惡性循環，肌肉便開始萎縮。老年人的步態和平衡問題關係到老年人行走和站立時的穩定性，而且會因爲常見的老人疾病而使行走的姿勢不同，這都是造成長者跌倒的因子。身體維持平衡需要靠三個系統協調：

1.前庭系統：調節平衡感（平衡力感受）的感覺器官，與頭部位置相關的方向信息（內部重力、線性和角加速度）。2.體感系統：關節的本體感覺和運動感覺，來自皮膚和關節的信息（壓力和振動感覺）；相對於支撐面的空間位置和運動；不同身體部位相對於彼此的運動和位置。3.視覺系統：參考身體和頭部運動的垂直度，相對於物體的空間位置。一旦長者跌倒心理上會更畏懼走路，整天臥床或坐輪椅，身上的肌肉與關節就會逐漸退化形成惡性循環。而打太極拳時需專注於肌肉控制，可以幫助增強上下肢力量和整體的平衡、穩定，讓老年人減少跌倒的風險，有研究指出練習太極拳可以在 12 個月內減少跌倒機率高達 50%。衰弱症與身體的生理功能逐漸衰退相關，受老化影響的身體重要部位是肌肉組織。世界人口正在老齡化，預期壽命的增加往往是不健康的，尤其是導致肌肉減少症和骨質疏鬆症的肌肉骨骼老化，其原因有多種，例如身體組成的變化、發炎和荷爾蒙失調。肌少症、骨質疏鬆症和肌少型肥胖症通常與衰弱症經常相互密切相關，常常導致老年症候群的發展。衰弱症會增加日常活動中失去行動能力的風險或更容易跌倒，而且增加心血管疾病、癌症和死亡。隨著老年人口的不斷增加，最重要的是要及早辨識出處於衰弱風險中的老人，並治療或預防其不良的預後因素，發展出可以促進成功老化的介入措施。肌少症和衰弱症的複雜性和異質性，需要周全性老年評估（Comprehensive Geriatric Assessment, CGA）例如：營養介入、規律的身體活動以及社會心理健康、定期檢視長期服用的藥物等全方位臨床介入方式，這樣做可以預防和影響預期壽命及生活品質並降低死亡率；跌倒與衰弱症、肌少症是相互影響的，如果未能有效預防與介入治療，就可能會提早老人的失能來臨，對患者及照護者都會產生更多生活上的負擔，當然也需要更多的基礎和臨床研究來了解肌少型肥胖症、骨質疏鬆症、衰弱症導致老人跌倒的複雜生理機轉，並在年輕的時候就採取有效的臨床介入方式來預防及治療肌少症。肌少症在肥胖或骨質疏鬆的族群的負面影響更甚於一般健康族群，而且肌少症與肥胖、骨質疏鬆對代謝及身體活動的影響有加成的作用，老人身體脂肪組織增加也會增加體內慢性的發炎反應，增加胰島素阻抗性，減少肌肉合成與增加肌肉分解，導致老人肌少型肥胖症的盛行率跟著增加，研究認爲肌少症會增加老人跌倒風險，也造成肥胖症老人在熱量限制的飲食下容易有肌肉流失現象。以上可知營養補充及適度有氧、阻力運動可降低肥胖老人的肌少症及跌倒發生風險，並改善老人活動能力。跌倒及其相關傷害是老年人口中的一個主要醫療保健問題；跌倒是老年人常見的導致失能的事件，發生率和日後失能增加有關。據估計在老人族群中，三分之二的意外傷害死亡與跌倒事件有關。因此重視老人肌少型肥胖與衰弱症的問題並及早積極介入，可以預防後續失能和肌少症與衰弱症帶來的壞處。

9.骨質疏鬆症

骨質疏鬆症爲人體骨骼結構改變，所導致骨骼脆弱及容易骨折之骨骼疾病，因好發於停經後婦女或高齡長者，引起骨折後可能使老人失能，造成生活品質降低、臥床或增加死亡率。因此治療骨質疏鬆症爲現今高齡化社會的重要議題。此外癌症骨轉移和多發性骨髓瘤等疾病同樣也需要被注意，治療骨鬆的藥物因其抑制破骨細胞活性的作用，已廣泛運用在骨質疏鬆的預防及治療，治療或預防骨質疏鬆症的藥物能抑制破骨細胞，也可用於治療惡性腫瘤之高血鈣併發症或骨骼相關的系統性疾病，例如雙磷酸鹽類藥物或是生物製劑（人類單株抗體）如：Denosumab, Romosozumab 等都能抑制骨質吸收，近年的文獻指出使用抗骨吸收藥物的患者，有機會出現顎顏面骨壞死的不良反應；藥物相關顎骨壞死有可能會發生在骨質疏鬆症及腫瘤的患者身上。而雙磷酸鹽類藥物或 RANKL 單株抗體（denosumzb）、抑制 sclerostin 單株抗體（Romosozumab）能抑制骨骼之再吸收作用，是目前世界上用於治療骨質疏鬆症常使用的藥物；近 20 年來的文獻已顯示長期使用此類抗骨吸收藥物，會提高口腔內的顎骨壞死的風險，所以藥物相關顎骨壞死（medication-related osteonecrosis of jaw,

MRONJ）仍然是治療骨質疏鬆症時需要注意的併發症，一旦發生 MRONJ 建議立即轉診口腔外科醫師，目前臨床上的治療方式輕症是使用抗菌漱口水、藥物控制疼痛，中重症則予以抗生素控制感染。

台灣人口之中高齡者越來越多，目前將近 20%是老年人口（老人定義是 65 歲以上的族群），所以未來的公衛政策將會著重在老年人的照護以及對於老年疾病的預防。而許多老年疾病中骨質疏鬆症一直受到關注，骨質疏鬆症為人體骨骼結構改變所導致骨骼脆弱及容易骨折之骨骼疾病。骨質疏鬆症好發在停經的婦女及高齡長者；引起的骨折最常發生於脊椎、髖骨及遠端橈骨（腕部）等。骨折會引起老人失能並造成生活品質降低、臥床或增加死亡率。因此治療骨質疏鬆症為現今高齡化社會的重要議題之一；骨質疏鬆症是一種常見的高齡者骨骼代謝疾病，它會造成持續性骨密度減少、骨頭脆弱，骨質密度值（bone mineral density, BMD）較低，所以容易造成非外傷性骨折。1994 年世界衛生組織對骨質疏鬆症之評估，建議以骨質密度值為診斷標準，體內任一處骨骼之骨質密度值低於 20 歲年輕女性平均值之-2.5 個標準差（T 值小於-2.5），可以診斷為骨質疏鬆症，若合併骨折時稱之為嚴重骨質疏鬆症；骨質密度值介於-1 和-2.5 個標準差之間（T 值介於-1 和-2.5 之間），則稱為骨質缺乏（osteopenia），骨質密度值高於-1 個標準差（T 值大於-1）則為正常；治療或預防骨質疏鬆症的藥物能抑制破骨細胞，也可用於治療惡性腫瘤之高血鈣併發症或骨骼相關的系統性疾病例如：雙磷酸鹽類藥物（bisphosphonates, BPs）或是單株抗體製劑如：Denosumab, DMB；Romosozumab 等都能抵抗骨質吸收；但近年文獻指出使用抗骨吸收藥物的患者，有機會出現顎顏面骨壞死的不良反應，此不良反應目前常被稱爲藥物相關顎骨壞死（medication-related osteonecrosis of the jaw, MRONJ），過去稱爲雙磷酸鹽相關的顎骨壞死（bisphosphonate-related osteonecrosis of the jaw, BRONJ）。自 2007 年美國口腔顎面外科醫師學會（American Association of Oral and Maxillofacial Surgeons, AAOMS）發表共識文件又於 2009、2014 和 2022 年更新，目的是希望傳播 MRONJ 的知識和經驗發展。美國口腔顎面外科醫師學會認爲醫師應該熟悉 MRONJ 與抑制再吸收或抗血管生成藥物相關的不良副作用；牙醫師治療用風險藥物的患者，例如：骨質疏鬆症、多發性硬化症、類風濕性關節炎、多發性骨髓瘤或癌症骨轉移等患者，應該特別小心。

藥物相關顎骨壞死定義

最新的藥物相關顎骨壞死的定義，是由美國口腔顎面外科學會於 2022 年發表共識，對於此類病症的診斷，需符合以下三項：1. Current or previous treatment with antiresorptive therapy alone or in combination with immune modulators or antiangiogenic medications.（目前或先前有單獨使用過抗骨吸收藥物，或是與免疫調節劑共同使用；目前或是先前有使用過抗血管新生藥物）；

2. Exposed bone or bone that can be probed through an intraoral or extraoral fistulae in the maxillofacial region that has persisted for more than 8 weeks.（顎顏面骨區域有骨頭壞死的情況；骨頭明顯暴露或可經由口內外之瘻管探測到骨頭的表面，持續超過八週）；

3. No history of radiation therapy to the jaws or metastatic disease to the jaws.（過去沒有接受過顎骨放射線治療或是腫瘤顎骨轉移的病史）

全世界因使用藥物而發生 MRONJ 的比例算少，但仍被列爲抗骨吸收藥物常見的不良反應。發生顎骨壞死的患者當中，其致病機轉未完全闡明；但自從 2003 年 Marx 等人發表 36 個病例，主要是因爲長期使用雙磷酸鹽類藥物而發生顎骨壞死。依據 2022 年美國口腔顎面外科學會的數據顯示骨質疏鬆症患者得到 MRONJ 的風險小於 0.05%；惡性腫瘤者則較高是小於 5%。而同樣是骨鬆患者，注射 denosumab（DMB）顎骨壞死發生率會增多（0.04-0.3%），使用雙磷酸鹽類藥物者則有較少的風險（0.02-0.05%）。台灣的研究報告指出治療骨鬆的患者使用 oral BPs（alendronate），MRONJ 的發生率爲每年 0.283%，但第十年 MRONJ 的發生率會增加到

0.92%。台灣的藥害救濟分析報告統計 1999 至 2017 年間 55 件 MRONJ 申請案，有 34 例是疑似抗骨吸收藥物相關之顎骨壞死藥害救濟申請案，獲得救濟的案件共有 20 例；其中嚴重疾病者占 76.5%，其餘爲障礙及死亡，平均年齡是 73 歲，3/4 是女性；所以用藥之前一定要衛教病患施行自我監測，並囑咐病患於牙科治療前告知醫護。

藥物相關顎骨壞死之病生理機轉

骨骼代謝的程序先是由破骨細胞與骨骼表面接觸，並分解骨基質，在骨基質被分解的過程當中，同時會釋出生長因子，刺激成骨細胞的生成，成骨細胞接著形成成熟的骨骼。Rizzoli 在 2008 年提出理論說明雙磷酸鹽藥物使顎骨延遲癒合的病理成因包括：1.影響血管生成。2.影響骨頭代謝、3.發炎、創傷及口腔手術的影響。當雙磷酸鹽附著在骨頭組織上，之後被噬骨細胞吞噬吸收，藉著刺激噬骨細胞抑制分子的釋放因而抑制噬骨細胞發育，間接使得噬骨細胞自我凋亡，也抑制了骨骼的再吸收。雙磷酸鹽類一旦與骨骼結合便難以被人體代謝，會附著在骨骼中很長一段時間，以 alendronate 爲例在骨骼中半衰期超過十年以上。Denosumab 和 romosozumab 都是人類單株抗體，都能被運用在骨質疏鬆的患者但作用機轉不同。Denosumab 是一種 receptor activator of nuclear factor kappa-B ligand（RANK-L）抑制劑，可抑制破骨細胞，比較特別的是半衰期短，注射後六個月其藥效便會消失。而 romosozumab 是調控 Wnt pathway，與 sclerostin 結合可增加骨骼生成以及減少骨吸收。治療骨質疏鬆症靠抑制破骨細胞的活性，但過度抑制破骨細胞的活性可能導致失去活性的骨骼細胞過度堆積，使骨骼持續的微創傷，使得顎骨壞死的機率提高；抗骨吸收藥物進入人體，阻礙破骨作用進行；等到死亡的骨細胞無法被分解並釋出細胞內所含的生長因子時，成骨作用便無法進行，死骨無法被新生骨細胞取代。抑制骨再吸收的藥物也造成顎骨缺血、免疫功能失調，口腔情況變差，接著產生二次感染，成爲骨髓炎類型的 MRONJ，臨床症狀有疼痛，感染，且與口腔衛生不佳互爲因果關係。由於下顎骨相較於其他骨骼有更快速的骨轉換率（rate of bone turnover），以致於顎骨會受到比較多的影響。顎骨若是發生骨頭壞死的情形，附著於壞死顎骨上的牙齦軟組織也會跟著壞死，特別是老年患者口腔內會發現腐骨暴露情形，暴露的範圍也會因爲顎骨外傷骨折、拔牙、不合適的活動假牙、嚴重牙周病或深部齲齒引起的口腔感染等因素，變得更加嚴重。其他非特定性的症狀，大多是牙齦發炎、腫脹、化膿、流血、牙齒鬆動、傷口未癒合、顎骨麻木、齒槽暴露，使用牙科的 X 光檢查上可以發現有骨吸收、骨質硬化、蟲蛀樣以及腐骨產生。顎骨壞死類型與骨髓炎容易發生 MRONJ 的原因包含使用藥物、感染、個體免疫力、骨骼缺血、牙周病。

藥物相關顎骨壞死的風險因子

藥物相關顎骨壞死的風險因子就是抑制骨吸收的藥物；除此之外還包括其他會使 MRONJ 更容易發生的原因，並被認為應該稱作起始因子如：病患本身罹患的系統性疾病，顎骨本身的發炎狀況等。風險因子主要分成三類討論，1.藥物相關的因素其適應症；2.局部因素；3.系統性因素。

1.**藥物相關的因素：**

藥物相關的因素包括：劑量、劑型、效價或使用時間。於骨質疏鬆病患中，使用口服雙磷酸鹽類藥物的病患發生率約為 0.05%；使用 DMB 者十年發生率約 0.3%；但癌症患者因使用劑量會比骨質疏鬆症患者還多，產生 MRONJ 的機率會提升至 0.03-5 %不等。骨質疏鬆症的患者中，使用雙磷酸鹽類藥物再進行顎骨相關手術者有 0.15%會產生骨壞死、DMB 則為 1%；癌症病患中，則有 1.6-14.8 %不等；而癌症患者發生 MRONJ 的比例又更高，顯見藥物劑量的影響甚鉅。另外藥物服用持續時間也會影響，一般而言惡性腫瘤患者使用雙磷酸鹽類藥物或 DMB 時間增加，MRONJ 的發生率越高，骨質疏鬆症病患中，4 年或以上的雙磷酸鹽類藥物使用者甚至有 0.21%的機會發生有 MRONJ。1.局部因素：由於顎骨的骨轉換率（bone turnover rate）是長骨的數倍，故 MRONJ 會以口腔相關的症狀爲主，病患也常因口腔齒槽骨的疾病、手術或創傷例如：局部感染、拔牙、植牙、不合適的假牙所產生的傷口或壓瘡才發生顎骨壞死，所以研究中會將拔牙等牙科治療視爲最主要的風險因子；但深究其因果關係也是因爲口腔內的齒槽骨傷口容易受到抗骨吸收藥物影響導致癒合速度減慢，進而發生感染甚至顎骨壞死；目前文獻中還是有羅列齒槽骨手術爲相關局部因素，顎骨中以下顎骨占75%爲極易發生 MRONJ 的位置；顎骨有贅生骨瘤（exostoses），或是下顎後齒槽脊，因承受假牙壓力或黏膜較薄的關係有更多的機會產生潰瘍，進而提高骨壞死發生的機率；口腔內原有的發炎也會造成 MRONJ，服用抗骨質吸收藥物或是此類藥物產生影響前，牙齒內的發炎包括牙周炎或齒根尖周圍炎等，或是異常咬合所產生的骨傷害也會造成骨壞死的機率增加，研究也發現治療前的牙科檢查與治療能顯著減少 MRONJ 的發生。

2.系統性因素：

許多系統性或人口學的風險因子包括：高齡族群的患者，女性停經後的患者，長期使用全身性類固醇治療的患者，罹患癌症、貧血，糖尿病，副甲狀腺亢進、類風濕性關節炎、低血鈣等甚至吸菸者等。由於抗骨吸收藥物是女性癌症病患與骨質疏鬆症患者常需要使用的藥物，慢性疾病以及不良生活習慣，例如：糖尿病與吸菸都會影響末梢血液供應，影響傷口癒合，但是否爲直接的風險因子仍未有定論。

藥物相關顎骨壞死的治療時機

抗骨吸收藥物長期使用下會出現 MRONJ 的各種大小症狀包括：牙齦或口腔黏膜破皮，進而發生牙齦紅腫、疼痛，患處周邊的牙齒搖動度增加；除了齒槽骨暴露外，有時周邊軟組織會有腫脹、化膿、感染的情形發生。下顎骨病灶若影響到下齒槽神經會有口唇麻痺感；上顎骨病灶則有可能產生口鼻竇相通、鼻竇炎的情形。若有以上症狀應立即轉診口腔外科醫師；有需要作牙科手術者，務必要安排每 6-8 周的回診檢查，確保牙齦黏膜的癒合成功。

藥物相關顎骨壞死的臨床治療及預防策略

減少 MRONJ 的最佳方法是預防發生，民眾應每半年至牙科檢查及洗牙等口腔檢查，以減少蛀牙與牙周病的產生，用藥期間應保持良好之口腔衛生，留意不適症狀及口腔健康，做侵入性牙科治療時，應該主動告知牙醫師骨質疏鬆、癌症或腫瘤相關用藥史，像是雙磷酸鹽類藥物、類固醇等，與牙醫師充分溝通，了解顎骨壞死發生機率與預防方式；醫師方於開立抗骨吸收藥物前需要更加謹慎，建議會診口腔外科醫師或牙科醫師評估口腔狀況，務必於使用該藥物前，治療或拔除預後不佳的牙齒，並視口腔衛生狀況完成齲齒填補、根管治療以及牙周病治療以減少顎骨壞死發生的機率；2022 年美國口腔顎面外科學會所建議的預防策略；一旦發生 MRONJ 建議轉診口腔外科醫師；目前臨床上的治療方式，輕症是使用抗菌漱口水、藥物控制疼痛，中症則予以抗生素控制感染，輔以保守性的腐骨清除手術；若發生嚴重骨壞死情形將進行大範圍骨清創手術，甚至顎骨切除與重建；使用高壓氧治療目前仍有爭議，有報告指出高壓氧搭配停藥會顯著持續緩解的效果，另外使用高壓氧後大部分患者都有短期緩解的現象，但是容易復發。治療或預防骨質疏鬆症的藥物能抑制破骨細胞，也可用於治療惡性腫瘤之高血鈣併發症或骨骼相關的系統性疾病，例如雙磷酸鹽類藥物或是單株抗體製劑如：Denosumab, Romosozumab 等都能抵抗骨質吸收；但近年文獻指出使用抗骨吸收藥物的患者，有機會出現顎顏面骨壞死的不良反應；雙磷酸鹽類藥物能對骨骼之再吸收作用產生抑制作用，是目前全世界用於治療骨質疏鬆症最常使用的藥物之一，但是許多病例報告文獻提出愈來愈多的證據顯示，長期使用雙磷酸鹽藥物會增加口腔嚴重顎骨壞死的不良反應的風險；此外可能造成顎骨壞死的骨質疏鬆治療藥物包含 1.雙磷酸鹽類藥物發生率如口服 Alendronate 約 0.004-0.1%，靜脈注射的 Zoledronate 約 0.017%，一般口服藥物發生顎骨壞死機率較針劑藥物低；2.Denosumab 合成人類單株抗體（Prolia ™）發生率爲 0.04%。抗骨吸收藥物可降低因骨質疏鬆引起的骨折發生率也能治療癌症骨轉移和多發性骨髓瘤等，但使用藥物前必須要告知患者及家屬顎骨壞死的風險，並建議病患除了骨質疏鬆及癌症腫瘤的照護外，還要照顧口腔及顎骨的健康；此外各專科醫師需要協力治療，依據每個病患不同的疾病與用藥方式制定合宜的治療計畫，才能有效減少 MRONJ 的發生。

10.動脈硬化性血脂異常與處置

血脂異常包含高膽固醇血症、高三酸甘油脂血症或是兩者兼具，是動脈粥樣硬化的主要原因，血脂包括膽固醇、三酸甘油脂與磷脂質，會增加罹患冠狀動脈心血管疾病的風險。高脂血症是指血液中的總膽固醇、三酸甘油脂等膽固醇上升，血脂異常會增加罹患冠心症風險，由於這些膽固醇都是脂溶性，必須與血漿蛋白質結合形成脂蛋白才能使他們可以透過血液輸送到各個器官和組織；高脂血症可根據異常發生改變的血脂的成分之不同分爲三種類型：1.高膽固醇血症；正常人的血中總膽固醇應低於 200 mg/dl，超過 240 mg/dl 可診斷爲高膽固醇血症。2.高三酸甘油脂血症：血液中三酸甘油脂的濃度高於正常值（正常＜150 mg/dl，有些檢驗機構爲 200 mg/dl）。3.混合性高脂血症：血中總膽固醇與三酸甘油脂同時升高。膽固醇是人體維持細胞完整不可或缺的物質之一，膽固醇存在於人體細胞中的複合性脂肪，主要來源有兩個，其中 1/3 是由食物中攝取獲得，經腸胃道吸收後進入血液中；另外 2/3 則是在肝臟中生合成；膽固醇是組成細胞膜的主要成分，在維持細胞膜的功能上扮演非常重要的角色；此外膽固醇也是合成人體重要荷爾蒙的原料如：維生素 D 的原料。人體內的血脂肪包括總膽固醇（total cholesterol, TC）、低密度脂蛋白膽固醇（low-density lipoprotein cholesterol, LDL-C）、高密度脂蛋白膽固醇（high-density lipoprotein cholesterol, HDL-C）、三酸甘油酯（triglyceride, TG）等。國內由於飲食日漸西化，國人心血管、腦血管疾病及動脈粥樣硬化的比例逐年上升，許多流行病學調查研究結果顯示高血脂症（hyperlipidemia）不但影響健康及體適能，且與心血管疾病、糖尿病、高血壓、高尿酸血症等發生率或死亡有高度密相關性；研究指出肥胖成年人當中，有總膽固醇過高、HDL-C 過低和 LDL-C 過高以及三酸甘油脂過高，顯示體內血脂濃度的高低和這些出現在動脈的傷害有關；研究資料顯示，只要將血中膽固醇濃度降低 1%，罹患心臟血管疾病的危險性可以減少 2%，而血中 HDL-C 濃度每增加 1 mg/dl 便可減少冠心病的死亡率 3.5%。引起高血脂症的原因很多，包括：1.原發性高血脂症：飲食、運動量不足及基因所共同導致的原發性高血脂症。2.續發性高血脂症：第 2 型糖尿病（NIDDM）、膽汁鬱積性肝病、慢性腎臟病、甲狀腺功能低下、腎病症候群、肥胖及使用某些藥物（口服雌激素、thiazide 類利尿劑、β受體阻斷劑）等。

壞的膽固醇過高造成動脈粥狀硬化機轉

膽固醇是脂溶性的，需與肝臟製造的 LDL（低密度脂蛋白）結合才能變成水溶性得以進入細胞，在動脈管壁結成斑塊而造成血管硬化，而分佈於血管膽固醇需與 HDL 結合才能從血管攜回肝臟處理減少血管的危害。食物中的脂肪主要是在腸道內被乳化後，由胰脂解酶分解成小分子的單甘油脂和脂肪酸，然後由腸黏膜細胞吸收後，短鏈脂肪酸直接由腸細胞送入門靜脈至肝臟，至於長鏈脂肪酸及單甘油脂則在腸壁的細胞內合成三酸甘油脂，然後與膽固醇、磷脂、脂蛋白元等結合成乳糜微粒分泌出來，由胸管、下腔靜脈進入血液循環，在血液時乳糜微粒會經由微血管內皮細胞的脂蛋白酶作用，將三酸甘油脂分解成游離脂肪酸供細胞使用，剩下的乳糜微粒殘留物則與肝臟細胞的脂蛋白接受器結合後供肝細胞使用；LDL-C 或三酸甘油脂濃度升高時，容易造成血管內皮細胞功能異常，脂蛋白可自由進出血管壁，當血液中脂蛋白濃度過高時脂蛋白（膽固醇等）會堆積在動脈血管壁內層，引起局部發炎反應，吸引單核球進入血管內層變成巨噬細胞吞噬堆積的脂肪，吞進脂蛋白的巨噬細胞堆積在血管壁中，形成黃色黏稠的管壁斑塊造成動脈粥樣硬化；體內 2/3 的膽固醇是貯存於皮下、肌肉與脂肪組織，另外 1/3 則是動態方式在血液循環中，體內膽固醇過多時，HDL-C 可以將周邊細胞的膽固醇隨著血液循環運送到肝臟，合成膽汁經由膽道、腸道由糞便排出。

Framingham 的心臟研究

Framingham 心臟研究（Framingham Heart Study, https://framinghamheartstudy.org）已經識別出導致心臟疾病的危險因素，自 1948 年發展至今 Framingham 心臟研究計劃已經超過 50 年；其中高膽固醇是一項非常重要的危險因子，其他危險因子還包括：高血壓、吸菸、肥胖、糖尿病、代謝症候群等。膽固醇是脂肪狀物質，可以聚集在血管壁，導致粥狀血管硬化和形成血栓，引發心血管疾病或中風，膽固醇以幾種不同形式在血液中運行，包括：LDL-C 和 HDL-C，LDL-C 會堆積在血管壁上；HDL-C 又稱好的膽固醇，是因爲高密度膽固醇能移除血管壁上的膽固醇。代謝症候群國內定義：代謝症候群是一群多面向的代謝異常的症狀總稱，這類病人在臨床上的常見表現包括：胰島素阻抗性（insulin resistance）、葡萄糖耐受性不良（glucose intolerance）、高脂血症、高血壓、肥胖、血液凝固異常（包括血液中 fibrinogen 的濃度升高等）、高尿酸血症，這些代謝症候群的病人未來容易併發嚴重的全身性慢性疾病如：糖尿病、腦中風、血管硬化、心肌梗塞、癌症、肝纖維化等；根據台灣代謝症候群診斷標準，具有下列五項中三項或三項以上即可診斷爲代謝症候群：腹部肥胖（男性腰圍＞90 公分，女性腰圍＞80 公分）、高血壓（收縮壓大於等於 130 mmHg 或舒張壓大於等於 85

mmHg）、空腹高血糖（空腹血糖值大於等於 100 mg/dL）、高三酸甘油脂（TG＞=150 mg/dL）、HDL-C 過低（男性＜40 mg/dL，女性＜50 mg/dL）；研究發現代謝症候群致病機轉的過程中內臟脂肪的堆積與代謝症候群的成因很有關係，目前認為代謝症候群不是由單一因素所造成，代謝症候群是由多因素所共同形成，而肥胖及胰島素阻抗是其中的重要危險因子，代謝症候群的形成還包括遺傳與環境兩部分，代謝症候群為可以預防、可以治療的，若沒有及早治療將比一般人增加 6 倍糖尿病風險、4 倍高血壓風險、3 倍高血脂風險及 2 倍心臟病及腦中風風險，健保給付未來不再侷限於醫療，將擴及公共衛生、預防醫學。醫師一旦發現民眾的 BMI、體重、腰圍出現狀況就可介入改善，而非直接給藥，希望讓民眾的生活做出改變，若診所達到預期成效就能獲得給付。

NCEP ATP III 定義的代謝症候群標準

2005 年美國心臟學會（American Heart Association）根據 NCEP ATP III（美國國家膽固醇教育計劃成人治療第三版）的標準，將代謝症候群的診斷標準再進行了一些修改包括：腰圍標準可因種族較易發生胰島素阻抗而降低其閾值，空腹血糖標準也往下修訂為≧100 mg/dL；罹患代謝症候群的病人未來罹患糖尿病及心血管疾病的危險性增高，其心血管疾病與全死因之死亡率也上升；代謝症候群被視為合併多重因素所致，其背後的致病機轉可能源自於內臟脂肪增加及胰島素抗性；有關代謝症候群的研究大多屬於一般成年族群，但老年族群是特殊族群，單純以身體老化並無法解釋隨年齡增加而上升的代謝症候群盛行率。血脂異常是目前廣為人知與代謝症候群相關，且進而造成心血管疾病的重要因素之一，特定的疾病如第 2 型糖尿病、甲狀腺機能低下、肥胖、腎病變、酗酒及長期使用類固醇藥物等，都會造成高血脂症；在台灣包含成人健檢與老人健檢、糖尿病照護及腎臟病照護等疾病的例行檢查中，lipid profile（脂肪組合檢驗）是必要檢測的項目之一；血脂異常包含了過高的三酸甘油脂、低密度脂蛋白膽固醇及總膽固醇，以及過低的高密度脂蛋白膽固醇。2017 年高危險族群血脂控制指引指出：家族性高膽固醇血症的患者 LDL-C 應控制在：（1）小孩：＜135 mg/dL。（2）成人：＜100 mg/dL。（3）有心血管疾病：＜70 mg/dL。老年族群的血中總膽固醇反而下降（與 20-40 歲時比較），可能因身體脂肪分佈改變、全身性發炎、慢性病、營養不良所造成。三酸甘油脂與脂蛋白結合，在動脈促成內皮細胞發炎，血管壁變厚造成動脈硬化，以及堆積在其他器官如：心臟冠狀動脈、肝臟、胰臟的危害。HMG-CoA 還原抑制劑（statins）對此病程有顯著療效，同時對於平滑肌細胞、纖維蛋白質、脂肪、血管內細胞形成的動脈粥樣硬化斑塊具有穩定的作用；藥物治療方面 statins 為療效最佳的降血脂藥物，對降低冠心症發生率及死亡率有正面的幫助；最近有研究同時發現statins除了良好的降血脂功能外，也會加強血管內皮細胞的保護功能，身體內發炎反應的調節，斑塊穩定維持及抑制血小板凝集反應等心血管保護作用，整體而言對冠狀動脈心臟病（coronary heart disease, CHD）的預防及治療是有益的。

高膽固醇血症與高三酸油脂血症處置

一、非藥物治療

改變日常生活型態如：1.均衡的營養，加強蔬菜水果類的攝取，五穀類等，並減少甜食。2.減少攝取動物性脂肪，烹飪用油宜採植物油如：苦茶油、橄欖油等。3.避免吃膽固醇含量高的動物內臟，如：動物內臟、蝦卵等。4.避免攝取飽和脂肪如：奶油、冰淇淋、豬油、牛油、椰子油、反式脂肪酸等。5.減少紅肉攝取，並多攝取深海魚如：鮭魚、鯖魚等可以降低三酸甘油脂。6.烹調宜清淡，多採用清蒸、水煮、涼拌等。7.養成規律運動習慣，能促進身體代謝，避免飲酒。8.控制體重：過重或肥胖者，經常同時膽固醇過高。9.多補充水分、電解質。

二、血脂異常藥物治療

動脈粥樣硬化病變初期，血管平滑肌細胞增生及脂肪堆積，因脂肪斑塊在血管壁上形成，但此階段仍爲可逆性，如果積極預防以及治療可以復原，第一線

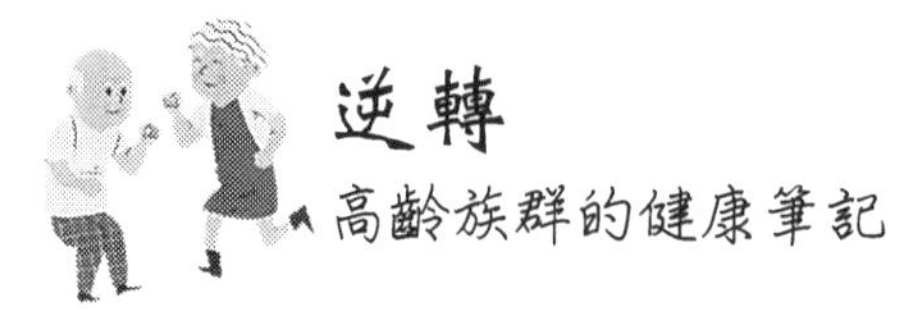

的治療仍然是生活型態的調整，包含改變飲食習慣（增加高纖維的飲食攝取），與增加身體活動爲首選治療方針，但若 3-6 個月仍無法達到標準，會需要考慮使用藥物治療。LDL-C 升高的治療方面，一般治療需用到藥物時最常用且最有效的爲 HMG-CoA 受體還原酶抑制劑（statin 類），機轉是透過減少肝臟合成膽固醇及增加 LDL-C 受體來發揮治療效果；臨床常見的 HMG-CoA 還原酶抑制劑包含 Fluvastatin, Pravastatin, Simvastatin, Atorvastatin, Rosuvastatin 等。

Ezetimibe 也是膽固醇吸收抑制劑，其降血脂作用機轉爲減少腸道吸收膽固醇，主要作用於小腸的刷狀緣而抑制膽固醇的吸收，進而降低腸內膽固醇輸送至肝臟，如此可減少肝臟中膽固醇儲存，並增加血液中膽固醇清除；Ezetimibe 並不會增加膽酸的分泌，也不會抑制肝臟合成膽固醇，臨床常見的有 Ezetimibe 或 Ezetimibe/Simvastatin 複方藥；降低三酸甘油脂的第 1 線藥物應該屬於 fibrates 類藥物如：Fenofibrate, Gemfibrozil 等，而目前臨床上菸鹼酸亦稱維生素 B3（Nicotinic acid, Niacin）類藥物可以降低三酸甘油酯，也可以降低 LDL-C 及增加 HDL-C，但因副作用緣故較少做爲第一線藥物使用。PCSK-9 會與 LDL 及 LDL 受體結合，導致 LDL 受體無法回到肝細胞表面再利用，造成 LDL 血中濃度上升；PCSK9 inhibitors （evolocumab、Alirocumab）則藉由阻礙 PCSK-9 與 LDL 受體的結合（透過抑制 PCSK-9 分解 LDL-C 受體），使得 LDL 受體可以重新回到肝細胞表面進而提升 LDL-C 受體的數量，與更多 LDL 結合進入肝細胞代謝，增加對 LDL-C 分解的效力，達到降低血中 LDL 效果，此藥價格較高而且目前需要自費；Omega-3 fatty acids（醫療級魚油，非保健食品級魚油），根據 2015 年美國臨床內分泌專家協會（AACE）血脂異常的治療指引建議，當三酸甘油脂過高時可加入高濃度 Omega-3 治療，Omega-3 脂肪酸適用於治療非常高的三酸甘油脂血症（＞500 毫克/分升），EPA 與 DHA 推薦用於冠心症患者和高三酸甘油脂血症，藥品級的 Omega-3 在世界上已被認可治療高三酸甘油脂血症，以及心肌梗塞後的二次預防。

高三酸甘油脂血症與慢性代謝性疾病的關係

1.肥胖症：過重或肥胖、身體活動量不足都會導致三酸甘油脂升高；過重及肥胖主要是過多的熱量轉換成爲三酸甘油酯，以內臟脂肪的形式儲存在體內，因此體重控制相對可以維持較佳的三酸甘油脂濃度，體重管理需要的是持之以恆的規律運動和減少熱量攝取及均衡飲食。

2.第 2 型糖尿病：第 2 型糖尿病患者的血脂異常特徵正是三酸甘油脂增加、HDL-C 減少，雖然 LDL-C 濃度不高，但因顆粒較小、密度較濃，反而較易沈積在血管壁形成硬化，因此糖尿病患者若是血糖沒有控制好，也會導致高三酸甘油脂血症。

3.高血壓：後天性高三酸甘油脂血症與飲食和生活習慣不良，因此常合併肥胖症、高血壓、代謝症候群等。

4.急性胰臟炎：高三酸甘油脂血症是造成急性胰臟炎的主要原因之一，約占急性胰臟炎 1-4 %，僅次於酗酒與膽結石；通常血中三酸甘油脂大於 1,000 mg/dL 時較容易引起急性胰臟炎，且患者血漿會呈現乳白混濁狀，可能爲三酸甘油脂過高的患者體內含過多的脂蛋白如：乳糜微粒會使毛細管循環流通受損，當發生於胰臟時會使胰臟的血流量受到限制，導致胰臟腺泡細胞結構缺血，胰臟分泌的脂肪酶在酸性的環境下會從腺泡細胞滲出使三酸甘油脂水解，導致大量的游離脂肪酸的堆積，游離脂肪酸藉由活化胰酵素來活化胰蛋白酶原引發胰臟發炎而導致急性胰臟炎。

5.脂肪肝：造成脂肪肝最多的原因就是肥胖及高熱量的食品攝取過多，導致血液中過多三酸甘油脂堆積在肝臟形成脂肪肝，體裡絕大多數的膽固醇是由肝臟製造，食物的脂肪經過消化輸送到肝臟，再由肝臟處理後分送到身體的各部位，因此當人體攝取過多高熱量食物使血中三酸甘油脂過高時就會堆積在肝臟裡形成脂肪肝。

6.膽結石：正常的肝臟會分泌膽汁流入膽囊，膽囊將膽汁濃縮後加以儲存，在人體吃下食物後膽囊會收縮排出膽汁幫助脂肪的消化，而血液中如果膽固醇過高時膽汁中的膽固醇含量也會增加，容易造成膽固醇形式的膽結石。

7.脂肪分泌的激素：脂肪組織是分泌多種細胞因子（荷爾蒙如脂肪因子 adipokine）的內分泌器官。過多的脂肪組織分泌大量 adipokine 引起高膽固醇血症和三酸甘油脂血症而導致高血壓，血管功能障礙和血脂異常，最終導致明顯的動脈粥樣硬化，脂肪因子（adipokine）會增加全身的發炎反應，尤其循環系統的發炎，脂肪組織分泌的細胞因子可能會導致慢性全身性發炎反應；但是藉由規律的運動有助於降低體脂肪，減少脂肪激素分泌失調造成的全身性發炎反應，運動時可以使骨骼肌增加分泌肌肉激素（myokine），肌肉激素可以減少脂肪激素分泌失調、同時也可以提升肌肉質量，預防肌少症。台灣由於生活方式和飲食習慣的改變，高血脂症的罹病率有所增加。LDL-C 和 non-HDL-C 都是台灣冠狀動脈疾病的重要預測因素，血脂的控制對於存在有動脈粥樣硬化性心血管疾病（atherosclerotic CV diseases, ASCVD）的患者尤其重要包括：冠狀動脈疾病（CAD）、缺血性中風和周邊動脈疾病由於糖尿病、慢性腎臟病（CKD）和家族性高膽固醇血症的患者發生 ASCVD 的風險很高，因此這些患者更需要進行嚴格的血脂控制。血脂異常是動脈粥狀硬化和冠狀動脈心臟病的主要危險因子之一，治療血脂異常可以減少心血管疾病的發生率和死亡率，改變飲食習慣與增加身體活動爲首選治療方針，若需要使用藥物治療，HMG-CoA 還原酶抑制劑（statins）爲療效最佳的降血脂藥物，對降低冠心症發生率及死亡率有正面的幫助；高血脂症尤其是 LDL-C 過高爲動脈粥樣硬化的主要危險因子，而動脈粥樣硬化在冠心症及其他心血管疾病扮演極重要的角色，HDL-C 濃度、血漿黏稠性、纖維蛋白原（fibrinogen）及發炎指數（C-reactive protein, CRP）都與 CHD 有其相關性；研究顯示降低血漿總膽固醇 1%，冠心症的發生率減少 2%；而 LDL-C 降低 1%，冠心症的發生率減少 1-2%。HDL-C 每增加 1 mg/dL，可減少冠心症的死亡率約 3.5 %。

11.貧血

一位約 60 歲女性因爲腳趾甲不斷脫落來門診求診，半年來爲此感到非常焦慮，經過抗黴菌藥物治療並沒有改善，想尋求其他診斷或治療方式，也提到經常性的疲倦，讓臨床醫師想到 chronic fatigue syndrome（慢性疲勞症候群），經過病史、職業史詢問和一些理學檢查，職業史是美髮師，過去一年接觸頭皮美髮劑都沒有戴手套，懷疑是營養不均衡或是鉛中毒，抽血檢查 Hb（血紅素）爲 9.8g/dL（女性正常範圍：13-15g/dL），肝腎功能和一般電解質、生化檢驗都正常；建議補充鐵劑和維他命 B 群，並規律門診追蹤。世界衛生組織對貧血的定義爲男性血紅素＜13g/dL，女性＜12g/dL。隨年齡增加老年人貧血比率偏高，可能因爲造血器官儲備功能不足或與其他共病導致，一般門診驗 CBC 和 DC（全血球計數，Complete Blood cell Count and Differential Count），一般而言低血紅素性貧血（hypochromia）的血紅素會界於 9-11g/dL，血紅素在 10g/dl 以下卽屬於嚴重貧血；血紅素減少或不正常，可能爲低血紅素貧血或缺鐵性貧血造成。血紅色不足或低血紅素性貧血會使生活品質降低、體能變差，而醫療上反覆的輸血可能造成次發性的血鐵質沉積症；低色素性小球性貧血可能伴隨著體內的鐵質過量，外觀可能出現皮膚蒼白、疲倦和生長緩慢。在鐵質過量的低色素性紅血球性貧血之中，紅血球細胞沒有使用到的鐵質會堆積在肝臟中，隨著時間會造成肝臟功能損害；低血紅素性貧血症有多種原因，但臨床上最常見的如：1.身體缺鐵。2.中毒尤其是鉛中毒，3.慢性疾病的貧血症（anemia of chronic disorder, ACD）是貧血的常見原因；其他一些可能導致 ACD 的疾病包括：自體免疫性疾病如 Crohn disease、紅斑性狼瘡、類風濕性關節炎和潰瘍性結腸炎，癌症包括淋巴瘤和 Hodgkin disease。4.在受傷情況或白血病患者可能會失去血液。5.缺乏維生素 B6。6.潰瘍。7.腸胃出血。8.基因突變。

低色素性貧血流行病學

根據世界衛生組織（WHO）的流行病學數據，目前有 24.8%的人口患有貧血，其中占很大一部分是由於缺鐵性貧血。低色素性小球性貧血在停經前女性中更爲常見，因爲女性每個月經週期都會失血，在女性人群中幾乎 41%的懷孕女性患有貧血症，而在未懷孕的停經前女性中 30%的女性患有貧血症，由於血液循環中睪固酮濃度水平，男性通常對貧血有抵抗能力，然而全球 12.7%的成年男性也患有貧血症。排在女性之後的貧血原因，由於飲食中缺乏鐵，學齡前兒童罹患貧血症也很常見，母乳中雖然含有 0.3mg/L 的鐵，但無法提供嬰兒足夠的鐵，另一方面奶製品中的鐵含量是雙倍的，但鐵的生物利用度卻很差，除此之外臨床上有一些糖尿病患者的血糖控制不佳，在糖尿病腎病變早期也很容易同時合併出現低色素性小球性貧血，這時候除了補充鐵及維生素 B_6，也要積極控制血糖。

低色素性貧血的臨床診斷

低血色素性的小球性貧血特徵爲，血液中存在比正常情況之下血球小而且血紅蛋白含量低的紅血球，原因可以分爲兩大類：第一個是體內缺乏鐵質（攝取不足或吸收不良），第二個是血紅蛋白的生成受到影響，在任何一種情況之下最終紅血球的生成品質或數量都是不足的。

惡性貧血主要成因是維生素 B_{12} 吸收不足，使體內負責運送氧氣的紅血球細胞不正常分化，造成紅血球生成數量減少導致貧血。首先要進行的測試是全血細胞計數及分類（CBC-DC），這在徹底的身體檢查後可以得知是否存在貧血以及貧血種類；Complete Blood cell Count 將顯示不同的 RBC 指數例如：MCV 和 MCHC。這些血球分類參數說明了紅血球細胞內的血紅蛋白質含量，實驗室的血清學報告通常在低色素性小球性貧血中會打上 hypochromic（色素降低）。下一個步驟要檢驗的是體內的鐵含量（TIBC），轉鐵蛋白飽和度、總鐵蛋白的結合能力和鐵蛋白；TIBC 通常在缺鐵性貧血中會增加，而轉鐵蛋白

（transferrin）飽和度在缺鐵性貧血中顯著降低，在沒有壞血病（維生素 C 缺乏）的情況下，鐵蛋白（Ferritin）低於 12ng/ml 是缺鐵性貧血的指標之一，然而鐵蛋白水平降低或正常並不能排除缺鐵性貧血的診斷，因爲鐵蛋白是一種急性期的反應蛋白，在感染期間其濃度也會升高，但隨著體內鐵濃度的下降，轉鐵蛋白水平會代償性的增加。小球性低色素性貧血是一種貧血類型的泛稱，其中循環中的紅血球小於平均體積並且血色素減少（低色素性），這種貧血最常見的原因是身體的鐵儲備量下降，可能是由多種原因共同造成的；像是由於飲食中的鐵減少、腸道對鐵的吸收不良、急性和慢性失血、在某些情況下（如懷孕或從重大創傷或手術中恢復）對鐵的需求增加。低色素性貧血常在臨床上遇到，像是大量流血會造成鐵的流失：如女性經期量過多、胃潰瘍、痔瘡出血、食道癌、胃癌、大腸癌或是長期使用抗凝血劑（Aspirin）也容易造成消化道出血；鐵質吸收不足如：乳糜瀉、克隆氏症或是胃切除患者，吃過多含鈣離子的制酸劑也會抑制鐵的吸收；鐵的需要量增加如：嬰兒期、青春期、懷孕期鐵質需要量增加，若攝取量不足會造成鐵質缺乏，長期吃全素者飲食中也容易缺乏鐵質。

成年人每天需要 1-2 毫克的鐵，正常的西方飲食含有大約 10-20 毫克的鐵。動物來源的鐵以血紅素鐵的形式存在，其生物利用度爲 10-20%，而非血紅素鐵的生物利用度有限，爲 1-5%；非血紅素鐵生物利用度低的原因是它與單寧、磷酸鹽和其他食物成分的相互作用；平均男性含有 6 克鐵，而女性含有 2.5 克鐵。這種飲食通常足以維持健康的鐵含量。攝入的鐵通過胃鹽酸從其他食物成分中釋放出來，而抗壞血酸（維生素 C）防止鐵沉澱；隨後鐵通過稱爲鐵轉運蛋白（ferroportin）的鐵轉運蛋白從十二指腸和空腸上部吸收，而轉鐵蛋白則在血液中攜帶這種鐵；鐵以鐵蛋白的形式儲存，鐵蛋白是一種普遍存在的鐵蛋白，主要存在於肝臟、脾臟、骨髓和骨骼肌中；在肝臟中血紅素儲存在肝實質細胞中，而在其他組織中血紅素儲存在巨噬細胞中，這種從腸道吸收鐵的過程是由鐵調素（Hepcidin）控制的，鐵調素是一種調節從飲食中吸收的鐵量的蛋白質。維生素 B_{12} 是體內代謝作用重要的輔助因子，協助葉酸生成紅血球，也是腦神經細胞合成的必須因子，維生素 B_{12} 缺乏可能會導致低色素性貧血，影響中樞神經和腦神經病變。減少膳食中鐵的攝入量或是增加月經的失血量、胃腸道出血，尤其是胃和十二指腸潰瘍、惡性腫瘤或大腸嚴重創傷後鐵儲備耗盡都可能造成低色素性貧血。體檢時患者可能會出現明顯的顏面，手部蒼白以及結膜炎、心跳過速、呼吸加快、疲憊、勺狀的指甲等，由於向心肌細胞輸送的氧氣減少，嚴重的貧血也可能導致心絞痛的症狀產生。

低色素性貧血治療

低色素性貧血臨床上如果已經排除了惡性疾病的可能性，紅血球的血紅素的形成需要維生素 B6 的輔助，可以適時的補充 B6，缺乏維生素 B6 血紅素的形成就會減少而導致貧血，所以應多攝取維生素 B6 豐富的食物例如：胚芽、牛奶、酵母、莢豆類、肉類、內臟（特別是肝、腎），需特別注意的是平常有口服避孕藥的婦女，會因爲口服避孕藥的干擾而導致維生素 B6 易缺乏。以血色素作爲標準來看，男性低於 13.0g/dL、女性低於 12.0g/dL 稱爲貧血。貧血以平均血球容積（MCV）進行基本分類，若小於 80fl 稱之爲小球性貧血、大於 100fl 爲大球性貧血，介於 80-100fl 則爲正球性貧血；最常見的貧血類別爲小球性貧血，主要是鐵的供給與需求不均衡導致原血紅素（製造血色素的成份之一）合成的障礙，進而產生小球性低色素性紅血球，患者以女性居多。低色素性貧血大多是缺鐵性低色素性小紅細胞性貧血是由於飲食中鐵含量降低導致飲食中鐵供應中斷，小腸疾病如潰瘍性腸炎和慢性腹瀉等，胃切除術以及飲食中維生素 C 缺乏引起的；這些可能是由於急性或慢性失血，也可能是由於懷孕或重大創傷和手術，紅血球的需求突然增加，紅血球細胞中血紅蛋白減少會減少輸送到周邊組織的氧氣含量，從而導致組織缺氧。

可分爲小球性貧血，正常血球大小貧血和大球性貧血，平均紅血球容積（mean corpuscular volume, MCV）則可做爲尋找貧血原因的工具，MCV＜80 爲小球性貧血，＞100 爲大球性貧血。MCV 介於 80-100 需要考慮出血（腸胃道，經期失血等）、溶血、尿毒症導致腎臟受損，小球性貧血較爲常見的有缺鐵性貧血和地中海型貧血，少數的惡性腫瘤；大球性貧血可能可以考慮酗酒、葉酸或維生素 B12 缺乏、肝炎、巨母細胞性貧血等。成人患者缺鐵性貧血的診斷，需要進一步評估潛在失血的原因，可以透過監測 ferritin 作爲評估貧血的實驗室檢測方式，慢性疾病的貧血（ACD）則由體內血清低鐵含量和降低總鐵結合的能力（total iron-binding capacity, TIBC）或 UIBC（不飽合鐵結合能），TIBC=血清鐵（Serum Iron） +不飽合鐵結合能（UIBC）。對於小兒和青少年病人的小球性貧血的評估可能會考慮血紅蛋白電泳，其中β-地中海貧血（輕型）在台灣族群很常見。

淋巴癌（Lymphoma）及 leukemia（白血病），體內血球數量增多或減少，但血球的大小不見得異常；小血球性貧血常見的病因爲地中海型貧血（thalathemia）及缺鐵性貧血（IDA），台灣約有 5%爲α海洋性貧血帶因者及 1.1%爲β海洋性貧血帶因者；地中海性貧血是一種自體隱性遺傳（autosomal recessive）的血液疾病，最主要是因爲血紅素裡的胜肽鏈（peptide chain）合成缺陷，使紅血球內的血紅素含量降低，形成小球性貧血（ microcytic

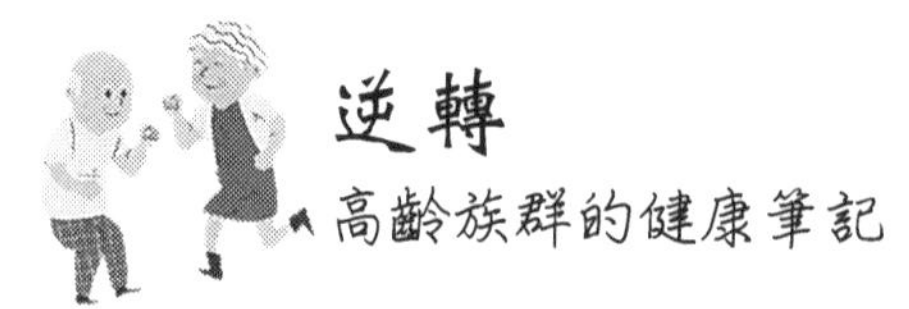

anemia）。大球性貧血要考慮：酗酒，葉酸缺乏、B12 缺乏，甲狀腺功能低下、藥物，骨髓不良性化生，非酒精性肝臟疾病，網狀紅血球增生症；常見造成的藥物種類如治療 HIV 的 stavudine（Zerit），lamivudine（Epivir），zidovudine（Retrovir）和抗癲癇的 valproic acid, phenytoin （Dilantin）, folate antagonists（methotrexate, MTX）以及化療藥物 alkylating agents, pyrimidine, purine inhibitors，抗生素中的磺胺類 trimethoprim/sulfamethoxazole（Baktar）以及治療糖尿病的第一線藥物：Biguanides（metformin）等。小球性貧血需要考慮：缺鐵性貧血、thalassemia trait、other hemoglobinopathies、鉛中毒、慢性發炎及 sideroblastic anemia、pregnancy、慢性疾病造成的貧血，unexplained anemia 等。一般門診以缺鐵性貧血最常見，可能需要考慮 Nutritional deficiency（例如乳糖不耐症），出血（menstruation in females 如月經過後），消化道的出血（esophagitis, Meckel diverticulum），短腸症後群造成吸收不良，Celiac disease（西方人較常見），消化道潰瘍造成慢性失血，懷孕造成的鐵離子需期增加，自體抗體造成的萎縮性胃炎（autoimmune atrophic gastritis）、營養不良等。台灣優生保健遺傳諮詢及孕後 10-16 週間胎兒基因檢查項目，父母親若有地中海型貧血常可在孕前健康檢查時發現，除非是嚴重的地中海型貧血胎兒通常會自動流產，一般不會因爲帶有地中海型貧血的基因而中止妊娠，若成年患者經半年的鐵劑治療仍不見血色素改善，要高度懷疑 IRIDA （iron-refractory iron-deficiency anemia），建議病患轉診至血液科醫師門診追蹤。

維生素 B12 的吸收需要小腸（迴腸）的內因子（intrinsic factor），這由胃粘膜壁細胞產生並結合吸收；惡性貧血胃壁細胞的損失導致的維生素 B12 吸收不足，然後導致維生素 B12 缺乏，隨時間吸收不足惡性貧血最常見的原因是自體免疫性萎縮性胃炎，自體抗體針對壁細胞和內因子引起貧血；其他包含由續發於幽門螺桿菌感染和 Zollinger-Ellison syndrome（胃泌素瘤 gastrinoma 的一種）的非自體免疫性胃炎引起；維生素 B12 缺乏可以周邊神經病變表現：周邊神經的感覺異常，特別是吃全素患者貧血，患者都應找尋是否有其他內科疾病，像是過敏病史和使用的中草藥物或來路不明的「保健食品」，看是否有引起貧血原因，臨床上基本鑑別貧血的原因可以檢驗 SI（serum iron）、TIBC、ferritin、血紅素電泳分析；像是急慢性發炎性疾病 SI（serum iron）會下降，TIBC 下降，而 ferritin 正常或上升。缺鐵性貧血（iron deficiency anemia, IDA）主要原因可歸納爲五類，其病因通常是後天的因素：1.女性生理期（生理需求增加，或鐵的攝取不足），2.胃出血（慢性失血），3.痔瘡（內痔，外痔，混合痔），4.腎性溶血性尿毒症，5.惡性萎縮性爲 12 指腸炎（鐵吸收障礙）；另外貧血在慢性腎臟病或老年族群很常見，因此所有貧血的老人都應該檢驗腎功能（BUN 及 creatinine）。

如果懷疑是慢性重金屬中毒例如鉛中毒，明顯的特徵包括：無論正血球性或小球性貧血：（1）有明確金屬鉛暴露史，（2）慢性而且反覆性腹痛，合併腸胃道阻塞，（3）手指甲有明顯的鉛黑線，（4）血中鉛（Pb）濃度＞80μg/dL。若要排除自體免疫性疾病可以加驗 Reticulocyte count（網狀紅血球），Haptoglobulin（懷疑是溶血時），direct 或 indirect Coombs' test、ANA 等作爲臨床上不明原因腹痛的鑑別診斷。而養護機構的住民可能因爲免疫力低下或營養狀況變差，貧血盛行率較居住在社區的老人爲高約占 50-60%；但多爲輕微貧血，血紅素＜10g/dL 者約爲 10-13%。Gaskell（2008）等人分析 45 篇相關研究，發現在已開發國家中社區老人貧血的盛行率爲 12%，護理之家住民爲 47%，而住院老人爲 40%；因此血液的疾病鑑別診斷在高齡長者或高齡醫學科門診非常重要，家庭醫師於基層的第一線門診時，如果遇到以下症狀如：不明原因落髮、指甲脫落、腹部疼痛患者求診時理學檢查應該例行的查看一下眼睛的鞏膜，也應將貧血或營養不均衡，甚至鉛中毒納入鑑別診斷。

12.高尿酸血症

據調查臺灣大約每百人就有三人罹患痛風，與全世界的發生率接近，但是對於導致痛風的高尿酸血症，積極治療的比率臺灣則明顯偏低；痛風是由關節內或關節周邊的尿酸鹽結晶所引起的，而痛風石是在未控制的慢性痛風患者身上關節處形成的結節；近年來許多研究主張，高尿酸血症及痛風與胰島素阻抗症候群有關，高尿酸血症也是心血管疾病發生的一個獨立危險因子。血清中尿酸濃度上升且超過正常範圍（＞7 mg/dL）時，多數的情況下並不會立即出現痛風，此時稱爲無症狀的高尿酸血症；高尿酸血症產生的原因不外乎體內尿酸代謝過程中，酵素的異常導致過量核酸分解，或是大量攝取高普林食物如：海鮮，紅肉，啤酒，動物內臟等的結果，目前原因還有可能是平時的身體活動量不足；一般在細胞中含有核酸，所以體內如果有大量細胞凋亡時，像是全身性疾病如：白血病，多發性骨髓瘤等，核酸釋出增加，其後又代謝成尿酸，使得體內的尿酸總量增加；美國風濕醫學會認爲除非有痛風發作、痛風石、腎臟病等症狀，否則無需針對無症狀高尿酸血症患者做治療；此外尿酸在心血管疾病形成過程中可能扮演一個重要因子，有些證據甚至提出降低尿酸值可影響心血管疾病

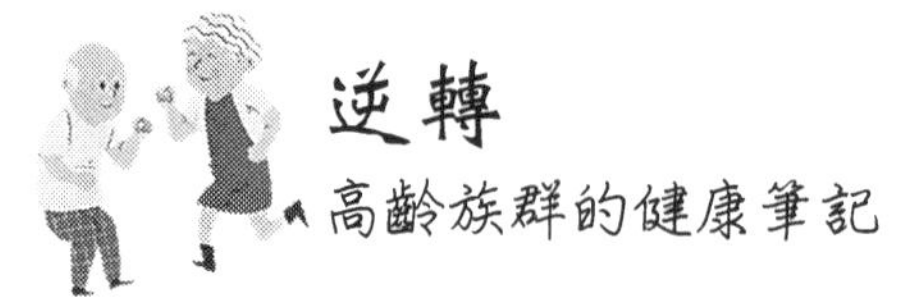

的預後。

痛風

高尿酸血症也可能是體內的尿酸排除減少，腎臟是我們體內排除尿酸最主要途徑之一，在腎臟排除尿酸功能降低的情形下，尿酸極易在體內累積造成高尿酸血症，屬於原發性高尿酸血症。而高血尿酸血症有家族遺傳基因的可能性，若患者有以下現象就需要考慮是否有家族病史：痛風發作的年齡小於 30 歲，合併泌尿道結石且找不到其他造成痛風的原因如：使用藥物、酗酒等。關節疼痛又發現血中尿酸高不一定就是痛風；相反的關節紅腫但是尿酸不高也有可能會是痛風急性發作。雖然痛風及尿酸性腎結石，傳統上被認爲是高尿酸所引起的，但是越來越多的證據認爲高尿酸血症是心血管疾病及泌尿道構造被尿酸結晶破壞，反覆泌尿道感染的危險因子；而降低尿酸值可以幫助患有高血壓、心血管疾病的患者，進而降低整體心血管疾病的風險。高尿酸血症除了會引起痛風與腎結石等疾病，最近有許多流行病學上的長期追蹤研究指出，沒有症狀的高尿酸血症可能還會導致死亡風險增加，尤其是因爲心臟血管疾病如：中風與心肌梗塞的死亡。2009 年發表在美國風濕病學院的期刊 Arthritis & Rheumatism 中指出高尿酸血症病人，尿酸濃度每增加 1mg/dL，因心血管疾病導致的死亡危險性大約增加 8-13%；其他國家的研究也顯示無症狀高尿酸血症（尿酸值大於 7mg/dL）與整體死亡率，或因爲心血管疾病死亡之間呈現正相關，這提供了血清尿酸的濃度對死亡風險的預測能力，尤其在女性更明顯。台灣近年來高尿酸血症與痛風盛行率的增加，可能與肥胖與代謝症候群的增加有關，一篇 2013 年台灣報告顯示，高尿酸血症若合併代謝症候群如：高血壓、肥胖症與高血脂，痛風發生率又會明顯增加，這種代謝症候群和痛風發作的機率在男性尤其明顯。另一篇文章指出，研究族群當中有 25.6%的病人發現有高尿酸血症（尿酸值大於 7mg/dL），高尿酸血症患者相對於尿酸正常的族群（尿酸值＜6mg/dL），死亡風險增加 22%；若高尿酸血症患者缺乏足夠的身體活動，死亡風險會增加至 27%；但高尿酸血症患者在追蹤 8.5 年期間若每週身體活動達到 150 分鐘以上則可以減少 11%的死亡風險。高尿酸血症的台灣盛行率：依流行病學的定義爲血中尿酸濃度比正常人的平均值多出 2 倍標準差如：男性血中尿酸值高於 7mg/dL，女性高於 6 mg/dL；若從未有關節炎發作者只能稱爲無症狀性高尿酸血症（asymptomatic hyperuricemia）；高尿酸血症只是一種生化上的異常，注意飲食並矯正尿酸值可能會恢復正常，此時尿酸濃度雖然偏高但無臨床症狀，只有抽血檢驗血液才能發現。

無症狀高尿酸血症通常經過一段時間才有可能第一次痛風發作，這時才稱之爲痛風（gout）。原發性的高尿酸血症占了 90%，主要原因有家族遺傳、特異性體質造成尿酸過度生成、或腎臟對尿酸排泄減少；而續發性高尿酸血症僅占 10%，可能由其它疾病所造成例如：肥胖、高血脂、腎衰竭或使用特定藥物、酗酒等引起。許多流行病學研究都顯示現代的生活形態導致亞洲人的高尿酸血症及痛風性關節炎的盛行率增加，台灣也有類似情形。1986-1989 年的流行病學調查，台灣痛風盛行率約有 0.5%，生活型態導致亞洲人的高尿酸血症及痛風關節炎盛行率增加，原因是飲食型態與不活動的生活型態所導致。1993-1996 年的國家營養健康調查也顯示＞45 歲的成人中有 22%的男性（血中尿酸值大於 7.7 mg/dL）以及 23%的女性（血中尿酸值大於 6.6 mg/dL）屬於高尿酸血症；隨著年齡增加痛風盛行率也增加（＞80 歲的男性及女性痛風盛行率分別爲 9%及 6%），特別是停經後女性的痛風盛行率，逐漸與男性相當，可能爲雌性荷爾蒙失去保護作用，導致與心血管疾病風險增高一樣的結果。高尿酸血症的非藥物治療：其它會影響痛風發作的因子包括：肥胖、酗酒、高血壓、使用藥物如：利尿劑、腎功能不全、靜態的生活習慣或家族遺傳史等，因此針對高尿酸血症之非藥物治療包括：飲食控制（低普林飲食）及生活型態改變（增加身體活動量及避免久坐的生活方式）；而飲食的建議如：1.避免食用動物內臟如：肝臟、含高果糖糖漿的飲料或食品、避免過量飲酒。2.限制食用大份量紅肉或和海鮮、高濃度的含糖果汁、甜點和鹽。3.鼓勵多攝取的食物包括：低脂或脫脂乳製品和蔬菜；除了控制飲食，平常養成規律運動習慣、戒菸、減重與適當的水分補充。美國的全國性飲食營養調查顯示：動物性高嘌呤飲食如海鮮、豬肉、牛肉的大量攝取是造成高尿酸與痛風發作的主要因素。而啤酒是唯一被公認含有大量普林的酒類，所以啤酒中的普林會加強高尿酸血症，因此有較高的痛風危險。短時間內的大量飲酒也會造成暫時性乳酸血症（lactic acidemia），使腎臟尿酸鹽排泄減少，血清當中尿酸增加；但是植物性的高嘌呤食物如：豆腐、豆皮、香菇等對於尿酸與痛風的發生影響不大；高尿酸血症的藥物治療：降尿酸藥物依作用機轉分成三類，臨床上以前兩類較常使用；分別爲：（1）抑制尿酸合成藥物（uricostatic）如：allopurinol 及 febuxostat；（2）促進尿酸排除藥物（uricosuric）如：benzbromarone、sulfinpyrazone 及 probenecid；（3）促進尿酸分解（uricolytic）如：pegloticase。根據美國風濕病學會建議：抑制尿酸合成的藥物 allopurinol 或 febuxostat 爲第一線治療藥物，如果病人有無法忍受的副作用或禁忌症可考慮使用增加尿酸排除藥物；allopurinol 使用需以較低劑量開始，有腎臟功能受損者需減量使用；根據研究具有 HLA:B*5801 基因型的患者，有較高的機會產生嚴重過敏反應，目前研究指出大約有 6-12%亞洲人帶有此基因，因此建議使用 allopurinol 之前可先檢測本身是否帶有此基因型；Febuxostat 雖是 xanthine oxidase inhibitor（XOI），但不是嘌呤類似物，在任何時期的慢性腎衰竭皆不用調整劑量；促進尿酸排除的藥物如 benzbromarone、sulfinpyrazone 及 probenecid，這類藥品需注意可能產生尿路結石的情況，因此服用藥物期間需增加飲水量、減少發生尿路結石的情況；如果以上藥物都無法使尿酸達到目標值且症狀仍持續，可將 xanthine oxidase inhibitors 合併排除尿酸藥物使用；但尿酸降低可能會使痛風復發，因此會加上預防急性痛風發作的藥物；第一線會先投予低劑量秋水仙素（colchicine）或低劑量 NSAIDs 如：naproxen；第二線治療方式可以給予 Prednisolone 10 mg/day，預防復發的藥物使用時間依據症狀，如果有持續痛風活動或有一處以上的痛風石、反覆急性痛風發作或慢性痛風石關節炎等，合併尿酸濃度仍無法控制至目標值，仍須繼續服用並監測藥物副作用，若尿酸濃度已達到目標值可考慮只用三個月。

Fenofibrate 是一種降三酸甘油脂的藥物，Fenofibrate 也可以減少腎小管對尿酸的再吸收，促進尿酸排泄；Fenofibrate 可以降低健康人及有痛風，且腎臟功能正常的人的血中尿酸濃度 25-30%，因此 Fenofibrate 可以用在痛風併有高血脂的人；研究亦顯示接受 allopurinol 治療不但有助於減緩慢性腎臟病患者疾病進程，並減少心血管疾病風險，亦可降低患者血壓（收縮壓及舒張壓）；針對急性痛風發作美國風濕病醫學會於 2012 年制定新的治療準則建議一開始只採單線藥物治療可選擇的藥物包括：非類固醇抗發炎藥物（nonsteroid anti-inflammatory drug, NSAID）或 acetaminophen，使用 NSAID 治療痛風需要選擇強效的藥物且劑量要足夠，FDA 核准可用予治療急性痛風的 NSAID 包括：Naproxen、Indomethacin、秋水仙素、類固醇（Corticosteroid）。若單線藥物治療無效可考慮添加第二種藥物合併治療（combination therapy），合併治療法對於急性重度痛風發作，尤其是多個大關節或多關節的發作是適當的選擇；目前可接受的藥物合併療法包括（1）秋水仙素+NSAIDs，（2）口服類固醇+秋水仙素，（3）秋水仙素+acetaminophen，不建議 NSAID 與類固醇合併使用，因為會增加腸胃道出血風險。對於口服 NSAIDs 反應不佳，或無法使用 NSAIDs 時可以使用關節腔內皮質類固醇注射，來輔助治療持續發炎的關節，低劑量的 triamcinolone 8-10 mg 單次關節腔內注射後，半數的痛風性關節炎可以在 24 小時內會緩解；當進行關節腔內關節液抽吸來分析結晶，注射類固醇或 NSAIDs 時如：多關節痛風、患者偏好、或需注射的關節非醫療執行者熟悉的位置，建議口服類固醇療法；可使用 prednisolon 起始劑量至少為每日 0.5mg/kg，持續 5-10 天後停用，或是使用全劑量 prednisolon bid 2-5 天；Probenecid：是促進尿酸排泄藥物的第一線用藥；在腎功能不全（Ccr＜

50ml/min）的病人身上不適用此藥，可使用其它臨床上有促尿酸排泄的藥物，例如：fenofibrate 等；罹患高尿酸血症且曾急性痛風關節炎發作者，建議接受降尿酸藥物治療以預防關節痛風石和併發症；一般建議降尿酸藥物應該終身長期服用，即使不再發作仍應持續服藥，降尿酸藥物治療的目標應設在血尿酸濃度＜6.0 mg/dL。關節因高尿酸血症發炎會導致紅熱腫痛，罹患痛風的一些原因包含：基因、過重、服用特定藥物如：cyclosporine、腎功能受損、靜態生活習慣、飲食習慣（高普林飲食如：過量飲酒和含糖飲料、海鮮等），體內普林經由肝臟代謝形成尿酸，最後由腎臟將尿酸隨尿液排出體外；如果體內產生過多尿酸，或腎臟排泄尿酸功能不良，會發生高尿酸血症或急慢性痛風性關節炎、痛風石、關節變形及腎結石等臨床症狀。研究顯示，平均每升高 1 mg/dL 的尿酸值，可使心血管疾病增加 32%，其效應如同總膽固醇上升 46mg/dL，收縮壓上升 10 mmHg；儘管血壓獲得良好控制，高尿酸值與心血管疾病的關聯仍持續。研究發現，高血壓的病人若同時合併有高尿酸，其發生冠狀動脈疾病及心血管疾病的風險，比正常尿酸值的人，高出 3-5 倍之多；高尿酸血症在高血壓的病人很常見，每 4 位未治療的高血壓患者中就有一位同時合併高尿酸血症，而在降血壓藥物中若同時含有利尿劑，也有一半患者會出現高尿酸血症；惡性高血壓及腎功能不全患者，更有 75%的人合併有高尿酸。痛風可藉由降尿酸藥物如：benzbromarone、probenecid、allopurinol、febuxostat 來治療，而痛風石則需要接受手術來移除；罹患痛風的機率隨著血中尿酸濃度的升高而增加，因此痛風病人通常會出現高尿酸血症，但是高尿酸血症的患者卻不一定會發生痛風；高尿酸血症對健康的危害已經超出過去的傳統認知，高尿酸血症不僅會造成痛風或腎結石，對於引發心血管疾病而死亡的風險更受到全世界的關注。

13.代謝性脂肪肝

非酒精性脂肪性肝疾病（Nonalcoholic fatty liver disease, NAFLD）為西方最常見之肝臟疾病，約占一般成年人的 20~30%；在肥胖以及糖尿病患者身上，盛行率更高達 70-90%。台灣某地區性民眾調查研究，發現非酒精性脂肪性肝疾病的盛行率約 11.5%；目前所知胰島素阻抗性（insulin resistance）為非酒精性脂肪性肝疾病的重要成因，因此非酒精性脂肪性肝疾病與代謝症候群或糖尿病有明顯的相關性；隨著國人飲食西化比例的提高，肥胖以及靜態生活型態的比率增加，在台灣公共衛生進步的同時，肝癌比例逐漸減少，但非酒精性脂肪性肝疾病的盛行率卻逐年上升是一項國人健康的議題。愈來愈多的證據顯示非酒精性脂肪性肝疾病會增加心血管疾病的風險，如動脈粥樣性硬化（包括：冠狀動脈，頸動脈等），三酸甘油脂上升、胰島素阻抗性增加、HDL 下降、LDL 上升，也常伴隨血液尿酸增加，發炎指數上升，而此風險隨著非酒精性脂肪性肝疾病的嚴重程度增加而增加；對於非酒精性脂肪性肝疾病患者，近期的資料從診斷、評估、追蹤、到處置做一個全面性的整理，以期能給所有非酒精性脂肪肝疾病患者一個完整的評估與照顧。非酒精性脂肪肝疾病是肝臟脂肪的過度堆積所造成，進一步再依照肝臟細胞是否有發炎損傷來區分爲脂肪肝炎，或者是單純的非酒精性脂肪肝。兩者自然病程與預後相距極大，脂肪肝炎由於肝臟慢性的發炎，長期可能轉變爲肝硬化，同時有較高的死亡率，相對於非酒精性脂肪肝則無。對於臨床上懷疑是非酒精性脂肪肝疾病的患者，首先要確定診斷：取得影像或是組織學上肝臟脂肪堆積的證據，同時排除酒精、藥物、先天性疾病等次發性的因素造成，之後再做進一步的整體肝臟功能評估，以及肝臟酵素指數檢查，來評估是否有脂肪肝炎或甚至纖維化的情況；身體質量指數、ALT/AST、空腹血糖、尿酸、及三酸甘油脂爲肝功能正常者脂肪肝的重要相關因子；當上述相關因子出現越多或其嚴重程度越高者，其有 NAFLD 的風險越高。

非酒精性脂肪肝疾病的發現通常是一般公司年度健康檢查時 GPT（ALT）或腹部超音波篩檢發現異常，經過病史詢問和理學檢查，排除酒精造成的肝臟疾病或肝炎帶原造成的肝臟問題後可以進一步診斷爲非酒精性脂肪肝疾病所造成肝功能異常，此時可建議患者接受詳細的肝臟超音波做肝臟細針穿刺切片，或腹部電腦斷層，生化學檢查方面可以測 Hb、PT/PTT、vitamin K、A1C、AFP 等；根據目前定義要診斷 NASH 或 NAFLD 必須要有下列條件：（1）肝臟切片須有中等程度至肉眼可見脂肪變性合併小葉性或門脈性發炎反應。病理切片不一定存在/或存在：

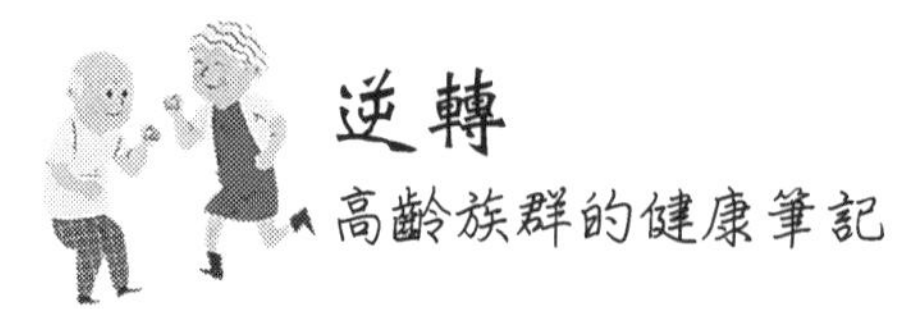

Mallory hyaline bodies，肝纖維化或肝硬化。（2）飲酒量需微不足道（每週少於 40 公克）；隨機抽取血液分析乙醇須呈陰性，而血清中的 Desialylated transferring Marker（酒精血中標識 marker）也必須爲陰性。（3）無 C 型肝抗體、且無進行中 B 型肝炎、藥物毒性肝炎及各種自體免疫抗體、威爾森氏病及血鐵質沉著症。肝臟脂肪變性（hepatic steatosis）特別是非酒精性脂肪肝疾病（non-alcoholic fatty liver disease; NAFLD）在過去大都被認爲是較良性且可逆的疾病，因此較不被重視，但近年來陸續之研究發現，其可能引發肝臟纖維化及肝硬化，甚至是末期肝臟疾病，再者隨著肥胖人口增加，其亦有增加之趨勢，因此是值得我們去注意的公共衛生問題；其中與酒精性肝疾病有類似之組織學特徵，兩者皆是因超過肝臟能負荷之代謝不平衡的一種反應，目前許多有關其進展至纖維化及硬化的研究，然而目前還沒有有效的治療方法。大部分的脂肪肝不會發展成爲肝硬化或肝癌，但脂肪肝也可能是各種肝毒性損傷的早期表現，不同病因所導致脂肪肝其病程及預後會有所不同；在許多的病因之中，有一種被稱之爲非酒精性脂肪性變性肝炎（nonalcoholic Steatohepatitis 簡稱 NASH），這是一種常見但常被忽略的疾病，主要是因爲NASH的確定診斷也需要肝臟切片病理報告，及大部份的病人病程進行的相當緩慢，臨床上不易被重視；台灣國人的肥胖與代謝症候群比例增加，非酒精性脂肪性肝疾病的患者也逐年上升，非酒精性脂肪性肝疾病是肝臟脂肪的過度堆積併發炎所造成，進一步再依照肝臟細胞是否有發炎損傷來區分爲脂肪肝炎，或者是單純的非酒精性脂肪肝。脂肪肝和非酒精性脂肪性變性肝炎病程與預後相距極大，脂肪肝炎由於肝臟慢性的發炎，長期可能轉變爲肝硬化，同時有較高的死亡率，相對於非酒精性脂肪肝則無；因此對於臨床上懷疑是非酒精性脂肪肝疾病的患者，首先要確定診斷：取得影像或是組織學上肝臟脂肪堆積的證據，同時排除酒精、藥物、先天性疾病等次發性的因素造成，之後再做進一步的整體肝臟功能評估，以及肝臟酵素指數檢查，來評估是否有脂肪肝炎或甚至纖維化的情況。

首要是個人生活習慣的調整，飲食清淡，接著運動，減重，改善代謝疾病：肥胖、高血脂、胰島素抗性、第二型糖尿病等，最後才是針對有明顯肝臟發炎的病人給予藥物治療；包含胃手術的減重，和慢性 C 型肝炎患者引起的 NAFLD，都是容易進展至非酒精性脂肪肝炎（non-alcoholic steatohepatitis; NASH）的高危險群，因此值得基層醫師注意。預防肥胖是 NASH 相關疾病的最常見原因，因此肥胖者應減重，限制糖類食物的攝取使體重，內臟內脂肪消失，飲食控制和體適能鍛鍊是減重的基礎，減少 7700 千卡攝入可減少 1 公斤脂肪，每降低 1%的體重可使血清 ALT 下降 10%，減重 10%可能使之回復正常；需注意的是短期內快速減肥，易致脂肪性肝炎病變加重、電解質紊亂、高尿酸血症、酮酸症及體重反彈復胖……等不利影響。飲食原則上應攝取新鮮食材、高蛋白和富含多元不飽和脂肪酸的油脂，如堅果，魚油，膳食纖維……等以體重減輕 10-20%。應當認識到脂肪肝患者的飲食中仍要包含適量的好的脂肪，注意控制糖類的攝取；攝取不含脂肪食物時人體仍可從糖類及氨基酸前身物質合成脂肪酸，而攝取過多的糖類又促進胰島素分泌，使醣類轉化爲內臟白色脂肪；此外應依不同病因、不同病情和營養師討論飲食組成和份量；如屬於糖尿病前期和高血脂症（高膽固醇，高三酸甘油脂等）者，飲食應包含低膽固醇類的植物油和高水溶性膳食纖維。非酒精性脂肪變性肝炎可以是一個獨立的疾病，但更多見的還是全身性疾患在肝臟的一種病理過程；肥胖症、藥物和毒物中毒、營養不良、糖尿病、妊娠、病毒或其他病原體感染以及先天性代謝缺陷等都可引起非酒精性脂肪變性肝炎。肝切片顯示從輕度的脂肪性肝炎至重度肝纖維化和肝硬化等不同的組織學特徵。雖然通常認爲非酒精性脂肪變性肝炎是無痛性的良性病變，但其肝纖維化的發生率約25%，且約 1.5%～8.0%的患者可進展爲肝硬化，故不能掉以輕心。大部分脂肪肝並不會發展成肝硬化或肝癌，不需要過度擔心，只要改變飲食和生活習慣，定期追蹤即可，一旦肝功能檢查發現異常時，就應找肝膽胃腸專科醫師做進一步的檢查，找出可能的病因，目前的治療仍以預防病因爲主，減重及運動並輔以適當飲食控制，可有效地控制病情進一步發展。

現代人隨著飲食西化，罹患非酒精性脂肪肝疾病（nonalcoholic fatty liver disease, NAFLD）會同時增加罹患心血管疾病的風險，且 NAFLD 患者常會同時有多項心血管疾病與代謝性疾病的危險因子，對於心血管疾病危險因子的預防是有幫助的例如：適當的血糖控制、血脂異常治療等。NAFLD 可以從良性大泡性肝脂肪變性，到更嚴重的非酒精性脂肪性肝炎（non-alcoholic steatohepatitis, NASH）、肝纖維化、肝硬化甚至肝癌。NAFLD 的致病機制包括：肥胖、胰島素阻抗、腸道微生物群和遺傳學相關多種代謝因素，無症狀 NAFLD 可緩慢進展爲 NASH 和末期肝病。NAFLD/ NASH 的診斷依據是肝功能異常、影像學（腹部超音波、電腦斷層）異常和肝切片異常等。脂肪肝是在多種原因加成下（肥胖症、慢性酒精中毒、糖尿病、高脂血症、全身性疾病、代謝異常性疾病等）所共同形成的一種症候群，導致肝細胞出現脂肪變性，肝細胞內堆積過多脂肪的疾病。脂肪肝在醫學上的定義是肝內三酸甘油脂含量超過全肝重量的 5%，也有學者以肝組織切片顯示，超過 10%以上的肝細胞有脂肪空泡堆積，來區分酒精性和非酒精性脂肪肝，此外學者認爲男性患者每週飲用小於 140 克以下酒精、女性每週飲用小於 70 克以下酒精時，即可定義爲 NAFLD。根據研究肝纖維化之後的十年之內，有大約三成的患者會發展成肝硬化，4-27%的肝硬化患者會演變成肝癌。研究顯示要改善脂肪肝不外乎靠生活型態的改變如：飲食控制和身體活動來減重，然而從被發現脂肪肝到恢復爲正常的肝臟，一般平均需要 4.5 年。

非酒精性脂肪肝疾病是目前全球最常見的慢性肝臟疾病。全世界 NAFLD 盛行率約爲 20-30%；而台灣曾有研究顯示，台灣地區民衆有非酒精性脂肪肝的盛行率約爲 11.4-41%。3,4 其發生率在西方國家約爲 15-30%，而台灣、東南亞國家、韓國、日本及中國等亞洲國家則逐年上升，約爲 15-45%；因此非酒精性脂肪肝疾病已開始引起亞洲各國政府的關注，留意非酒精性脂肪肝疾病的盛行與相關併發症。胰島素阻抗（insulin resistance）是代謝症候群的一個特徵，也是 NAFLD 的重要機制之一，因此 NAFLD 與代謝症候群或糖尿病前期、過重及肥胖、第 2 型糖尿病等代謝性疾病息息相關。越來越多的證據顯示 NAFLD 除了影響肝臟，也同時會增加心血管疾病的風險例如：冠狀動脈粥樣硬化，血中三酸甘油脂上升、全身性胰島素阻抗增加、過低的 HDL-C 與過高的 LDL-C，也時常伴隨血中尿酸濃度增加、全身性發炎指數上升；心血管疾病的風險隨著 NAFLD 的嚴重程度增加而增加。全身性的代謝性疾病表現在全身器官，會引起不同的健康問題諸如：心血管疾病、腦血管疾病等。NAFLD 診斷可利用腹部超音波或肝臟組織病理學切片，同時也需要排除酒精或是藥物所引起的次發性肝臟疾病造成的肝臟發炎，同時檢驗肝臟酵素（GPT/GOT）來評估是否有脂肪性肝炎或肝臟纖維化。胰島素阻抗性是造成代謝症候群和非酒精性脂肪肝的重要因素，胰島素阻抗性是指細胞無法有效接收或利用胰島素，因而無法利用葡萄糖，且不分患者的體型胖瘦都可能存在胰島素阻抗性。其次 NAFLD 需要飲酒量微不足道（每週＜40 公克乙醇），且隨機抽取血液分析乙醇必須呈陰性；且沒有 C 型肝炎抗體或進行中的 B 型肝炎、藥物毒性肝炎及各種自體免疫抗體、威爾森氏病及血鐵質沉著症。多數 NASH 患者（48-100%）沒有症狀，最常見的症狀是肝臟腫大或疲倦。實驗室檢查異常方面包括血清轉氨酶（ALT）升高 2-4 倍，多數患者 AST/ALT＜1，但 1/3 患者的鹼性磷酸酶（Alk-P）會輕度升高，其他的肝功檢查往往正常。肝纖維化的發生率大約高達 25%，且大約 1.5-8.0%患者可進展至肝硬化。目前對 NASH 的發病機制雖然尚不清楚，但胰島素阻抗，肝細胞內脂肪的過度氧化和不正常的細胞激素分泌如：TNF-α 可能是其主要原因。目前認為 NASH 患者可因為上述因素演變至慢性肝炎、肝硬化、肝衰竭甚至 HCC（肝細胞癌）。NASH 的纖維化範圍從不存在（F0 期）至肝硬化（F4 期）。利用實驗室抽血的三個血液生化指標：血小板（Platelet count）與肝功能 GPT/GOT 加上患者的年齡，將四個數值帶入特定公式中換算得出

FIB-4 分數。分數小於 1.45 代表正常；大於 1.45 屬於輕微纖維化（F1）；大於 2.1 是中度肝纖維化（F2）；大於 3.25 則屬於嚴重肝纖維化（F3、F4）。NASH 隨著脂肪在肝細胞中的持續累積而形成，也因代謝環境的改變，導致肝細胞發炎和肝細胞受損形成肝組織纖維化。NASH 有多種危險因子包含：遺傳、人體代謝異常如：肥胖、第 2 型糖尿病、高膽固醇血症、高血壓等。

代謝相關脂肪肝疾病（metabolic associated fatty liver disease, MAFLD）

近年來因爲脂肪肝病發生率越來越高，尤其是年輕族群脂肪肝的罹病率越來越高，人們對脂肪肝的關注程度也越來越高，臨床上又重新重視這種脂肪代謝性疾病的命名，以及對脂肪肝的發病機制的研究，發現其最主要的病因是代謝異常所造成；而 NAFLD 當作一個排他性的診斷無法眞正反應病因，原因是針對 NAFLD 的診斷方面有問題。NAFLD 無法有效的區分是代謝相關的脂肪肝，抑或是其他原因所導致的脂肪肝疾病。目前對 NAFLD 的治療方式主要是藉由生活型態的改善，這種臨床上實際的問題卽反映出 NAFLD 是代謝異常所造成的疾病。剛開始在定義 NAFLD 時始終需要考慮有酒精定量的問題，無法在臨床上實際定義脂肪肝形成原因。而代謝相關脂肪肝疾病是由於代謝障礙所引起的脂肪性肝病變，患者無論在影像學還是組織病理學診斷上有脂肪肝，且可能同時伴隨有肥胖、第 2 型糖尿病或代謝異常（代謝症候群）三個條件中的任何一個，就可以診斷爲 MAFLD。因此 MAFLD 是一個確定診斷性的疾病，而不是一個排除性的診斷疾病；此外 MAFLD 是一種與生活方式密切相關的一種代謝疾病，同時是長期累積且反覆發生，而可以同時伴有冠心症、血脂異常、高血壓等，並可能進展爲肝纖維化或肝硬化，進而造成患者生活品質下降。

代謝相關脂肪性肝病和代謝性疾病如：糖尿病、高脂血症、動脈粥樣硬化、冠心病等共同病因就是肥胖。肥胖相關的發病機制就是胰島素的阻抗，胰島素阻抗既與肥胖相關，又可以導致脂肪肝、糖尿病、動脈粥樣硬化、冠心病等。第二個病因是氧化壓力，不管是心血管疾病、第 2 型糖尿病還是脂肪肝，疾病進展很重要的一個原因就是氧化壓力，肝臟發炎或其他的內臟發炎很重要的一個原因，持續慢性發炎反應會造成肝臟纖維化和肝硬化。此外中性脂肪（特別是三酸甘油脂）是導致肥胖症、脂肪肝、高血脂症、胰臟發炎、動脈粥樣硬化等的一個重要因素；脂肪肝是一個反應內臟脂肪堆積的重要表徵，患者的肝臟出現脂肪堆積同時存在著代謝異常，某種意義上 MAFLD 既是病因也是代謝異常之結果。肝臟發生脂肪變性與 MAFLD 有著類似的組織學特徵，兩者皆因體內脂肪酸超過肝臟所能儲存與代謝之能力；而體重過重或肥胖的患者，對於此類患者隨著肥胖症進展，通常會出現脂肪肝、第 2 型糖尿病或心血管疾病，實際上脂肪肝與第 2 型糖尿病、心血管疾病之間有著共同的病因。當肝臟發生脂肪變性後恐會引起單純性脂肪肝以及 NASH，且此類型的脂肪肝同樣有可能會進展至肝臟纖維化、肝硬化、肝癌等。絕大多數的脂肪肝患者之病因是由於過重或肥胖導致，也有一部分患者 BMI 雖然正常但也同樣有脂肪肝，這主要是由於脂質代謝方面出問題。因此從這個角度來看，當我們提出把 NAFLD 更名爲 MAFLD 時，具有重要的現實意義；提醒臨床醫師在治療 MAFLD 患者時，可以結合保護肝臟的藥物並針對患者的血糖、血脂異常的上升進行綜合治療。由於台灣過去的 B、C 型肝炎的高盛行率，NAFLD 定義當中包含 B、C 型肝炎所造成的慢性肝臟疾病，而當脂肪肝已逐漸超越病毒性肝炎，成爲肝病頭號的影響因素時，NAFLD 排除了患有脂肪肝且無代謝異常的患者，因此使用 MAFLD 來定義脂肪代謝異常的肝臟疾病更爲合適，推論其結果是對於 MAFLD 在臨床症狀的預測能力高於原有的 NAFLD。臨床上 MAFLD 更容易識別肝纖維化、動脈粥樣硬化性的心血管疾病（atherosclerotic cardiovascular disease, ASCVD）的高風險、慢性腎臟病、大腸息肉和全死因性癌症的患者；另一個重要的區別是 MAFLD 與酒精攝入或其他肝臟疾病如病毒性肝炎、肝癌等無關，因此如果患者具有雙重肝病的病因，則可以被診斷爲「MAFLD 和酒精性肝病」或 MAFLD 與慢性 B 型肝炎等；因此 MAFLD 能夠表達同時罹患脂肪肝與病毒性肝炎併存的患者，臨床上還影響病毒性肝炎和 MAFLD 對未來發展成爲 HCC 的評估上的新的定義。對於脂肪肝同時合併病毒性肝炎的患者，醫師可以提早建議患者控制脂肪肝，透過飲食、運動等生活方式的改變使得脂肪肝逆轉，如果有相關病因如：肥胖以及糖尿病等代謝症候群（Metabolic syndrome, MetS），也應該同時管理患者的 MetS 從而改善脂肪肝，因此代謝異常的脂肪肝應該與糖尿病、心血管疾病一樣被納入到慢性病個案管理之中。

脂質一直給我們負面的觀感，但人類不僅需要脂肪來儲存能量，在寒冷地區更需要藉由脂肪才有辦法渡過嚴苛的氣候，現代人爲了健康因素儘可能想要減去身上的脂肪，但脂肪對於身體其實具有重要性，尤其高齡長者的脂肪組成，人體中共有 3 種顏色的脂肪，且分別具有不同的功能。

1.**白色脂肪**（White Adipose Tissue）

白色脂肪是我們極力想甩掉的負擔。以三酸甘油酯的方式形式，將多餘的能量儲存起來，並提供身體維持體溫。白色脂肪雖會出現在全身上下，同時容易囤積在皮下組織及內臟周圍，男女的脂肪分佈也會依照荷爾蒙的差異有所不同，而女性大多會出現在胸部、臀腿等，男性則容易分佈在腹部。

2.**棕色脂肪**（Brown Adipose Tissue）

棕色脂肪內擁有大量的粒線體，粒線體會分泌產熱素，是幫助身體燃燒能量、產生熱能的好幫手，但無奈的是這類的脂肪在嬰幼兒時期最多，同時隨著年紀增長後會逐漸減少的脂肪，棕色脂肪會儲存在頸部、鎖骨、背部、肩膀、心臟和腎臟等部位。

3.**米色脂肪**（Beige Adipose Tissue, BAT）

米色脂肪雖存在於白色脂肪組織中，經過運動時肌肉會分泌一種名為鳶尾素（Irisin）的荷爾蒙，讓米色脂肪轉換成棕色脂肪，經過研究發現米色和棕色脂肪也與改善葡萄糖的恆定性、胰島素敏感性和脂質代謝等有關。但是脂肪同時也包含了以下的重要性：脂肪能分泌瘦素（Leptin），幫助抑制食慾、活化大腦、讓心理成熟、幫助血管新生及傷口癒合，幫助骨骼發育及降低骨質疏鬆症機率。提升免疫力，讓身體免於細菌、病毒感染；飲食、基因、荷爾蒙、性別等因素會影響脂肪分佈之外，外在細菌、病毒、睡眠不足或長期壓力之下，都容易會使白色脂肪生成；根據美國運動醫學會（ACSM）建議：每週至少三次，每次 30 分鐘以上的中等強度運動，或累積運動時間大於 120-200 分鐘可以幫助脂肪分泌瘦素及轉換成棕色脂肪，同時避免久坐的生活型態都能減少脂肪堆積在內臟的可能。

脂肪肝的治療策略

1.NAFLD 非藥物治療：治療 NAFLD 應著重改善代謝症候群如：高血壓、高血糖、肥胖、高血脂等的控制。改善代謝症候群也等於促進了全身健康。根據國外研究 NAFLD 患者經採用低脂飲食或地中海飲食、得舒飲食等，輔以降血糖藥物控制血糖，讓受試者的血糖及血脂、體重獲得改善後，結果發現 96%的患者肝功能也獲得改善。改善代謝症候群是消除非酒精性脂肪肝疾病的首要策略；針對體型不胖的 NAFLD 患者先採用生活型態的改變介入的方式，結果發現光是生活型態改變，就能改善 67%患者的脂肪肝，體重減輕 3-10%也可以改善脂肪肝。不過體重減輕的速度建議循序漸進，因為快速減重會使肝內脂肪病變加重，或使肝臟纖維化轉趨嚴重，因此建議減重應以半年內減輕原體重之 10%為原則。目前並無針對非酒精性脂肪肝特別的治療藥物，唯有生活型態改變、減重、血糖、血脂控制、運動，能有效改善非酒精性脂肪肝；部份減重藥物或治療糖尿病、降血脂藥物能協助病患減重及控制代謝性疾病。因為脂肪肝是代謝症候群在肝臟的一種表現，因此首要工作是改善代謝症候群以及胰島素抗性，而最重要的三件事情就是飲食控制、運動、減重。飲食減少高熱量、高油脂食物的攝取，澱粉類應適量控制，多吃蔬果、蛋白質及低脂食物，通常一天熱量與基礎熱量需求相比減少

500-1000 大卡，就有助於減重及減少肝臟脂肪的堆積。養成規律運動的習慣，比較有效率的運動方式是中等強度運動像是：健走、游泳、騎腳踏車等，一般來說若能持續減少熱量及油脂的攝取，並且透過提高運動量，便能達到減重目標。臨床上只要體重減低 5-7%，脂肪肝已有相當的改善，尤其當體重減低 7-10%對於 BMI＞25 的族群，有一半的人脂肪肝已獲得改善，減重不僅能逐漸改善脂肪肝，對全身健康都有幫助。因此預防 NAFLD 首要是個人生活習慣的調整，飲食，運動，減重，改善代謝性疾病如：肥胖、高血脂、胰島素阻抗性、第 2 型糖尿病等。最後是針對有明顯肝細胞發炎的患者給予藥物的治療，包含：C 型肝炎患者引起的 NAFLD，都是容易進展至 NASH 的高危險族群；飲食控制及運動仍是目前被認爲最好的方式。NASH 是一種慢性、漸進性，並且影響全球數百萬人。根據目前定義要診斷 NASH 需要有下列條件：肝臟切片必須要有中等度至肉眼可見脂肪變性合併肝小葉或門脈發炎反應。可存在/或不存在肝臟纖維化或肝硬化。NAFLD 是最常見的肝病，不久後可能取代成爲國人肝病頭號殺手。若不針對脂肪肝問題改善，長久下來有可能和 B、C 型肝炎病毒一樣引起肝發炎、肝纖維化甚至 HCC。NAFLD 全世界的患病率爲 25%。在美國非酒精性脂肪性肝炎及其亞型非酒精性脂肪性肝炎，分別影響 30%和 5%人口。目前尚無 FDA 批准用於治療非酒精性脂肪肝疾病的藥物，儘管藥廠的其中一些正在研究中，並取得了臨床試驗的結果；但距離人體的治療還有一段路。在未來幾年中預計可能有幾種藥物可供治療使用。在此期間儘管沒有一種方法可以治癒非酒精性脂肪性肝病，但仍有一些替代療法可能會有所幫助，臨床最常被研究用於治療 NAFLD 病人的促胰島素敏感劑主要有 metformin、pioglitazone、liraglutide 等。但仍處於仿單外使用（off-label use），多重治療的方式或許可以有效治療 NAFLD 如治療代謝症候群相關合併症如：高血壓、糖尿病和血脂異常也同樣重要，可遵照類似糖尿病的治療方法，使用不同機轉的藥物共同治療。

非酒精性脂肪性肝與代謝疾病

NASH 這個名稱首先在 1980 年由美國學者提出，其發現是因為觀察到 20 位無明顯飲酒史病人的肝臟切片在組織學上的變化與酒精性肝炎無法區分；過去 20 年來 NASH 的病例報告逐漸增加，現在已被認為是一特殊的臨床疾病。文獻中其他的名稱如：偽酒精性肝炎、酒精樣肝炎、脂肪肝肝炎、脂肪變性壞死以及糖尿病性肝炎都是在描述 NASH，然而 NASH 仍是所有名稱中最為人所接受。11NAFLD 是因為肝臟的脂肪堆積量過高所引起，而糖尿病、糖尿病前期、胰島素阻抗、過重或肥胖、高血脂如：膽固醇或三酸甘油脂過高、高血壓等都有可能引起脂肪肝。

NAFLD 包括一系列疾病，從單純性脂肪肝到NASH，隨著纖維化增加導致肝硬化。NAFLD罹病率在全球的成人和兒童及青少年中呈驚人的增加趨勢，與代謝症候群之間具有雙向的關聯性。

NAFLD 可依肝臟切片嚴重程度分成三級分別為：1.輕度：肝臟含脂肪量約 5-10%，此時還未有肝臟受損的情形；2.中度：肝臟含脂肪量約 10-15%，可能合併肝臟發炎，也可能出現瘢痕組織，已有肝硬化風險；3.重度：肝臟含脂肪量＞30%，出現嚴重肝臟纖維化，肝硬化風險極高。最近研究的文獻認為，與非酒精性脂肪肝病有關的因素包括：氧化壓力（oxidative stress）、患者的發炎細胞、肝臟的脂肪細胞製造並釋放出的細胞激素（adipokines）增加，肝細胞壞死或凋亡，脂肪組織發炎、白血球浸潤（infiltration），腸道微生物或稱腸道微菌叢（gut microbiota）也可能是引起肝臟發炎原因之一。人類飲食及生活習慣的改變，肥胖、高血脂、高血糖、高血壓、心血管疾病及第 2 型糖尿病等盛行率的上升，身體負責代謝的重要器官：肝臟也產生代謝性疾病，產生脂肪累積促使NAFLD發生率增加。NAFLD主要指非因酒精或其他藥物造成的肝臟脂肪過度累積，進而引發廣泛性肝臟細胞破壞的疾病。目前全球每四個人卽有一名是NAFLD患者；而在台灣盛行率約 11.4-41%。非酒精性脂肪肝病的病程是先從少量細胞累積脂肪的非酒精性單純性脂肪肝（liver steatosis）開始，伴隨發炎而形成肝細胞損傷的 NASH，進而發展至肝纖維化。亞洲地區每年非酒精性脂肪肝人口約增加 3-4%，有 60%的脂肪肝能夠透過飲食與運動來改善。若沒有改善將會有 25%的人其脂肪肝在三年內會轉爲 NASH，脂肪肝合併肝細胞發炎、壞死。此外脂肪肝炎患者在一年內出現第一級肝纖維化，待經過 10-20 年之後肝纖維化愈來愈嚴重，有可能演變爲肝硬化及 HCC，肝硬化每年約有 1-4%會變成肝癌末期。過多的脂肪會使肝臟纖維化，減重 5-10%就能改善脂肪肝程度，減輕肝臟纖維化問題。NASH 是一種無症狀疾病，因此經常被患者忽視多年，NASH 患者通常只會在疾病發展至晚期才意識到病徵。診斷非常困難不只沒有病徵，也因爲 NASH 診斷方法必須採用肝臟穿刺進行，這項檢查具備一定的技術性的侵入性風險。肥胖似乎在導致單純性脂肪變性（simple steatosis）的起始過程中及其進展爲 NASH 的過程都發揮影響力。當脂肪組織儲存剩餘能量能力減弱時，肝細胞具有類似脂肪細胞的功能例如：常見的肥胖或缺乏脂肪組織的情況下如：脂肪營養不良。在這種情況下肝細胞儲存額外的脂質，主要以三酸甘油酯的形式導致單純脂肪變性。由於加速脂肪分解和減少皮下脂肪組織中的脂肪酸攝取，而導致過量的血液循環中游離脂肪酸過多，導致異位脂肪堆積如：肝臟、骨骼肌，以及之後的許多器官均產生胰島素阻抗。目前台灣的研究主要是以次世代定序，針對 NAFLD 患者或家族做基因的篩檢，挑出容易演變成 HCC 的族群；不久的將來對疾病的發生機制更深入了解，和個體遺傳基因的解碼，會帶來更精準化和個人化的治療方法。醫療保健照護系統的目標最重要的是預防而不是治療肥胖症；NAFLD 出現及持續的時間越長未來肝癌的負擔就越大。多數的 NAFLD 患者是無症狀的，疾病持續進展直到發展爲肝硬化爲止。

NAFLD 患者可能是在腹部超音波檢查中無意間發現脂肪肝，或根據影像學檢查發現肝臟堆積脂肪，這些檢查可能是偶然的，或是患者右上腹悶痛而檢查時不經意發現。而肝臟相關的血清學檢查方面，反應肝指數上升情形例如：血清丙氨酸氨基轉移酶（GPT/ALT）>血清天冬氨酸氨基轉移酶（GOT/AST）。當發展到肝纖維化、肝硬化和門靜脈高壓時，血小板計數會逐年下降。當肝臟合成功能障礙時血清白蛋白會降低，和凝血酶原時間（prothrombin time, PT）增加。NAFLD 幾乎普遍存在於 NASH、肝纖維化和第 2 型糖尿病之前。在 NAFLD、NASH、肝纖維化分期之前，進行非侵入性檢查方式是很重要的。根據臨床前期研究若透過及早介入代謝異常的治療來逆轉肝臟脂肪變性、肝細胞發炎與纖維化，糖尿病也可得到改善；這個治療代謝疾病的想法用在治療 NAFLD 和 NASH，代表 NAFLD 也是代謝疾病的一種。胰島素能抑制脂肪分解，當周邊組織對胰島素產生阻抗時細胞無法有效利用胰島素，無法利用葡萄糖轉化成能量，血液中游離脂肪酸增加，導致游離脂肪酸進入肝細胞內，使肝細胞內脂肪代謝異常包括：三酸甘油脂合成增加，降低三酸甘油脂的輸出或降低脂肪酸氧化，使肝臟發生脂肪變性。

MAFLD 取代 NAFLD 名詞的由來

2020 年的時候全球共有 22 個國家的專家群提出新的觀念與定義，只要有脂肪肝加上以下任何一個條件就可診斷代謝性脂肪肝病包括：體重過重/肥胖、第 2 型糖尿病或是代謝異常的證據。這個新的概念將更容易涵蓋與代謝症候群相關的脂肪肝病；這個近幾年的新觀念將更容易涵蓋與代謝症候群相關的脂肪肝病。代謝症候群會直接導致非酒精性脂肪肝病，且影響慢性 B 型肝炎及 C 型肝炎患者的臨床表現，也跟肝癌的發生有關；台灣肥胖、糖尿病及高血脂的人口越來越多，代謝症候群及脂肪肝盛行率也會隨時間升高。肥胖是 NASH 相關疾病的常見原因，因此肥胖症患者首先應該減重，限制糖類食物的攝取使體重、內臟脂肪消失，飲食控制和體適能訓練是減重基礎，減少攝取 7700 大卡可減少 1 公斤，每降低 1%的體重可使血清 ALT 下降 10%，減重 10%可能使之回復正常。脂肪肝定義爲肝臟脂肪含量超過總量 5%，或肝臟組織切片可見到肝細胞有脂肪顆粒、發炎或更嚴重纖維化及肝硬化之 NAFLD 卽稱之爲 NASH。NAFLD 不僅與肝臟相關的發病率和死亡率增加有關，而且與發生其他重要肝外疾病（心血管疾病、某些癌症、第 2 型糖尿病、慢性腎臟病等）的風險增加有關，這才是 NAFLD 患者死亡的主要原因，因此 NAFLD 在全球造成相當大的健康和經濟負擔，並經常導致生活品質下降。NAFLD 是全球最常見的與代謝症候群相關的慢性肝病，也是一個日益得到認可的公共衛生問題，影響 25%的世界上的成年人；NAFLD 也受肥胖和第 2 型糖尿病的影響，預計這些疾病的罹病率在未來幾十年內還會增加。脂肪肝患者的飲食建議採取地中海或是得舒飲食，注意控制糖類攝取，攝取不含脂肪的食物時身體仍可以從糖類及胺基酸前驅物質合成脂肪酸，而攝取過多的糖類又促進胰島素分泌。如屬於糖尿病前期和血脂異常（高膽固醇，高三酸甘油脂）時，飲食方面可以多攝取膳食纖維。我們可利用診所或健檢機構的抽血報告的三個血液生化指標：血小板、與肝功能 GPT、GOT 加上患者的年齡；將四個數值帶入特定公式中換算得出 FIB-4 分數。分數越高代表肝纖維化越嚴重；FIB-4 分數＜1.45 代表正常，＞1.45 屬於輕微纖維化（F1），＞2.1 是中度肝纖維化（F2），＞3.25 則屬於嚴重肝纖維化（F3、F4 以上）；此外 MAFLD 患者若感染 B 肝、C 肝或是酒精性肝炎，將來變成肝硬化或是 HCC 的機會增加，應透過早期篩檢來治療 C 型肝炎。患有非酒精性脂肪肝病同時會增加罹患心血管疾病風險，且這類患者常會同時有多項心血管疾病的危險因子，針對心血管疾病危險因子治療是有幫助的例如：適當的血糖控制、高血脂治療等。NAFLD 可以從良性大泡性肝脂肪變性，到更嚴重的非酒精性脂肪性肝炎、肝纖維化、肝硬化和肝癌。NAFLD 的致病機制包括：肥胖、胰島素阻抗、腸道微生物群和遺傳學相關多種代謝因素，無症狀 NAFLD 可緩慢進展爲 NASH 和末期肝病。NAFLD/ NASH 的診斷依據是肝功能異常、影像學（腹部超音波、電腦斷層）異常和肝切片異常等。脂肪肝在醫學上的定義是肝內三酸甘油酯含量超過全肝重量 5%，也有學者以肝組織切片顯示超過 10%以上的肝細胞有脂肪空泡堆積。區分酒精性和非酒精性脂肪肝，學者認同男性患者每週飲用 140 克以下酒精、女性每週飲用 70 克以下酒精時即爲 NAFLD。根據研究肝纖維化後的 10 年內有大約三成的患者會發展成肝硬化，4-27%的肝硬化患者會演變成肝癌。研究顯示要改善脂肪肝不外乎靠飲食和運動及減重，從脂肪肝被發現到恢復爲正常的肝臟平均需要 4.5 年。全世界 NAFLD 盛行率約爲 20-30%，而台灣的 NAFLD 盛行率在 11-37%之間。曾有研究顯示台灣地區民衆，罹患非酒精性脂肪肝疾病的盛行率約爲 11.5%。

NAFLD 增加心血管疾病風險

胰島素阻抗除了是代謝症候群的一個特徵外，也是 NAFLD 的重要形成機制之一，因此 NAFLD 與代謝症候群或糖尿病前期、肥胖、第 2 型糖尿病等代謝疾病相關。越多的證據顯示 NAFLD 會增加心血管疾病風險例如：動脈粥樣硬化（冠狀動脈，頸動脈），三酸甘油脂上升、胰島素阻抗性增加、過低的 HDL、升高的 LDL 常伴隨血液中尿酸濃度增加、全身發炎指數上升。風險隨著 NAFLD 的嚴重程度增加而增加。全身性的代謝性疾病表現在全身器官會引起不同的健康問題，包括：心血管疾病、腦血管疾病等。在肝臟表現的就是 NAFLD，診斷可利用超音波或肝臟組織切片，同時也需要排除酒精或是藥物所引起的次發性原因造成，再檢驗肝臟酵素（GPT/GOT）來評估是否有脂肪肝炎或肝纖維化。胰島素阻抗性是造成代謝症候群和非酒精性脂肪肝的重要因素，insulin resistance 是指細胞無法有效運用胰島素，而無法利用葡萄糖，且不分體型胖瘦都可能有胰島素阻抗性。飲酒量必需微不足道（每週＜40 公克乙醇）。隨機抽取血液分析乙醇必須呈陰性。沒有 C 型肝炎抗體、進行中 B 型肝炎、藥物毒性肝炎及各種自體免疫抗體、威爾森氏病及血鐵質沉著症。多數 NASH 患者（48-100%）沒有症狀，最常見的症狀是肝臟腫大或疲倦。實驗室檢查異常包括血清轉氨酶升高 2-4 倍，多數病人 AST/ALT＜1，1/3 患者鹼性磷酸酶輕度升高，其他肝功檢查往往正常。肝纖維化的發生率約高達 25%且約 1.5-8.0%患者可進展為肝硬化；目前對 NASH 的發病機制尚不瞭解，像是胰島素抗性，脂質過度氧化和不正常的細胞激素如：TNF-α 可能是其原因。目前認爲 NASH 患者可因爲演變成慢性肝炎、肝硬化、肝衰竭或 HCC。NASH 隨著脂肪在肝細胞中的持續累積而成形，也因代謝環境的改變，導致細胞發炎和受損形成肝組織纖維化。NASH 的纖維化範圍從不存在（F0 期）至肝硬化（F4 期）。NASH 有多種危險因子包含：遺傳預先傾向性（genetic predisposition）、代謝紊亂如：肥胖、第 2 型糖尿病、高膽固醇、高血壓等。NASH 是一種無症狀疾病，因此被忽視多年。NASH 患者通常只會在疾病發展至晚期才意識到病徵，診斷非常困難，不只沒有病徵也因爲 NASH 診斷方法必須採用肝臟穿刺進行。這是具備一定風險以及技術限制的侵入性手術。NASH 這個名稱首先在 1980 年由學者提出，其發現是因爲觀察 20 位無明顯飲酒史病人的肝臟切片在組織學上的變化與酒精性肝炎無法區分；過去 20 年來 NASH 的病例報告逐漸增加，現在已被認爲是一特殊的臨床疾病。文獻中其他的名稱如：僞酒精性肝炎、酒精樣肝炎、脂肪肝肝炎、脂肪變性壞死以及糖尿病性肝炎都是在描述 NASH，然而 NASH 仍是所有名稱中最爲人所接受。NAFLD 是因爲肝臟的脂肪堆積量過高所引起，而糖尿病、糖尿病前期、胰島素阻抗、過重或肥胖、高血脂如：膽固醇或三酸甘油脂過高、高血壓等都有可能引起脂肪肝。NAFLD 包括一系列疾病，從單純性脂肪肝到 NASH，隨著纖維化增加導致肝硬化。NAFLD 罹病率在全球的成人和兒童及青少年中呈驚人的增加趨勢，與代謝症候群之間具有雙向的關聯性。NAFLD 可依肝臟切片嚴重程度分成三級分別爲：1.輕度：肝臟含脂肪量約 5-10%，此時還未有肝臟受損的情形。2.中度：肝臟含脂肪量約 10-15%，可能合併肝臟發炎，也可能出現瘢痕組織已有肝硬化風險。3.重度：肝臟含脂肪量＞30%，出現嚴重肝臟纖維化，肝硬化風險極高。最近研究的文獻認爲與非酒精性脂肪肝病有關的因素包括：氧化壓力（oxidative stress:人體內的促氧化劑與抗氧化不平衡，導致肝臟細胞受損）、患者的發炎細胞、肝臟的脂肪細胞製造並釋放出的細胞激素（adipokines）增加，肝細胞壞死或凋亡（apoptosis），脂肪組織發炎、白血球浸潤（infiltration），腸道微生物或腸道菌叢（gut microbiota, intestinal bacteria）也可能是引起肝臟發炎原因之一。人類飲食及生活習慣的改變，肥胖、高血脂、高血糖、高血壓、心血管疾病及第 2 型糖尿病等盛行率的上升，身體負責代謝的重要器官：肝臟也產生代謝性疾病，產生脂肪累積促使 NAFLD 發生率增加。NAFLD 主要指非因酒精或其他藥物造成的肝臟脂肪過度累積，進而引發廣泛性肝臟細胞破壞的疾病。目前全球每四個人卽有一名是 NAFLD 患者。在台灣盛行率約 11.4-41%。非酒精性脂肪肝病的病程是先從少量細胞累積脂肪的非酒精性單純性脂肪肝（liver steatosis）開始，伴隨發炎而形成肝細胞損傷的 NASH，進而發展至肝纖維化（liver fibrosis）。

亞洲地區每年脂肪肝人口約增加 3-4%，有 60%的脂肪肝能夠透過飲食與運動來改善。若沒有改善將會有 25%的人，其脂肪肝在三年內可能會產生NASH，脂肪肝合併肝細胞發炎、壞死。此外脂肪肝炎患者在一年內出現第一級肝纖維化，經過 20-年肝纖維化愈來愈嚴重，有可能演變爲肝硬化及肝癌。肝硬化每年約有 1-4%會變成肝癌；過多的脂肪會使肝臟纖維化，減輕體重 5-10%就能改善脂肪肝程度，減輕肝臟纖維化問題。肥胖似乎在導致單純性脂肪變性（simple steatosis, SS）的起始過程中及其進展爲非酒精性肝炎的過程都發揮影響。當脂肪組織儲存剩餘能量能力減弱時，肝細胞具有類似脂肪細胞的功能，例如常見的肥胖或缺乏脂肪組織的情況下如：脂肪營養不良。在這種情況下肝細胞儲存額外的脂質，主要以三酸甘油酯的形式導致單純脂肪變性。由於加速脂肪分解和減少皮下脂肪組織中的脂肪酸攝取，而導致過量的血液循環中游離脂肪酸過多導致異位脂肪堆積如：肝臟、骨骼肌，以及之後的許多器官均產生胰島素阻抗。

多重治療方式或許可以有效治療 NAFLD 如治療代謝症候群相關合併症（高血壓、糖尿病和血脂異常）也很重要，可遵照類似糖尿病的治療方法，使用不同機轉的藥物共同治療。不久的將來對疾病的發生機制更深入了解，和個體遺傳基因的解碼，會帶來更精準化和個人化的治療方法。政策制定者和醫療保健照護系統的目標，最重要的是預防而不是治療肥胖症；NAFLD 出現及持續的時間越長，未來肝癌的負擔就越大。多數 NAFLD 患者是無症狀的，疾病持續進展直到發展為肝硬化為止。NAFLD 患者可能在腹部超音波檢查中無意間發現脂肪肝，或根據影像學檢查發現肝臟堆積脂肪，這些檢查可能是偶然的，或是患者右上腹疼痛而檢查時不經意發現。而肝臟相關的血清學檢查方面，反映肝指數上升情形，例如：血清丙氨酸氨基轉移酶（ALT）＞血清天冬氨酸氨基轉移酶（AST）。當發展到肝纖維化、肝硬化和門靜脈高壓時，血小板計數會逐年下降。當肝臟合成功能障礙時，血清白蛋白會降低，和凝血酶原（prothrombin time）的時間增加。NAFLD 幾乎普遍存在於 NASH、肝纖維化和第 2 型糖尿病之前。在 NAFLD、NASH、肝纖維化分期之前，進行非侵入性檢查方式是很重要的。根據臨床前期研究若透過及早介入代謝異常的治療來逆轉肝臟脂肪變性、肝細胞發炎與纖維化，糖尿病也可得到治療。這個治療代謝疾病的想法用在治療 NAFLD 和 NASH，代表 NAFLD 也是代謝疾病的一種。胰島素能抑制脂肪分解，當周邊組織對胰島素產生阻抗時細胞無法有效利用胰島素，無法利用葡萄糖轉化成能量，血液中游離脂肪酸增加，導致游離脂肪酸進入肝細胞內，使肝細胞內脂肪代謝異常包括：三酸甘油脂合成增加，降低三酸甘油脂的輸出或降低脂肪酸氧化，使肝臟發生脂肪變性。肝臟發生脂肪變性與 NAFLD（或稱代謝性脂肪肝疾病）有類似的組織學特徵，兩者皆因脂肪酸超過肝臟所能負荷之代謝能力，當肝臟發生脂肪變性後恐會引起單純脂肪肝以及NASH，而且這類型的脂肪肝同樣有可能會進展至肝臟纖維化、肝硬化，目前還沒有有效的治療方法。治療 NAFLD 應著重改善代謝症候群如高血壓、高血糖、肥胖、高血脂等的控制。代謝症候群改善了也等於促進全身健康。根據國外研究 NAFLD 患者經採用低脂飲食，輔以降血糖藥物控制血糖，讓受試者的血糖及血脂、體重獲得改善後，結果發現高達 96%的患者肝功能也有改善，改善代謝症候群是消除非酒精性脂肪肝的首要策略。針對體型不胖的 NAFLD 患者採用生活型態改變介入的方式，結果發現光是生活型態改變就能改善 67%患者的脂肪肝，體重減輕 3-10%也可改善脂肪肝。體重減輕的速度建議循序漸進，因為快速減重會使肝內脂肪病變加重，或使纖維化轉趨嚴重，因此建議減重應以半年內減輕原體重之 10%為原則。目前並無特別藥物針對非酒精性脂肪肝治療，唯有生活型態改變、體重控制、血糖、血脂控制、運動，能有效改善非酒精性脂肪肝；部份減重藥物或糖尿病、降血脂藥物能協助病患減重及控制代謝性疾病。因為脂肪肝是代謝症候群在肝臟的表現，因此首要工作是改善代謝症候群以及胰島素抗性，而最重要的三件事情就是飲食控制、運動、減重。飲食減少高熱量、高油脂食物的攝取，澱粉類應適量控制，多吃蔬果、蛋白質及低脂食物，通常一天熱量與基礎值相比減少 500-1000 大卡，就有助於減重及減少肝臟脂肪的堆積。養成規律運動的習慣，較有效率的方式是中等強度運動，包括快走、游泳、騎腳踏車等。一般來說，若能持續減少熱量及油脂攝取，並且透過提高運動量，便能達到減重目標。其實只要體重減低 5-7%脂肪肝已有相當的改善，尤其當體重減低 7-10% 對於 BMI＞25 的族群，有一半的人脂肪肝獲得改善，減重不僅能逐漸改善脂肪肝，對全身健康都有幫助。因此預防 NAFLD 首要是個人生活習慣的調整，飲食，運動，減重，改善代謝性疾病如：肥胖、高血脂、胰島素抗性、第 2 型糖尿病等。最後才是針對有明顯肝臟發炎的病人給予藥物治療，包含C型肝炎患者引起的 NAFLD，都是容易進展至 NASH 的高危險族群；飲食控制及運動仍是目前被認為最好的方式；一項研究針對非肥胖的非酒精性脂肪肝患者，採用生活型態改變的介入方式，結果發現單單生活型態改變，就能改善 67%患者的脂肪肝問題，而減重 3-10% 也可以改善脂肪肝，但體重減輕的速度應循序漸進，因為快速減重會使肝內脂肪變性加重，或使肝纖維化加重，建議減重應以半年內減輕原體重之 10%為原則。脂肪肝定義為肝臟脂肪含量超過總量 5%，或肝臟組織切片可見到肝細胞有脂肪顆粒、發炎或更嚴重纖維化及肝硬化之NAFLD即稱之為NASH。NASH是一種慢性、漸進性，並且影響全球數百萬人。根據目前定義要診斷NASH需要有下列條件：肝臟切片必須要有中等度至肉眼可見脂肪變性合併肝小葉或門脈發炎反應。可存在/或不存在肝臟纖維化或肝硬化。NAFLD 是最常見的肝病，不久後可能取代成爲國人肝病頭號殺手。若不針對脂肪肝問題改善，長久下來有可能和 B、C 型肝炎病毒一樣引起肝發炎、肝纖維化甚至 HCC。NAFLD 全世界的患病率爲 25%。在美國 NAFLD 及其亞型非酒精性脂肪性肝炎，分別影響30%和 5%人口；最近 22 個國家的專家群提出新的觀念與定義，只要有脂肪肝加上以下任一條件就可診斷代謝性脂肪肝病包括：體重過重／肥胖、第 2 型糖尿病或是代謝異常的證據。這個新的概念將更容易涵蓋與代謝症候群相關的脂肪肝病；這個 2020 年的新概念將更容易涵蓋與代謝症候群相關的脂肪肝病。代謝症候群會直接導致非酒精性脂肪肝病，且影響慢性 B型肝炎帶原及C型肝炎帶原患者的臨床表現，也跟肝癌的發生有關。台灣肥胖、糖尿病及高血脂的人口越來越多，代謝症候群及脂肪肝盛行率也會隨時間升高。肥胖是NASH相關疾病的常見原因，因此肥胖症患者首先應該減重，限制糖類食物的攝取使體重、內臟脂肪消失，飲食控制和體適能訓練是減重基礎，減少攝取 7700 大卡可減少一公斤，每降低 1%的體重可使血清 ALT 下降 10%，減重 10%可能使之回復正常。NAFLD 不僅與肝臟相關的發病率和死亡率增加有關，而且與發生其他重要肝外疾病（心血管疾病、大腸直腸癌、第 2 型糖尿病、慢性腎臟病等）的風險增加有關，這才是 NAFLD 患者死亡的主因；因此 NAFLD 在全球造成相當大的健康和經濟負擔，並導致生活品質下降。

NAFLD 是全球最常見的與代謝症候群相關的慢性肝病，NAFLD 也是一個日益得到認可的公共衛生問題，影響 25%的世界上的成年人；NAFLD 也受肥胖和第 2 型糖尿病的影響，預計這些疾病的罹病率在未來幾十年內還會增加。脂肪肝患者的飲食中仍要包含適量的好的脂肪，注意控制糖類攝取，攝取不含脂肪食物時身體仍可以從糖類及胺基酸前驅物質合成脂肪酸而攝取過多的糖類，又促進胰島素分泌如：屬於糖尿病前期和高血脂症（高膽固醇，高三酸甘油脂等），飲食方面應多攝取膳食纖維；全身性胰島素阻抗促進了游離脂肪酸的增加，增加內臟脂肪組織進入肝臟並增加肝臟脂肪生成，這導致脂肪肝和更多的肝臟的胰島素阻抗性發展；因此過重或肥胖導致的胰島素阻抗性是代謝相關脂肪肝疾病最大的風險；此外血脂代謝異常和心血管疾病風險增加的患者，肝臟可能作爲一個活躍的內分泌和旁分泌器官釋放多種生物活性物質，加重全身以及肝臟的胰島素阻抗性，並誘發低度發炎反應，與動脈粥樣硬化具有很強的關聯，這些患者可能死於肝臟相關併發症例如：肝硬化和肝細胞癌。代謝症候群（MetS）被定義爲一種生理代謝現象的幾種心血管疾病危險因子的集合，這些危險因子包含高血壓（血壓偏高但未達高血壓標準）、血脂異常（dyslipidemia）（高三酸甘油脂血症、高密度脂蛋白膽固醇偏低等脂質代謝異常）、第 2 型糖尿病（或空腹血糖偏高／口服葡萄糖耐受不良（glucose intolerance））、過重或肥胖（特別是中心性（腹部）肥胖（central obesity））及高尿酸血症與凝血因子異常，其特徵是脂肪堆積在內臟，導致高血壓、動脈粥樣硬化、血脂異常、胰島素阻抗（insulin resistance 簡稱 IR）和葡萄糖耐受性不良，這些特徵增加罹患第 2 型糖尿病（簡稱 T2DM）、缺血性心臟病（IHD）和腦中風（CVD）；胰島素阻抗性（insulin resistance, IR）是代謝症候群的核心也是導致第二型糖尿病的病因之一，許多大型的前瞻性研究顯示胰島素阻抗導致的高胰島素血症（hyperinsulinemia）是其中一個冠狀動脈疾病的預測因子；最近的研究也發現胰島素阻抗時，某些胰島素訊號蛋白會抑制葡萄糖的攝取，和胰島素在心肌細胞和心臟內皮細胞的其他功能進一步導致心血管疾病產生。

代謝功能障礙相關性脂肪肝病

根據 WHO 的報告全球糖尿病人數快速增加，全球＞18 歲成人糖尿病罹病率從 1980 年的 4.7%，至 2014 年增加到 8.5%，其中在中、低收入國家的糖尿病罹病率上升速度更快達 9.3%；代謝功能障礙相關性脂肪肝疾病（metabolic associated fatty liver disease, MAFLD）是一種慢性肝臟疾病，特徵是肝臟脂肪堆積並伴有潛在的代謝失調；從之前的非酒精性脂肪肝疾病（Non-alcoholic fatty liver disease, NAFLD）一詞演變而來，MAFLD 一詞更密切地解釋過重／肥胖、第 2 型糖尿病或代謝失調作爲基本致病因素，從而更好識別罹患這種代謝性疾病的個體。此外脂肪會誘發低度發炎反應、使得氧化壓力增加、線粒體功能障礙和腸道菌叢失調等，也參與脂肪肝發病機制；MAFLD 不僅與肝臟相關的併發症有關，而且與體內消化器官與其他臟器的胰島素阻抗也有高度關聯；非酒精性脂肪性肝疾病（NAFLD）患者發生第 2 型糖尿病和代謝症候群的風險程度超過我們所知。透過評估血清肝臟的胺基轉移酶[GOT/GPT]以及γ-谷氨酰轉移酶（GGT），或是定期腹部超音波追蹤檢查，診斷的 NAFLD 患者發生 T2DM 和 MetS 的風險。

代謝功能障礙脂肪肝疾病（MAFLD）與 NAFLD 定義之差異

非酒精性脂肪性肝病（NAFLD）是目前最常見的慢性肝病，至少影響 25%的全球人口。NAFLD 是西方國家肝硬化和肝細胞癌（HCC）的主要原因之一，特別是在晚期肝臟纖維化或肝硬化患者；就在 2020 年一群歐美的肝臟病理學家提議將 NAFLD 命名爲代謝或代謝功能障礙相關的脂肪性肝病

（MAFLD），目的是強調代謝功能障礙在脂肪肝疾病發病機制中的重要性，並避免污名化；除了名稱更改之外，該提案還建議更改疾病定義。過去 NAFLD 的診斷是透過檢測脂肪肝，排除慢性病毒性肝炎、酒精相關性肝病等肝病。但在 MAFLD 定義中，可以透過檢測脂肪肝和代謝危險因素來診斷 MAFLD，不再需要排除其他肝臟疾病，這符合 MAFLD 可以與其他肝臟疾病同時存在，並可能導致疾病進展更快以及肝硬化和 HCC 風險的現實情況。MAFLD 的罹病率與 NAFLD 的罹病率相似甚至更高。有鑑於大量的脂肪肝患者和代謝症候群患者飲酒過量、有慢性肝病的病史，或正在服用可能導致肝臟脂肪變性的藥物，MAFLD 的高盛行率並不意外。這些患者在使用 NAFLD 的定義時會被漏掉，以致於低估與代謝症候群相關的脂肪肝疾病的罹病率；此外由於伴隨脂肪肝，這些患者往往患有更嚴重的肝病。與僅僅滿足 NAFLD 標準的個體相比，滿足 MAFLD 標準但不滿足 NAFLD 標準的個體具有顯著更高的血清丙氨酸轉移酶（ALT 或稱 GPT）和天冬氨酸轉移酶（AST 又叫 GOT）的數值；此外 MAFLD 定義比 NAFLD 定義更容易辨識出患有嚴重肝病和不良臨床預後的患者，除了與肝纖維化相關之外，MAFLD 與心血管疾病風險和腎臟病的關聯性更強，胰島素阻抗（insulin resistance）與代謝症候群相關的慢性疾病之間交互影響的關係如：肥胖、高血壓、脂肪代謝異常、脂肪肝等。

胰島素阻抗對於肝纖維化的影響

因為肝纖維化（hepatic fibrosis）是脂肪肝的併發症，長期纖維化的進展，會導致肝硬化與肝癌風險增加。同樣是脂肪肝，但肥胖者（胰島素阻抗）在抽血檢驗的各項數據，都比精瘦者差、功能較不理想，表示預後可能較差；值得注意的是，精瘦型脂肪肝者有糖尿病及高血壓的比率，跟肥胖組沒有太大差別，表示精瘦又有脂肪肝者，仍有罹患糖尿病與高血壓的風險。肝纖維化程度在精瘦型與肥胖型差不多，精瘦者雖然脂肪肝的含量較肥胖者少，胰島素阻抗也比肥胖者少，但肝纖維化的程度與肥胖者差異不大，未來變成肝硬化與肝癌的風險是否比肥胖者低目前還是未知數。體重正常（精瘦）者還是會有脂肪肝，可能跟以下因素相關：1.胰島素阻抗：不管精瘦者或肥胖者，胰島素阻抗都與脂肪肝發生相關。2.脂肪分布不均：精瘦者也許體重、腰圍都正常，但中心脂肪（內臟脂肪）可能偏高。3.腸道微菌叢變化：有脂肪肝的人腸道乳酸桿菌較一般人少。近年有些研究發現腸道微菌叢與全身健康相關，包括脂肪肝的發生、心血管疾病、失智症及巴金森氏症等。另外基因、飲食也會影響腸道微菌叢的生態。4.醣類攝取太多：脂肪肝主要來自三酸甘油酯的堆積，而三酸甘油酯的主要來源是動物性油脂、果糖或精緻澱粉。5.肌少症：肌少症與脂肪肝也有關。

1988 年 Reaven 認爲胰島素阻抗是這些心血管危險因子主要的致病機轉，而世界衛生組織（WHO）提出代謝症候群（MetS），胰島素阻抗爲診斷的必要條件，而 WHO 於 1998 年時第一次提出 MetS 的定義，可能是起因於胰島素阻抗或葡萄糖耐受不良（impaired glucose tolerance, IGT）是代謝症候群的重要形成原因，以及至少下列 2 種特徵：血壓升高、高三酸甘油酯和／或偏低的高密度脂蛋白膽固醇（HDL）、腹部肥胖（通過測量腰臀比或 BMI）、微量白蛋白尿；在此不久後 EGIR（The European group for the study of insulin resistance），排除了微量白蛋白尿作爲 MetS 的一個要件，由於 MetS 通常同時存在著高胰島素血症；2001 年 NCEP：ATPIII（the National Cholesterol Education Program – Adult Treatment Panel III）發布了新的診斷準則包括：腰圍、血脂、血壓和空腹血糖；NCEP：ATPIII 的定義與 WHO 和 EGIR 的定義不同，因爲胰島素阻抗不被視爲必要的診斷標準；而 2005 年國際糖尿病聯盟（International Diabetes Federation, IDF）也更新了診斷標準，試圖更準確定義 MetS 以便不同的臨床和研究小組使用；這個新定義的目的是能夠比較各種研究結果，希望能更精確的預測未來罹患心血管疾病之風險，特別是 CHD（冠心症）、缺血性中風（ischaemic stroke）和 T2DM（第 2 型糖尿病）等；

IDF（International Diabetes Federation，國際糖尿病聯盟簡稱 IDF）將腹部肥胖作爲診斷 MetS 的先決條件，強調量測腰圍是一種簡單的篩檢方式，也被美國心臟協會（AHA）／NHLBI（國家心肺與血液研究所）採用；近幾年來世界各國雖然對代謝症候群的診斷標準略有修改，無論診斷標準有無將胰島素阻抗列爲必要條件，胰島素阻抗和代謝疾病、糖尿病或脂肪肝、心血管疾病發生都有很大的關聯。

胰島素阻抗最主要的促進因子，就是人體內循環中有過多的游離脂肪酸；當脂肪組織增加時會釋放出豐富的游離脂肪酸，經由血液運送到肝臟與肌肉組織等；在肝臟游離脂肪酸會造成葡萄糖、三酸甘油酯在肝臟的製造會增加，加上 VLDL（Very low density, 極低密度脂蛋白）的分泌增加，進而減少 HDL-C、增加緻密的 LDL-C；而在肌肉組織過多的游離脂肪酸，會抑制胰島素調節細胞對葡萄糖的攝取與利用，減少胰島素的敏感性，也增加三酸甘油酯的堆積，血液循環中葡萄糖與游離脂肪酸的增加會刺激胰臟分泌更多的胰島素而造成血中胰島素濃度升高（hyperinsulinemia），胰島素阻抗會持續惡化。在健康的族群中胰島素刺激葡萄糖被器官利用的能力，相較於糖尿病前期患者至少有 6 倍的差異，大約有三分之一的胰島素阻抗性的族群，將來發生許多不良臨床結果的風險會大大增加；當體內產生胰島素阻抗的個體，無法分泌足夠的胰島素來彌補胰島素作用的缺陷時，就會產生第 2 型糖尿病，這是第一個被確定與胰島素阻抗有關的臨床疾病；儘管大多數胰島素阻抗個體能夠維持並防止發生嚴重體內高血糖所需的代償性高胰島素血症，但胰島素阻抗和高胰島素血症的結合，增加了發生一系列密切相關的異常可能性，並且由此產生的臨床診斷可以被認爲是構成胰島素阻抗症候群（簡稱IRS）；由於過重/肥胖和久坐會降低胰島素敏感性，因此 IRS 的盛行率正在迅速增加，從飲食的角度來看有兩種方法可以減輕 IRS 表現：1.減輕體重以降低胰島素阻抗，增加高胰島素血症的過重/肥胖個體的胰島素敏感性，2.改變飲食中的巨量營養素（醣類／脂質／蛋白質）含量以避免代償性高胰島素血症的不利影響。環境與基因共同造成體內胰島素阻抗／高胰島素血症，形成許多常見的代謝相關的慢性疾病例如：第 2 型糖尿病，心血管疾病，脂肪肝以及多囊性卵巢症候群等。

胰島素阻抗對人體的影響

2022 年是胰島素發現的 100 週年，原本用以治療第一型糖尿病的胰島素，卻在現代以靜態爲主的生活型態的人類，成爲一種文明病，與過去農村時代以勞動力爲主的生活型態大相逕庭，因而除了攝取過多的醣類和澱粉之外，久坐不動的生活模式產生大量的代謝症候群、胰島素阻抗、高胰島素血症等亞健康族群；因此嚴重的胰島素阻抗性在代謝性疾病的重要性與不同程度的胰島素阻抗，只是各臨床疾病冰山的一角。1960 年代測量人體循環系統胰島素的能力，使人們認識到，許多患有糖尿病或葡萄糖耐受不良的受試者體內，均具有高於水平的胰島素濃度，這被解釋爲組織對胰島素作用的阻抗象徵；環境與基因共同造成體內的胰島素阻抗或高胰島素血症，形成許多常見代謝相關的慢性病如：第 2 型糖尿病，心血管疾病，脂肪肝以及多囊性卵巢症候群等。

最初的胰島素阻抗研究集中在嚴重的胰島素阻抗症候群患者，尋找體內血液循環中針對胰島素或其受體的抗體；但不久人們就意識到這些受體是造成少數受試者嚴重胰島素阻抗的原因之一，胰島素是一種生理代謝必需的重要荷爾蒙，可作爲人體許多組織中細胞代謝的調節物質；胰島素阻抗被定義爲組織對胰島素刺激的反應下降，因此胰島素阻抗性特徵是葡萄糖的攝取和氧化缺陷、肝醣合成（glycogenesis）減少及在較小程度上抑制脂質氧化能力；近年來許多文獻說明了游離脂肪酸是成人心肌細胞中用於生產 ATP 的主要原料，但心臟的代謝亦可以使用其他物質像是葡萄糖、乳酸或胺基酸等；一般人產生胰島素阻抗期間，代謝改變會誘發心血管疾病的發展如：胰島素阻抗會導致葡萄糖代謝失衡，產生慢性高血糖，誘發氧化反應，引起低度全身性慢性發炎反應，導致細胞損傷等；而胰島素阻抗更可以改變全身性脂質的代謝導致血脂代謝異常，和產生脂質疾病的三個特徵：1.血液產生高三酸甘油酯，2.低於正常值的高密度脂蛋白膽固醇及 3.外觀小而緻密的低密度脂蛋白膽固醇；這種三聯徵也可由異常胰島素信號傳導，可引發血管內皮功能受損，並加速動脈粥樣硬化斑塊形成。

胰島素阻抗、MetS 及相關的觀念

越來越多的證據表明西化飲食習慣是 MetS 主要的因素，由此產生高胰島素血症，促使其他不利健康的因子增加，在這個觀念之下，胰島素阻抗始終是一種亞健康代謝的生物標誌之一。胰島素最常被認爲是這些代謝過程的重要角色，通常被認爲是一個不僅是代謝症候群的致病因素，同時也是代謝異常性脂肪肝相關疾病的致病因素、多囊性卵巢症候群、肥胖相關的第 2 型糖尿病和動脈粥樣硬化性心血管疾病；高胰島素血症和胰島素阻抗在代謝症候群中的作用，胰島的β細胞對遺傳，或表觀遺傳中易感受個體的不利於環境因素的高反應性，導致高胰島素血症成爲代謝症候群發生的主要因素，胰島素阻抗之產生，其實是爲了保護關鍵的重要器官，使其免於受到胰島素誘導之下產生的代謝壓力例如：心肌細胞，腦細胞等產生並利用酮體，最後高胰島素血症只好成爲代謝性疾病的臨床上的，像是糖尿病前期的重要臨床特徵或指標之一。

胰島素阻抗與脂肪肝之前世今生

全身性 IR 促進血液中的游離脂肪酸增加，從內臟脂肪組織進入肝臟並增加肝臟的脂肪以及三酸甘油脂等生合成，導致脂肪肝形成和更多肝臟對於胰島素阻抗的進展；因此過重／肥胖和 IR 的患者罹患 MAFLD 的風險增加最多，值得注意的是許多研究提供大量 MAFLD 與 MetS 和 T2DM 之間相關的證據，此外 MAFLD 與脂質代謝異常和心血管疾病風險增加也密切相關；脂肪肝患者的肝臟可以比喻爲一個活躍的內分泌和旁分泌器官，旁分泌是指化學訊號影響釋放細胞附近的目標細胞，釋放多種具有生物活性的血清介質，加重全身或是肝臟本身的 IR，促進動脈粥樣性硬化、血脂異常，誘發低度發炎反應，促進心血管疾病的發生，患者可能死於與肝臟相關的併發症如：肝硬化和肝細胞癌，但心血管疾病和肝外惡性腫瘤則是實際上，該群患者死亡的兩個主要原因。

代謝功能障礙相關脂肪肝疾病（MAFLD）和非酒精性脂肪肝病（NAFLD）的差異：符合 MAFLD 診斷標準陽性（或是 NAFLD 診斷標準陰性）意思是排除原發性的肝臟疾病。這些 MAFLD 診斷標準也可能經常與其他導致肝細胞脂肪變性的原因例如：大量飲酒、病毒性肝炎或其他已知的慢性肝病共存，但排除這些情況，並不是診斷 MAFLD 的先決條件，同時罹患多種這些代謝疾病的 MAFLD 患者，應被定義爲具有多重病因的脂肪肝疾病，像是由於 IR 所引起的脂肪肝疾病，臨床上透過較常被用來評估胰島素阻抗的 HOMA-IR（homeostasis model assessment for insulin resistance）方式，用空腹胰島素濃度（μIU/l）×空腹血糖值（mmol/l）計算，來評估患者 IR 嚴重程度；有文獻證實 Thiazolidinedione（TZD）類口服降血糖藥物中的 Pioglitazone 具有緩解 T2DM 或 MAFLD 患者的脂肪肝疾病的證據能力。胰島素抵抗和代償性高胰島素血症，雖然防止體內的高血糖存在，但大大增加一定程度的葡萄糖耐受不良的風險，高血清三酸甘油酯（TG）和偏低的高密度脂蛋白膽固醇（HDL-C）濃度，以及高血壓等其他疾病產生。MAFLD 和 MetS 代表了一個廣泛且日益嚴重的公共衛生問題，肥胖和 T2DM 若是繼續以當前的速度增加，MAFLD 和 MetS 的罹病率預計都會繼續增加；由於兩者是可逆性的，增加患者的衛教和臨床上診斷率，以及促進飲食和運動的公共衛生預防手段，可以幫助管理未來疾病增加的經濟負擔；脂肪肝和非酒精性脂肪性肝炎可演變至晚期肝病，隨著肥胖和糖尿病的盛行率增加，這兩種情況都變得越來越普遍，結果顯示未來幾年，晚期肝病和肝臟相關死亡率的病例數將增加；且隨著近年來 MetS 的盛行率在全世界迅速增加之中，胰島素阻抗與戴姓性脂肪肝及代謝症候群密切相關，因此代謝性疾病所造成全世界的公共衛生負擔將隨之增加。

14.血尿、蛋白尿與腎病症候群

臨床上血尿的評估是透過尿液常規鏡檢，來評估泌尿系統或腎臟疾病、評估腎臟細胞時常用工具之一，血尿是診斷 IgA 腎病、抗嗜中性白血球細胞質抗體（Anti-neutrophil cytoplasmic antibodies, ANCA）等相關性血管炎，或是狼瘡性腎炎等腎臟疾病，亦可當作腎臟受損或腎臟疾病的指標，此外血尿也是年輕人常見泌尿道（膀胱，前列腺）感染或尿路結石的原因之一；而高齡患者則常見前列腺肥大或泌尿道腫瘤項是膀胱癌等引起，女性的血尿常是因為泌尿道感染造成，男性則常見於尿路結石。血尿是肉眼可見，也可以是在顯微鏡底下才檢測出來的（微量血尿或尿液潛血），血尿在臨床上是一種常見症狀，尿液從腎臟製造一路到最後排出體外，經過許多器官包含：腎臟、輸尿管、膀胱、尿道等，只要其中一個部位有狀況，都可能會出現血尿，臨床上常出現無症狀顯微血尿（尿潛血陽性）的罹病率約為 4%。血尿的重要性在於無症狀顯微血尿（asymptomatic microhematuria, aMH）的評估，以及血尿發生的原因和臨床意義、醫學上的鑑別診斷等。尿潛血（Occult Blood）指的是尿液中可發現有血球反應，但是肉眼卻無法察覺，或尿液常規檢查時檢查出紅血球等，常見原因包含膀胱炎、尿路結石、輸尿管結石等，但潛血也可以是因爲創傷、感染、腎臟發炎或泌尿系統的癌症引起；此外尿潛血也可能因爲女性生理期、服用大量維生素C而出現僞陽性。

腎絲球血尿多爲棕色，若是膀胱尿道則是鮮紅色。顯微性血尿多與高尿鈣症、惡性腫瘤有關；根據2018 年國民健康署癌症年報指出男性膀胱癌的發生率排名爲第 11 位、女性爲第 16 位；男性的發生率約爲女性的 2.4 倍，最常見的致癌因子就是抽菸，此外長期接觸化學染劑等含有芳香胺的物質，以及慢性膀胱發炎等都可能與膀胱癌相關。40 歲以上的患者若有明顯血尿常見於尿路移行細胞癌、腎細胞癌等疾病，這些病變在 40 歲以下的患者中很少見；因此國外指引建議沒有必要對無症狀的鏡檢，發現的血尿的年輕患者進行膀胱鏡檢查；而年齡超過 40 歲，還有其他一些風險因素應該被認爲是顯微血尿患者疾病的重要因素例如：吸菸、職業接觸化學物品如染料（苯、芳香胺）、刺激性排尿症狀、Phenacetin 止痛藥物濫用、骨盆腔放射線照射史、暴露Cyclophosphamide 等則需進一步評估。顯微血尿定義如最近沒有劇烈運動、月經週期、性活動或器械檢查膀胱的情況下兩次的尿液分析中，紅血球＞2 顆紅血球/高倍率視野（high power field, HPF），而腎臟疾病的適應症像是：鏡檢發現蛋白尿、紅血球圓柱體（red cell casts）或變形的紅血球細胞（dysmorphic

RBC）和／或腎功能當中的肌酸酐（creatinine）升高等，暗示著腎小球引起的血尿；另外可能引起下泌尿道血尿的原因諸如：泌尿科評估的適應症，40 歲以上患者或細胞學檢查呈潛血陽性，或非典型血尿患者、存在任何以下危險因素的患者，應安排膀胱鏡檢查評估其下泌尿道例如：吸煙史、職業化學藥物暴露史或染料接觸史、有儲尿症狀（又稱刺激性症狀，irritative symptoms）、止痛藥濫用史、經歷過骨盆腔放射治療史或 cyclophosphamide（化療藥物）暴露史。血尿鑑別診斷：證據顯示基於患者的安全性，雖然骨盆腔超音波、電腦斷層或 IVP（靜脈注射泌尿系統攝影檢查），雖然會接觸輻射暴露但仍是被建議進行此項檢查的，考量成本及安全性骨盆腔超音波作爲影像學檢查仍是首選；此外血尿與以下疾病有高度相關：1.泌尿道感染：先天尿路結構異常如腎盂腎炎、膀胱炎或泌尿道結核感染等泌尿道感染都會造成不同程度的疼痛性血尿，同時伴隨相關症狀包含：小便灼熱感、頻尿、急尿等。2.尿路結石：當有尿路結石的時候，也可能會有血尿伴隨疼痛發生，患者有時甚至會有困難排尿的情形，在臨床可藉由超音波或 X 光進一步鑑別。3.攝護腺疾病：年長男性患者經常因攝護腺肥大而出現血尿，若血尿不嚴重且排尿順暢，通常不需要特別做處置；如有自體免疫與其他原因造成的腎絲球發炎都是可能出現血尿的原因。4.泌尿道腫瘤：泌尿道腫瘤造成的血尿例如：攝護腺癌、腎細胞癌、膀胱癌及上泌尿道的泌尿上皮癌，由於癌症造成的血尿通常是無痛性，若遇到無痛性血尿，需要特別小心地做進一步檢查，若狀況沒有改善有時候需要安排膀胱內視鏡檢查或影像學檢查來確認腫瘤位置。5.良性血尿：常見在老年男性因爲良性攝護腺肥大而有時候出現血尿，通常定期追蹤即可，不需要特別做另外的治療。6.色素造成的血尿：發現小便紅色，不見得就一定是血尿，像是吃了紅色火龍果，甜菜根等都會有可能使小便變紅。

臨床上發現血尿後的處置及後續追蹤

患者應在血尿出現後的第 6、12、24 和第 36 個月時由一般內科或家醫科醫師進行尿液分析、尿液細胞學檢查和血壓、血脂、血糖等檢查，若患者出現肉眼可見的血尿、尿液檢查呈陽性或不典型的尿液細胞學結果或無感染性的刺激性排尿症狀，則建議再次安排泌尿系統的評估檢查；如果出現高血壓、蛋白尿或發現是腎小球的問題造成出血則需要轉介腎臟科醫師，若連續三年這些檢查都正常，建議可停止對血尿的常規篩檢。無症狀的顯微血尿經常是在健康檢查時，常規的尿液檢查中意外發現，其中可能潛藏著一些有意義泌尿系統的疾病，會引起顯微性血尿的疾病很多，從一些非特異性的偶然發現，到明顯且有意義可能會威脅生命的疾病都可能發生。當患者發現無症狀的顯微性血尿時，應該做進一步作完整的泌尿系統檢查，以早期發現潛在的惡性疾病，早期接受治療。臨床上大約有 85%的膀胱癌患者會出現無痛性血尿，但患者往往會忽略而延誤就醫；除此之外膀胱癌也會出現頻尿、急尿等症狀，臨床診斷上仍以超音波或電腦斷層對於偵測膀胱癌有較佳的幫助，但是目前診斷上的黃金標準仍是以膀胱鏡檢查及病理切片爲主，依據病理報告中癌細胞的惡性度以及侵犯的深度來決定癌症期別及預後發展；非侵襲性的膀胱癌若非原位癌，泌尿外科醫師可透過內視鏡腫瘤刮除術合併術後膀胱內藥物灌注，但也因爲復發機率高，術後需定期（3-6 個月）膀胱鏡追蹤，若癌症已經侵犯膀胱肌肉層內，此時需考慮膀胱切除術或全身性化學治療合併膀胱的放射治療；另外若腫瘤已出現全身性骨骼轉移，此時需要臨床醫師針對患者的狀況做出最適合的治療決策。無痛性血尿可能是泌尿系統疾病或膀胱腫瘤唯一的臨床表現，儘早找出原因才能降低疾病惡化的風險。

15.纖維肌痛症及非典型頭痛

帶狀疱疹（Herpes zoster）是由病毒 varicella-zoster virus 感染後，當免疫力低下時再復發所引起的一種疾病；第一次感染到 VZV 會產生病毒血症稱之爲水痘（Chickenpox），症狀消失後 VZV 會潛伏在人體多個感覺神經節中，疱疹後神經痛是由帶狀疱疹病毒所引起的一種神經病變痛，可在人體的神經系統潛伏多年而不發病；但當這些病毒重新被活化時，就會發生皮膚以及神經症狀如：發生在臉部則有可能同時引起頭痛症狀；發病原因可能是因爲其他疾病、免疫力減弱，壓力或衰老、體質等因素；曾經出過水痘或年齡大於 60 歲以上的人容易得此疾病，目前台灣已經有新的帶狀皰疹病毒疫苗可供施打，保護力可以持續 10 年以上。

帶狀皰疹後神經痛機轉

由於疱疹病毒侵犯神經，使得神經受到損傷；而會出現強烈疼痛的症狀；一般疱疹在 2-4 星期內會逐漸痊癒，但是疼痛症狀可能持續數個月至數年之久；如果出現疹子的部位在痊癒後一個月，仍然會感覺疼痛的話，即有可能罹患帶狀疱疹後神經痛；帶狀疱疹後神經痛以局部陣發性或持續性的燒灼痛、刺痛、刀割痛來表現，嚴重到影響患者工作和日常作息、睡眠；除此之外各種神經併發症也常常被發現如：貝氏麻痺（Bell's palsy），膝狀神經節症候群（Ramsay-Hunt Syndrome，侖謝亨特氏症候群）。帶狀疱疹的水泡傷口有時會留下疤痕，若疤痕發生在眼睛有可能導致失明，但這種情形相對罕見；帶狀皰疹的其他症狀包括：關節疼痛，發燒和頭痛，聽力減退，視力問題，眼球無法轉動（斜視），失去味覺、腹痛或皮膚燒灼感，一般臨床上建議 60 歲以上的老年族群，注射帶狀疱疹疫苗（Zoxtavax）來減低罹患帶狀皰疹的風險。

帶狀疱疹的危險因子有年齡增加、免疫抑制、子宮內對水痘的暴露；及小於 18 個月大嬰孩水痘的爆發；帶狀疱疹對沒有得過水痘的人或者未施打過水痘疫苗的人是具傳染性的；年輕人得帶狀疱疹，當皮疹痊癒之後疼痛也隨著消失，但老年人和免疫力低下的人則會繼續疼痛，雖然程度較急性期爲輕；但這種疼痛會持續多久因人而異，一般是數個月也有長達數年；甚至 10 年以上者也不罕見。老年患者在任何時候都特別有可能患有多種疾病，他們每天服用各種藥物，因此頭痛也常常是由他們的藥物或停用這些藥物所引起的。慢性頭痛仍然是老年人的常見問題，影響約 10%的女性和 5%的 70 歲以上男性；隨著年齡的增長，原發性頭痛的發生率降低，而續發性頭痛的發生率增加；常見的面部神經痛例如：影響面部的明顯帶狀疱疹後的三叉神經痛或帶狀疱疹後神經痛，隨著年齡的增長而變得更加頻繁；一般在治療老年人頭痛時須密切注意與其他疾病使用的藥物，多種藥物的潛在交互作用。

疱疹後頑固性頭痛的介入治療

近年來各種刺激止痛相繼被開發，從經皮電刺激止痛法（Transcutaneous Electric Nerve Stimulation, TENS）到交感神經切斷術；脊髓、腦刺激止痛法都有人使用，TENS 優點是便宜、操作簡單、無副作用；但缺點是效果有限，大多只是症狀緩解而已；中樞神經刺激止痛的效果雖然較好，但是將電極植入脊髓硬膜外的技術，本身困難且術後照顧也是問題。帶狀疱疹和帶狀疱疹後的神經痛（post-herpetic neuralgia）主要發生在老年患者；在預防帶狀疱疹方面，有證據顯示抗病毒藥對於治療帶狀疱疹有效，特別是在病患大於 50 歲，伴隨嚴重的皮疹，而使用抗病毒藥、gabapentin（鎮頑癲）、低劑量三環抗鬱藥（tricyclic antidepressant）、COX-2 inhibitor（希樂葆、萬克適錠）對治療帶狀疱疹後神經痛有效；而 amitriptyline、nortriptyline、類固醇、capsaicin 藥膏、lidocaine 貼片和 opioids 類藥物等也有實證證據力支持；嚴重神經痛病患可以選擇脊髓腔內注射 methylprednisolone；口服或靜脈注射抗病毒藥劑 acyclovir，目前健保建議使用對象為年紀大於 50 歲以上，皮疹分佈範圍超過 2 個神經節，侵犯臉部或眼睛部位時使用。使用時機則是在仍有新皮疹或水泡產生的時候，治療時間為 7-10 天。帶狀疱疹（herpes zoster）乃起因於躲在背部的根神經節裡，重新恢復活動的水痘病毒（varicella-zoster virus, VZV）所造成疼痛的皮疹，因為皮膚病灶沿著皮節（dermatome）成帶狀分佈；當人體因為各種原因如：上呼吸道感染、使用免疫抑制劑、過度勞累、氣候變化，或惡性腫瘤，導致身體免疫力降低時，潛伏於神經節中的 VZV 就會被激活，沿著感覺神經造成皮膚感染，引發皮膚出現水泡和嚴重神經疼痛；當水泡尚未出現時診斷上並不容易，很多患者會用各式各樣的藥膏擦拭患部，往往導致病情愈來愈嚴重。因此如患者抱怨頭痛時，不妨檢查身體或頭部是否出現群聚性紅疹，來鑑別診斷是否是疱疹性神經疼痛，提早使用正確的治療疼痛的藥物；在帶狀疱疹患者中，由於疱疹病毒可以隨時活化，引起患者的神經發炎；但是當醫生遇到有紅旗徵兆（red flag signs）的頭痛或面部疼痛患者，50 歲以上患者新發生的頭痛，以及患者報告因疼痛從睡眠中驚醒時，應儘早尋找頭部是否有嚴重異常，當遇到具有這些特徵且疼痛發作不到一週的患者時，即使沒有任何特徵，醫師也應考慮診斷為顏面部急性帶狀疱疹 排除其他繼發性原因，如：缺血性中風、腦出血、腫瘤和多發性硬化症；因疼痛而從睡眠中驚醒可能是頭部急性帶狀疱疹發作前疼痛的特徵，尤其是在強烈刺痛感時，這可能暗示著急性疱疹感染造成頭痛的原因，應該考慮該頭痛的鑑別診斷。

纖維肌痛症（fibromyalgia）是一種全身性的多處肌肉筋膜出現疼痛點，合併慢性發炎或神經纖維病變的疾病；患者除了感覺到全身各處有許多疼痛點，也會合併焦慮、偏頭痛等許多非典型症狀；由於輕微活動就會造成疼痛，且 20-50 歲女性族群、發病比例比男性高出許多，臨床上主要症狀爲慢性且廣泛性的疼痛壓痛點。纖維肌痛症患者會有許多臨床常見的共病症如：憂鬱及焦慮、睡眠障礙、慢性疲勞、慢性頭痛、顳顎關節障礙症、全身痲木刺痛、大腸激躁症、不容易專注等，這些症狀會降低患者生活品質；纖維肌痛症患者經常合併肌肉疼痛以外的症狀，因此臨床上會以纖維肌痛症候群（fibromyalgia syndrome）稱之，此外纖維肌痛症與許多自體免疫疾病的症狀類似例如：類風濕性關節炎、紅斑性狼瘡、多發性肌炎等，醫師有時也會先從這些疾病的檢查來排除以便進一步診斷。

慢性疼痛症候群——纖維肌痛症

纖維肌痛症（fibromyalgia syndrome, FMS;或稱爲 fibromyalgia pain, FM），是一種全身性的，慢性化的肌肉骨骼疼痛的症狀。FMS 的特徵是長期、廣泛的全身性肌肉疼痛、合併有慢性疲勞、睡眠障礙和生理功能障礙等；纖維肌痛症可以說是第二常見的風濕性疾病，僅次於退化性關節炎。FMS 的特徵諸如：疲勞、失眠、晨間肌肉僵硬、認知障礙症、憂鬱及焦慮症；此外 FMS 患者可能也伴隨有不同程度的合併症像是：大腸激躁症和慢性疲勞症候群等（請見自律神經失調）。依據各國使用不同的診斷標準，FMS 的罹病率大約是 2-8%之間，罹患纖維肌痛症的患者，對於痛覺或冷熱刺激等感覺較正常人更加敏感；其他常見的臨床症狀還包括：頭痛、骨關節疼痛、月經週期疼痛（經前不悅症）、經常肌肉抽筋、大腸激躁症、神經性膀胱、憂鬱及焦慮等情緒障礙，及認知功能障礙（判斷力下降等）。雖然纖維肌痛症只是一個病因，與治療方式都仍有疑慮的慢性症候群，但在美國大約有 5%的盛行率，單只靠使用止痛藥物的效果似乎有限；因此臨床上要治療 FMS 需要同時合併生物-心理-社會模式的全人介入，再搭配一些神經內分泌的藥物治療，目前全世界普遍認爲 FMS 是與中樞神經的過度敏感化有關，同時 FMS 也常合併罹患慢性疲勞症候群與重度憂鬱症。

纖維肌痛症之盛行率

FMS 總盛行率大約是 2-4%，女性的發病率是男性的 7-9 倍（各國研究結果差異極大），發病年齡平均爲 30-50 歲之間，而且隨年齡增長，有逐漸增加的趨勢；1990 年美國風濕病學會（American College of

Rheumatology）定義的纖維肌痛症診斷標準爲：1.需多個壓痛點（肌肉和肌腱連接處的壓痛點）和 2.慢性廣泛分佈的標準，臨床上常見的類似症狀諸如：polymyalgia rheumatic （風濕性多發性肌痛症）、僵直性脊椎炎、慢性疲勞症候群、甲狀腺功能失調和各種系統性肌炎等，皆需要加以鑑別診斷和排除。此外美國風濕病學會於 1990 年制定診斷準則，然後於 2010 年公布修訂後的更新準則，與 1990 年相比較，2010 年版本取消了多個壓痛點這一個診斷標準。2010 年美國風濕病學會初步診斷標準排除了壓痛點，允許較輕的疼痛，並依賴患者自己評估並主述的身體症狀和認知障礙等；但實際在臨床上被診斷罹患纖維肌痛症的盛行率卻相對低很多。目前基礎醫學已經提出了一種纖維肌痛症的發生機制假說，其中生物和心理社會因素相互作用，以影響慢性病的易感受性、誘發因子和惡化因子等；診斷需要有典型症狀群的病史，並安排實驗室檢查排除其他疾病，並且實驗室報告可以充分解釋這些症狀的疾病；當前的實證指引強調多模式的治療方式，其中包括針對個體症狀如：疼痛、疲勞、睡眠問題和情緒問題的非藥物治療和特定藥物的治療，剛開始的治療應包含患者的睡眠衛生教育並且著重於非藥物治療；在治療沒有改善的患者中，特別是有睡眠障礙或情緒症狀的患者應使用相對的藥物治療；纖維肌痛症被歸類在慢性原發性疼痛（chronic primary pain）的分支，慢性廣泛性的原發性疼痛（chronic widespread pain）的診斷，著重在廣泛性的身體疼痛合併疲倦、認知功能下降相關症狀和睡眠障礙等多重症狀。

纖維肌痛症還伴隨有不同的合併症如：大腸激躁症和慢性疲勞症候群。儘管負面生活事件、和壓力以及環境或身體/情感創傷等因素可能是誘發條件，但纖維肌痛症的病因仍然未知；有證據顯示纖維肌痛症患者當中的身心合併症狀（尤其是憂鬱焦慮、邊緣型人格、強迫性人格和創傷後壓力症候群）的罹病率很高，這與較差的臨床症狀呈現正相關。也有證據表明纖維肌痛症患者存在高的負面情緒、神經質、完美主義、壓力、憤怒和情緒障礙。據報導高傷害避免與高自我超越、低合作和低自我導向分別是纖維肌痛症患者的氣質和性格特徵；此外纖維肌痛症患者往往有負面的自我形象和身體形象感知，以及低自尊和自我效能感。纖維肌痛症會降低身體、心理和社會領域的功能，並對認知表現、人際關係（包括性與育兒）、工作和日常生活活動產生負面影響。在某些情況下纖維肌痛症患者表現出自殺意念、自殺企圖和完成自殺。

纖維肌痛症患者大多認爲這種疾病是一種被污名化的無法治癒的疾病，這種負面的看法阻礙患者試圖去適應疾病的能力，心理治療的介入可能有益於藥物的合併治療，用來改善臨床的症狀，同時減少纖維肌痛症患者對健康及生活品質的影響；纖維肌痛症是一般人當中相當常見的症候群，纖維肌痛症的複雜症狀不僅包括慢性廣泛性的肌筋膜疼痛、疲勞和睡眠障礙，還包括現代的文明病——自主神經失調：認知功能障礙、對外在刺激的過度敏感、身體與生理症狀和精神疾病等；由於症狀是主觀性，且缺乏臨床生物標記（無法透過抽血或影像學加以診斷），診斷只能靠臨床理學檢查判斷，診斷標準也不斷在發展；早期診斷和預防仍然是難以實現的目標。纖維肌痛症（FMS）的盛行率在全球估計爲 0.7-13.4%，在台灣有研究指出大約爲 5.84%；研究顯示 FMS 的病患占所有人口的 2-4%；纖維肌痛症常見於 20-50 歲的女性，但＞80 歲的高齡族群盛行率亦可達到 8%，在＞50 歲的女性盛行率亦隨著年齡增加，美國一般基層醫療院所的患者，大約有 6%的盛行率，而目前的醫學發展，依然倚靠臨床的診斷標準來診斷纖維肌痛症，無法靠實驗室抽血檢驗或影像學的證據來診斷 FMS。

纖維肌痛症病因

誘發纖維肌痛症的原因目前仍未知，爲何會造成這種慢性疼痛其機轉仍不清楚，從肌肉、周邊神經系統以至於中樞神經系統，都有學者利用儀器試圖找出特異的變化來加以解釋；目前許多文獻指出這是一個中樞神經系統失調的問題，因爲神經傳導物質與疼痛的表現有關，其中較爲重要的物質包括：血清素、多巴胺、catecholamine 等。這些調節疼痛的神經產生功能失調可能扮演著重要角色，有許多文獻指出心理創

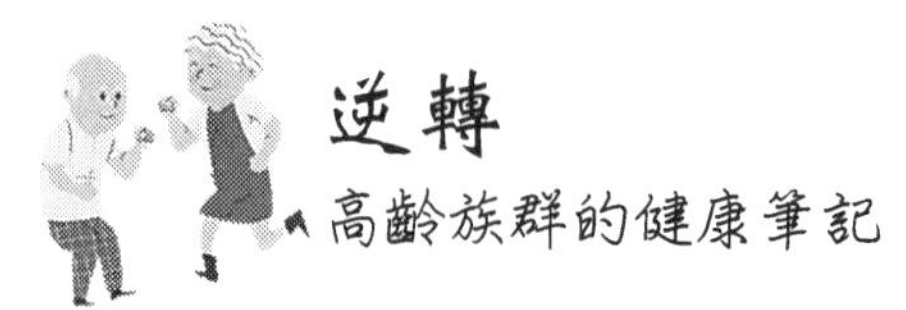

傷、壓力可能有些許關連，但並不能確定其因果關係，目前已知患者疼痛處的肌肉組織並無特定的病理改變，但無論肌肉、皮膚或骨骼等組織對按壓刺激產生疼痛的閾值，都較正常人或局部疼痛患者來得低，而這種廣泛性疼痛閾值降低的現象便是慢性廣泛疼痛最主要的特色；因此一般認為除了周邊神經系統被刺激之外，中樞神經系統的敏感化應該也扮演關鍵的角色；纖維肌痛症的嚴重程度和進展或改善可以透過許多的複合測試來評估；雖然纖維肌痛症的發病機制尚不完全清楚，假設指出與遺傳、患者的易感性、壓力性生活事件、周邊發炎反應和中樞的認知-情緒機制相互作用，由於神經形態學改變而產生疼痛的感知障礙（周邊神經疼痛, nociplastic pain）；根據疼痛的不同也有幾種分類：1.周邊性疼痛（Nociceptive pain）如：骨關節炎；2.中樞性疼痛（central pain）如：糖尿病造成的疼痛；3.周邊神經性疼痛（Nociplastic pain）：跟神經與神經突觸相關的疼痛。儘管負面事件與壓力環境或身體與情感創傷等因素可能是誘發條件，但纖維肌痛症的眞正病因仍然未知；治療應該是多模式介入的，建立在4個支持條件上：患者教育、身體活動、藥物治療、和心理治療之上；該方式應該是個別化、基於症狀的循序漸進的與患者建立共同的目標。

纖維肌痛症主要為廣泛性慢性疼痛，是一種臨床表現複雜的症候群，纖維肌痛症最容易混淆的診斷是肌筋膜疼痛症後群，兩者發生的原理雖然相似，但要診斷纖維肌痛症需要先排除次發性造成的症狀或是原發性肌肉關節問題；且在實驗數據上無特殊發現；但仍可能與中樞神經的神經傳導物質失衡有關包括：血清素、多巴胺等，或是與心理創傷、生活壓力有關，此類疾病好發年紀約 20-50 歲的女性患者，但是所有年齡層皆有可能發生，且具有家族遺傳性，主要症狀爲慢性廣泛性全身疼痛與壓痛點，以及其他全身性的症狀與共病症包括：疲倦、失眠、頭痛、腸胃道症狀、憂鬱、焦慮等；纖維肌痛症不是一個用排除法作成的診斷，患者很有可能合併有其他的問題如：退化性關節炎、類風溼性關節炎、紅斑性狼瘡等。纖維肌痛症除了詳細病史詢問之外，臨床上醫師可能會徒手進行所謂的壓痛點檢查來看看病患是否確實有對疼痛特別敏感的區域；此外由於纖維肌痛症的臨床症狀跟其他一些疾病例如：甲狀腺功能低下、風濕性多發性肌痛症、多發性肌炎、類風濕性關節炎或全身性紅斑性狼瘡等等有些相似，所以醫師可能會安排上述的客觀的檢驗或檢查如：抽血、影像學檢查等來排除這些內科疾病。

纖維肌痛症需要與其它可能以廣泛疼痛來表現的疾病作區分如：發炎或退化性關節炎、甲狀腺疾病、維生素 D 缺乏、紅斑性狼瘡、多發性肌炎、肝臟疾病、腎臟疾病、白血病、惡性腫瘤、血中鈣與鉀過高或過低、感染等；此症並無法以特定的檢查來確診，若血液檢驗或診斷影像有異常而懷疑有其他疾病時，並不能排除纖維肌痛症的可能性，若能適切的診斷可以減少患者到處尋求醫療資源。根據 1990 年美國風濕病學會的定義，疼痛範圍需同時涵蓋身體兩側與腰部上下區域且持續三個月以上；慢性廣泛疼痛若合併身體 18 個特定部位中超過 11 處的壓痛點就可診斷為纖維肌痛。目前仍有許多醫師對於纖維肌痛是否算是一種疾病仍抱持懷疑。醫師懷疑病患有纖維肌痛症時，會依照美國風濕病醫學會所提供的量表來進行評估，包括指定的 18 個點中至少有 11 個點以手指按壓時（約 4 kg/cm2 的壓力）會感到疼痛。ACR 在 2016 年公布了新的量表來提高準確率，依照 ACR 發表的最新纖維肌痛症診斷標準分為兩個主要指標：1.廣泛性疼痛指數（widespread pain index, WPI）；從顳顎關節、肩膀、上手臂、下手臂、臀部、大腿、小腿、背部、頸部、胸部、腹部等 19 個 tender points（壓痛點）。2.症狀嚴重程度（symptom severity scale, SS）。WPI 共 19 個點，新標準已不再強調壓痛點，而是以病人主觀的痛點為主要診斷表準；SS 則是依照指定的症狀評估疼痛的嚴重程度；當 WPI ≥ 7 與 SS ≥ 5 或 WPI=3-6 與 SS ≥ 9 時，且症狀持續超過 3 個月以上，並且無法以其他疾病來解釋即可診斷為 FMS。

纖維肌痛症非藥物治療

纖維肌痛症是臨床上極令人困擾的疼痛症，患者會出現全身性慢性疼痛，經常伴隨睡眠障礙、感覺異常、頭痛、腸躁症、憂鬱等症狀；纖維肌痛的特徵是慢性廣泛疼痛、疲勞、睡眠障礙和功能性症狀；纖維肌痛症的病因、診斷標準和分類標準仍然存在爭議，因此治療這種情況的策略也是如此；纖維肌痛是臨床上第三常見的肌肉骨骼疾病，其患病率隨著年齡的增長而增加；然而，儘管隨著更準確診斷標準的發展，診斷有所改善，但仍有相當一部分醫師未能識別該症候群。許多因素以獨特的方式促成纖維肌痛的發展：遺傳傾向、個人經歷、情緒-認知因素、身心關係和應對壓力的生物心理能力。發病機制和病情維持的多個組成部分需要多模式治療方法；個體化治療是一個重要的考量因素，隨著人們越來越認識到不同的纖維肌痛症亞組存在不同的臨床特徵。因此儘管基於證據的纖維肌痛管理方法始終是可取的，但醫師的方法不可避免地是經驗性的，並且必須旨在與患者建立牢固的聯盟並製定共同的、現實的治療目標。

纖維肌痛症治療藥物

纖維肌痛症治療方式分爲藥物治療以及非藥物治療；藥物治療包括肌肉鬆弛劑、止痛藥、抗憂鬱劑、抗癲癇藥、血清素回收抑制劑等。常用藥物包括抗癲癇藥物、抗憂鬱藥物、肌肉鬆弛劑、止痛劑、安眠藥和抗精神病藥物；目前美國食品藥物管理局通過可作為纖維肌痛症治療的神經作用藥物包括 pregabalin（Lyrica）、duloxetine（Cymbalta）及 Milnacipran（Savella）；Lyrica（pregabalin）也是台灣健保目前核准 FMS 適應症的藥物之一；pregabalin 是一種鈣離子通道阻斷劑，作用在中樞神經能抑制神經傳導物質如：glutamate, norepinephrine, substance P 等的釋放，而達到止痛的效果，但其中只有：pregabalin 和 duloxetine 獲得台灣衛生福利部治療纖維肌痛症的適應症。Pregabalin 與作用類似的 gabapentin 都已經在大型研究中顯示出治療纖維肌痛症的效果。2008 年 6 月美國食品藥物管理局也核准了 duloxetine 治療成人纖維肌痛症，但台灣並無此適應症；2008 年歐洲抗風濕協會（European League Against Rheumatism）曾針對成人纖維肌痛症的治療，依研究證據強度分成 ABCD 四級並提出建議，A 級代表證據強度最高的藥物治療包括：Tramadol、抗憂鬱藥（amitriptyline、fluoxetine、duloxetine、milnacipran、meclobemide、pirlindole）、tropisetron、pramipexole、pregabalin 等。

纖維肌痛症是一種病因不明且症狀複雜的臨床病症，患者除了全身廣泛性疼痛之外，還會合併睡眠障礙、憂鬱、大腸激躁症、疲累、認知障礙等不同症狀，此類病患對痛覺及冷熱刺激更為敏感，目前普遍認爲與中樞神經敏感化有關，纖維肌痛症目前無法藉由實驗室檢驗、影像學或病理切片來做診斷；纖維肌痛症是一種以慢性廣泛性疼痛、睡眠問題包含睡眠品質不佳、慢性身體疲憊感以及認知困難爲特徵的常見疾病，定義與發病機制和治療仍有許多爭議，纖維肌痛症的病因、診斷標準和分類標準仍然存在爭議，因此治療這種情況的策略也是如此。纖維肌痛是常見的肌肉骨骼疾病，其患病率隨著年齡的增長而增加。然而隨著更準確診斷標準的發展，診斷率有所改善，但仍有相當多的醫師未能辨識出纖維肌痛症。許多因素以獨特的方式促成纖維肌痛的發展：遺傳傾向、個人情緒-認知因素、身心關係和應對壓力的生物心理能力，因此患者也經常合併慢性疲勞症候；發病機制和病情需要多模式治療方法；個別化治療是一個重要的考量因素，隨著人們認識到不同的纖維肌痛症存在著不同的臨床特徵；因此儘管基於證據的纖維肌痛處置方式始終是可以使用的，但醫師的方法不可避免的是經驗性的治療，且必需與患者建立可靠的醫病關係並且共同製定治療目標；ACR 於 1990 年制定診斷準則，於 2010 年公布修訂後的新準則；在纖維肌痛症的藥物治療則有重大突破：Pregabalin 對於纖維肌痛症的療效相當顯著。

16.退化性關節炎

退化性關節炎好發於膝關節或髖關節，症狀是活動疼痛、膝關節功能受限及關節僵硬，復健的主要目的是緩解這些症狀的不適，減輕膝關節疼痛、增加關節的活動度；世界衛生組織 2008 年的報告指出，到了西元 2025 年全世界將有高達 25%的人口會由於骨關節的問題導致行動不便，65 歲以上人口罹患比例約占 74%。退化性膝關節炎根據美國研究統計高達 70-90%的老年人因退化性膝關節炎引起的疼痛所苦，也因此不想走路或爬階梯，也有研究指出退化性關節炎不完全是老年人的專利，過度使用的運動員、受傷或肥胖症患者、慢性病、體質虛弱等會讓關節軟骨磨損時間表提前到 30 歲，而女性得退化性關節炎比例比男性高出 2 倍，停經後婦女罹病機率更高，罹病機率存在顯著性別差異。退化性關節炎可能會侵犯身體的任何關節，最常發生在髖關節、膝關節等支撐全身重量的部位，美國梅約診所研究指出軟骨的變化在 X 光片顯現出來前便已經發生；退化性關節炎的患者通常會因為膝關節功能的受限，而影響活動能力，這些因素會造成病人降低意願從事戶外活動或社交活動，嚴重者甚至會使其無法獨立完成部份日常功能性活動；退化性關節炎是一種無法治癒，但是可以被成功控制的疾病，可藉由適當的醫療處置及自我照護，來減輕疼痛及增加活動功能；整體而言疼痛愈厲害或罹病愈久活動因長期受限，身體功能的衰弱更加明顯，當病人必須長期面對疾病壓力，心理健康必定受影響；臨床建議提供實質上的心理支持，在患者關節炎發作時提供陪伴；肥胖或過重患者更容易因爲關節承受較大壓力，罹病機會比正常人高 2-3 倍；另外必須經常採取蹲姿或彎腰工作者也會較早出現退化性關節炎；女性於更年期後常有骨質疏鬆的現象，所以出現退化性關節炎的時間也比男性早。退化性關節炎有所謂原發性與繼發性兩種，原發性指的是病人的關節結構、軟骨組織本身的代謝或修復能力異常所引致的；繼發性是指經由其他關節疾病所合併發生的如：痛風性關節炎或類風濕性關節炎或骨折之後便有可能發生此病，後天影響因素如老化、性別、運動、體重等都有關連；葡萄糖胺（維骨力）雖具有上述之功效，但各專業人士對於此藥物有不同看法，依據全球具權威的美國骨科醫學會之治療指引並不主動建議病患使用此方式進行治療。玻尿酸雖具有其之功效，但各專業人士對於此藥有不同意見，依據全球具權威的美國骨科醫學會之治療指引並不主動建議病患使用此方式進行治療。

退化性關節炎治療方式介紹

一、生活型態的改變：改變運動方式（騎腳踏

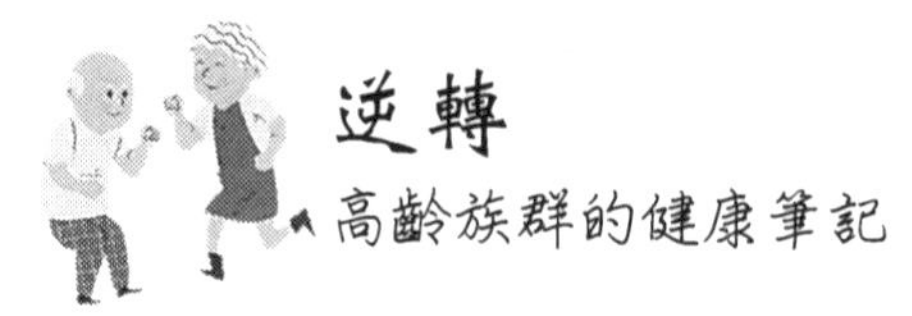

車、水中行走）及運動質量的改變，包括減重諮詢，避免會令症狀惡化的活動，及參加病友支持性團體例如：參加類風濕關節炎病友協會。

二、復健及物理治療：包括一般體能訓練，肌力強化訓練，特別是四頭肌，及關節活動度訓練。

三、藥物及疼痛治療：使用非類固醇類止痛消炎藥，包含口服藥及止痛針。

四、長效型醫療輔具：包括助行器具例如：手杖，四腳助行器、合適的鞋具、護膝以及退化關節炎專用支架等。

五、輔助療法：在退化性膝關節炎引起膝部疼痛最初 12 週可考慮黏液補充療法（玻尿酸注射）的治療方式，注射治療前應先排除膝關節內部障礙的可能。

六、關節腔類固醇注射：當膝關節並沒有大量膝關節液，但有下列發炎的情形時：例如滑液膜增厚、廣泛性的疼痛、夜晚痛或休息時疼痛、使用非固醇類的止痛藥會緩解疼痛，則亦為注射類固醇的適應症。

七、軟骨保護療法：例如口服葡萄糖胺或自體血漿生長因子注射（血小板生長因子注射；PRP），PRP 注射前應先排除膝內關節障礙的情況。由於研究資料有限，目前療效尚無定論。

八、手術：包含膝關節鏡檢（半月板及十字韌帶修復），脛骨高位矯正截骨手術（年紀小於 55 歲），半膝人工關節置換手術（單部位嚴重磨損）及全膝人工關節置探手術等。退化性關節炎治療方式爲藥物治療口服止痛藥、非類固醇消炎藥、局部塗抹的藥膏等藥物控制疼痛及發炎腫脹的情況。

九、不同程度的關節炎有不同的復健方式。關節尚未變形，勿需手術的病例，可接受下列的保守治療方法：（1）藥物治療（medication），（2）局部注射（local injection），（3）醫療儀器的物理治療（physical modality），（4）運動治療（therapeutic exercise），（5）徒手治療（manual therapy），（6）輔助支撐器具（supportive device）。

參考資料

1.Felson DT. Osteoarthritis of the knee. New England Journal of Medicine 2006; 354（8）: 841-848.

2.Arden, N., Nevitt, MC. Osteoarthritis: epidemiology. Best practice & research Clinical rheumatology 2006; 20（1）: 3-25.

3.Zhang, Y., Jordan, JM. Epidemiology of osteoarthritis. Clinics in geriatric medicine 2010; 26（3）, 355-369.

4.Goldring, M. B., Otero, M. Inflammation in osteoarthritis. Current opinion in rheumatology 2011; 23（5）: 471.

5.Bijlsma, J. W., Berenbaum, F., Lafeber FP.

Osteoarthritis: an update with relevance for clinical practice. The Lancet 2011; 377（9783）: 2115-2126.

17.老年症候群：低血鈉症、衰弱症與跌倒

鈉離子是人體內重要的電解質之一，負責維持人體水分平衡，並幫助神經肌肉的運作；正常體內血鈉的範圍介於 135-145mmol/L；低血鈉（hyponatremia）的定義是血清鈉離子濃度小於 135 mmol/L（mEg/L）。老年人發生水分與電解質平衡問題的機會比年輕人大很多，特別是低鈉血症其原因是多重的，低血鈉也是住院病人當中常見的現象之一，而低鈉血症往往會造成住院中的病人提高其死亡風險。老年人本身較易罹患慢性疾病也是其中的一個原因之一，隨著年齡的增長，除了影響體內水分與電解質的調節能力之外，也降低這些生理適應機制對外來藥物、疾病或生理壓力的承受能力。低血鈉的症狀包含輕度的低血鈉，可能會完全沒有明顯症狀，中度低血鈉則可能有倦怠、噁心、頭痛、嗜睡等症狀；但如果血漿鈉離子濃度快速下降至 120 mEq/L 以下（稱之爲嚴重低血鈉），則可能發生中樞神經系統損害，而使死亡率增加。低血鈉的治療一般有限水、給予生理食鹽水、或抗利尿激素拮抗劑等方式改善水分滯留的現象，當然找出低血鈉的原因並治療原發性疾病也是相當重要的事情。低鈉血症爲住院患者常見之電解質

異常症狀，低鈉血症是血液中的鈉離子偏低，鈉離子偏低或水份的相對滯留是造成低血鈉的主要原因，低血鈉是臨床上常見到的電解質異常，如何快速正確的診斷及適當的治療頗具挑戰性；低血鈉本身並不是特別的疾病，而是眾多不同疾病上連帶相關的症狀；低血鈉可以與心臟血管、肝臟、腎臟、新陳代謝等及遺傳疾病有關，其病因可以依尿液鈉離子的排泄量及體液容積的評估而進一步鑑別診斷。低血鈉的治療主要在於低血鈉的程度、造成低血鈉的快慢、臨床的表徵、存在的原因、及引發相關狀況潛在的危險因子。根據健保署資料統計，＞65 歲的高齡長者約有 7%會發生低鈉血症情形，基層門診的老年患者當中，約11%患有低鈉血症，而長照機構（護理之家，安養護中心，慢性呼吸病房）更高達 15%的個案患有低鈉血，超過 50%的長期照護機構個案，一年中至少發生過一次低鈉血症（hyponatremia）。

低血鈉的定義

低鈉血症的定義是血清鈉濃度小於 135 mmol/L（mEq/L）；輕度低血鈉症是血清鈉離子濃度介於 130-134 mmol/L 間；中度低血鈉症是血清鈉離子濃度介於 125-129 mmol/L 間；重度低血鈉症是血清鈉離子濃度低於 124 mmol/L 之間。症狀不一定與血液中鈉濃度成正相關。臨床上可能沒有症狀或是意識改變、下肢水腫等不容易察覺的徵兆，老年人發生水分與電解質不平衡的機會比年輕人高出很多尤其是低鈉血症；其原因是多重的包括：老年人較容易感染例如：呼吸道、泌尿道等）也常合併慢性疾病，年齡的增長除了影響到水與電解質的調節機制外，也降低了這些機制對外來藥物、疾病或身體壓力的承受能力。

抗利尿激素分泌不當症候群

抗利尿激素不當分泌症候群（syndrome of inappropriate antidiuretic hormone secretion，SIADH）占了等容積型低血鈉症的多數。1967 年 William Schwartz 和 Frederic Bartter 在兩名肺癌患者中首次發現了這種情況，SIADH 會促使體內水分增加與鈉離子的減少而引起低鈉血症。血中鈉離子濃度偏低會導致血中滲透壓下降，在中樞神經系統造成暈眩、意識不清、甚至昏迷；利尿激素是腦下垂體所分泌的，主要的作用是濃縮尿液，在某些情況利尿激素如果分泌過多會造成尿液持續濃縮，因為水份的聚積在身體內就容易產生血鈉濃度降低，血鈉濃度降低的太嚴重時，會如同水中毒一樣產生許多神經學的症狀例如：大腦水腫、抽筋、神智不清、呼吸急促，甚至昏迷。利尿激素分泌過多的原因包括長期疼痛、腦膜炎、腦出血、肺部疾病、腦腫瘤，或在使用某些藥物、手術後都有可能；一般而言雖然在抗利尿激素分泌過多的情況下，腎臟功能其實都還是正常的。同時若檢查尿液排出的鈉離子濃度會增加，在抽血檢查中可以看到低血鈉。低血鈉嚴重的病患可以補充鈉離子，但不宜補充的太快，如果鈉離子矯正太快，可能會造成四肢麻痺、神精混亂，甚至昏迷，所以血鈉濃度過高或是過低，都會產生神經學的症狀，對於慢性病人要限水，同時給予高鹽份及高蛋白的食物，也可以使用利尿激素，目前已經有對抗激素的拮抗劑，來阻止抗利尿激素的作用，又有一個名詞稱做抗利尿不當症候群（Syndrome of inappropriate antidiuresis，SIAD）；低鈉血症是臨床上常見的電解質異常，老年人低鈉血症的常見原因爲 SIADH（syndrome of inappropriate secretion of antidiuretic hormone）、水分過度補充、飲食中的鈉攝取不足、腎臟或胃腸道疾病導致鈉流失、利尿劑及其他慢性病的藥物等；在癌症合併低鈉血的病人，除了合併體液過多造成的低鈉血外，癌細胞不適當分泌 ADH（antidiuretic hormone, 抗利尿激素）造成副腫瘤症候群（paraneoplastic syndrome）也需要列入鑑別診斷。對於反覆發生低鈉血的病人，首先可以檢驗尿液生化和血液常規以便排除感染，其次是檢驗血清或尿液的滲透壓；高齡長者低鈉血的常見原因：過度的水分補充、飲食鈉的攝取不足、腎臟或胃腸道疾病導致鈉流失、使用利尿劑及合併使用多重慢性病藥物，使很多治療指引都說明老年人應謹慎的使用利尿劑，當中以 thiazide 利尿劑爲最主要的藥物；另一種常見的 SIADH 常發現於許多年長者，常見的成因包含腦神經退化性疾病（中風、巴金森氏症等）、肺部疾病（肺阻塞，陳舊性肺結核等）、癌症、藥物……等，這些情況都常見於老年人。

1.**藥物引起的低血鈉症**

容易引起低鈉血症的藥物包含：Desmopressin、Oxytocin、Prostaglandin-synthesis inhibitors、Nicotine、Phenothiazines、Tricyclics、Serotonin-reuptake inhibitors、Opiate derivatives、Chlorpropamide、Clofibrate、Carbamazepine、Cyclophosphamide、Vincristine。

2.**其他原因引起的低血鈉症**

年齡增長及長期臥床病人也是 SIADH 的主要原因，低鈉血的機轉是受外來壓力刺激（感染或發炎），使水分與電解質恆定狀態產生變化，其體內的 ADH 分泌較健康人多導致體液滯留甚至水腫，低鈉血病人的檢查步驟分別爲血清滲透壓、血液容積狀態、尿液滲透壓及尿液、血中的鈉離子濃度可幫助低鈉血的鑑別診斷並進一步治療，治療的原則是先考慮由飲食中添加食鹽，則當病人意識不清，或無法由口進食如置放鼻胃管患者，則考慮由點滴補充，給予濃度 0.33%的氯化鈉輸液緩慢補充體內的鈉濃度，慢性低血鈉若伴隨有神經症狀，就表示有腦水腫現象需要立即治療，但必須避免血鈉上升過快導致張力性去髓鞘症候群，治療以低速率矯正鈉離子，原則上每小時增加血鈉 0.5-1.5 mmol/L，視其神經學症狀的嚴重程度來決定矯正的速率，但一天內不可以增加超過 8 mmol/L，治療的目標爲神經學症狀解除或是使血鈉達到安全的程度卽可（一般爲 120 mmol/L 以上），若短時間內快速給予大量鈉離子有可能會造成小腦橋腦的去髓鞘化腦病變。

低鈉血症的臨床診斷流程

對於反覆發生低鈉血的病人，依據血液滲透壓可以分爲：

1.低滲透壓：＜280 mOsm/kg。

2.等滲透壓：280-295mOsm/kg（高血脂，高蛋白血症例如：多發性骨髓瘤等）。

3.高滲透壓：＞295mOsm/kg（高血糖，Mannitol 注射等）；而低滲透壓又分爲低容積性，等容積性，高容積性三類：

a.低容積性：

*非腎臟引起鈉離子流失，尿鈉＜10 mEq/L（腹瀉，燒傷，急性胰臟炎等）

*腎臟引起的鈉離子流失，尿鈉＞20 mEq/L（利尿劑，失鹽性腎病 salt wasting nephropathy，礦物皮質固醇缺乏等）

b.等容積性：

*尿滲透壓＜100 mOsm/kg（心因性劇渴症，低鹽飲食等）

*尿滲透壓＞100 mOsm/kg（抗利尿激素分泌不

當症候群 syndrome of inappropriate secretion of antidiuretic hormone, SIADH，甲狀腺機能低下，糖皮質固醇缺乏等）

c.高容積性：

*尿鈉＜10 mEq/L（心衰竭，肝硬化，腎病症候群等）

*尿鈉＞20 mEq/L（腎衰竭）。

低血鈉是臨床上常見到的電解質異常症狀，低血鈉可以與心血管、肝臟、腎臟、新陳代謝等及遺傳疾病有關。本文的重點包含：1.使用利尿劑是低鈉血常見的醫源性原因，2.心因性劇渴症也應該被考慮在低鈉血症病人發生的其中原因，3.低鈉血的治療包含：限制水分、使用利尿劑、限制鹽分；4.低鈉血的危險因子（高危險群）包含：腎臟疾病、腦傷病人、長期臥床衰弱老人；5.低鈉血症的患者臨床症狀包含暈眩、噁心，感覺異常，肢體抽搐。低血鈉鑑別診斷流程，低血鈉是臨床經常發現的狀況，其發生的原因很多，治療的方式也不同，因此了解低血鈉形成的原因，及後續如何鑑別診斷，能提供醫師在治療方面的參考。目前居家醫療的實施與其他專科門診的高度分工，反而有可能疏漏，居家醫療的醫師在看診應透過雲端藥歷檢視病人用藥，透過目前健保署所推動的居家醫療照護整合計畫，利用居家訪視時提供完整醫療包括：完整身體評估、安排檢驗相關項目及檢查居家處方藥物，並依實證醫學知識、病人及家屬自主意願，醫病共享決策（Shared Decision Making），盡責的為居家病人協調和整合資源與協助參與決策，提供周全性的居家醫療照護。

衰弱症

病患生理決定因子：

（1）衰弱症定義及評估：

老年衰弱症是一種生理功能喪失、容易發生併發症的一種症候群，其臨床表現包括：活動力降低、體重減輕、疲倦、食慾降低、肌肉骨骼的質量流失、步態與平衡功能異常，甚至認知功能障礙、整體功能下降及多重器官衰退。衰弱與年齡高度相關，牽涉人體許多器官系統，生理儲備能力（reservoir）；一旦老年衰弱症患者歷經生理上的壓力（如：急性疾病導致住院等），會使生理功能快速減退，不容易回到原來的水平。Fried 等人曾提出 5 項衰弱的臨床外在表徵（phenotype）；用以提早偵測可能的衰弱老人：1.包括過去一年內，非刻意的體重減輕 3 公斤或是 5%以上、2.虛弱：手握力下降（慣用手的最大握力男性＜26 公斤或女性＜18 公斤）、下肢肌力下降、3.自己表示經常感到疲倦、衰竭、4.行走速度變慢（經常小於每秒 0.8 公尺（行走 6 公尺超過 7.5 秒）以及 5.明顯減少身體活動量（每週平均活動量減少；男性＜3.75MET 或女性＜2.5 MET）；以上 5 項指標中符合 0 項者為非衰弱症（non-frail）或 robust（健壯）；符合 1-2 項者屬於衰弱前期（pre-frail），符合 3 項或以上者為衰弱症。

Rockwood 和 Mitnitski 提出的缺陷累積理論（衰弱的評估工具有衰弱指數 accumulation of deficiencies, frailty index, FI），衰弱指數是計算衰退的項目占全部評估項數的比例；此種方法雖然有很好的預測效度，但是需要評估的項目眾多，臨床使用上較耗時；發展出一個量表將 30-70 個不同的缺陷狀態分成 0 和 1 的等級來計算，分數越高則死亡風險越高；年齡與健康缺陷累積大於 30 項以上，會增加衰弱症的罹病率；健康缺陷包含了多重共病症、精神因素、症狀及失能；WHO 定義的失能有六大面向，包含：認知、行動、自我照護、社交能力、身體活動、社會參與。而日本厚生省則使用 Kihon Checklist（KCL）衰弱篩檢量表，此量表目前在日本用來篩檢老年人的衰弱情形，並評估是否需要長期照護的介入，在台灣則有學者藉由 KCL 量表之翻譯與信效度檢定，希望發展出適合台灣老年人的衰弱篩檢評估工具，及早篩檢出衰弱的高危險族群。

（2）衰弱症臨床表徵與危險因子：

造成老年衰弱的原因是多重的，可以分為內在及外在因子，內在因子如：生理老化、心智、多重疾病、飲食營養、口牙保健、退縮孤獨等；外在因子例如：社會政策、經濟、環境等；內在及外在因子會彼此交互作用，誘發並促使衰弱症發生；而骨骼肌肉的質量及功能流失稱為肌少症（sarcopenia），長者如有肌少症加上活動力、體重下降，便容易同時罹患衰弱症（frailty）；肌肉質量會隨著年齡增長而下降，不經常使用的肌肉減少的速度會更快，肌肉質量與強度的衰退，容易影響步態和平衡、跌倒，造成行動能力下降，促使衰弱速度更加快速；許多急、慢性病及老化相關狀況，也會直接或間接誘發衰弱產生，衰弱又會進一步使疾病慢性化、肌肉質量惡化，導致衰弱老年族群進入惡性循環。

衰弱症危險因子將導致衰弱症的退行性變化。衰弱症四大因素：社會因素（老年、性別、低社經地位等），包含職業及教育程度、獨居、孤單、臨床因素（多重慢性疾病、肥胖、營養不良、認知功能下降、憂鬱情緒、多重用藥）、生活型態（不活動、蛋白質攝取不足、吸菸、飲酒過量）、生物因素（發炎反應、CRP 上升），內分泌因素、缺乏微量元素（類胡蘿蔔素、維生素 B_6、維生素 D、維生素 E）等。

衰弱症 decay（退行性變化）與衰弱症退行性變化（de-conditioning）

基因（先天遺傳）與環境，共同累積的分子生物和細胞損傷，降低生理儲備能力，包含：腦部認知功能，內分泌系統，免疫系統，骨骼肌肉系統，心血管系統，呼吸系統，腎臟等；若加上身體活動不足及缺乏營養，形成衰弱後，一旦遇到急性疾病（外在壓力，如：跌倒），發生譫妄、反覆住院進入長期照護系統的機會大增。疾病到衰弱症的退行性變化（de-conditioning）：危險因子有年齡，遺傳基因和環境，本身的慢性疾病等，可能走向衰弱、失能、認知功能下降、死亡等。

臨床衰弱症診斷與檢測、評估與篩檢

Fried 等在 2001 年提出衰弱症的主要五項臨床指標（Fried frailty phenotype），包含：1.Self-reported exhaustion，2.Weight loss，3.Weak grip strength，4.Slow gait speed，5.Low energy expenditure 等；臨床上會用幾個條件來診斷：一、走路速度變慢，經常小於每秒 0.8 公尺（行走 6 公尺超過 7.5 秒）。二、無力：慣用手的最大握力男性＜26 公斤或女性＜18 公斤。三、疲倦：主觀感受，如：最近一週有三天以上做任何事情感到費力。四、過去一年體重減輕 3 公斤或是 5%以上。五、每週平均活動量減少；（男性＜3.75 MET 或女性＜2.5 MET）；若符合 3 項以上（包含 3 項）即稱爲「衰弱」，包含 1-2 項則稱爲「衰弱前期」。

衰弱症的預防

目前認爲最有效的方法是規律的運動、或保持動態的生活型態。規律的運動或休閒活動，除了可以維持身體的功能之外，也能促進、維持或改善身體的協調與平衡功能，並且延緩骨骼肌質量的減少，降低跌倒的機會。同時加上適當的營養、身體活動、控制慢性疾病及多參與社會活動，及早介入有衰弱傾向的老年人，才能減少衰弱、失能及發生老年症候群併發症。

衰弱症預防：初級照護至緩和照護，三段預防

初級預防至三級預防；社區老人健康促進，透過健康促進、慢性病控制、生活型態來預防前期衰弱的發生；提供門診老人周全性評估與照護，透過老人健檢找出潛在高危險群，針對 80 歲以上門診病人進行周全性老年評估，住院時進行周全性老年評估，減少住院併發症及醫源性問題發生，以能健康返回社區；醫療提供中期照護、社區復健、急性後期照護，透過積極評估、復健協助重返社區、避免失能；居家照護、長期照護、末期照護對象是失能或末期老人；有證據能力文獻對於預防衰弱症的身體活動例如：柔軟度或伸展運動（flexibility or stretching），肌阻力運動（resistance exercise）、平衡運動和有氧運動合併阻力運動可以降低跌倒以及失能風險，多模式（multimodal）的運動計畫 例如：結合阻力、有氧、平衡以及伸展運動可以減少重大活動障礙；日常生活功能（ADL）：利用生活中的各種機會增加能量消耗，將靜態的休閒時間轉換爲動態活動，有氧運動：有節律性、全身性的大肌肉活動，通常會增加心跳及核心體溫、平衡運動能幫助在日常生活中或運動中維持身體穩定度（stability）的訓練，可以避免跌

倒；心智功能：身體活動促進大腦功能，減緩老化時大腦認知功能衰退的神經生理和心理作用機轉：多面向運動包括防跌概念衛教及五個面向訓練，分別爲伸展運動、心肺適能、肌力與耐力、平衡、協調與敏捷力。日本高齡醫學長壽醫療研究中心（簡稱 National Center for Geriatrics and Gerontology,NCGG）在 2006 年進行大規模研究，全部自行開發衰弱症檢測系統「Kihon Checklist」（意即基本評估量表，簡稱 KCL），民眾在家只需要填答 KCL 衰弱症評估量表 25 個是非題，不到 15 分鐘就能自我檢視關於衰弱症的七大面向（圖五），包括：日常活動、行動能力、營養、口腔能力、隔離與孤獨、記憶力、情緒；日本 NCGG 並將衰弱分爲認知衰弱、生理（身體）衰弱、及社會衰弱三大面向，彼此之間相互牽連且影響甚鉅。

衰弱症患者照護

老年衰弱症是不良健康預後的高危險族群，臨床上及早發現，並給予適當健康照護或復健，可以節省許多社會長照資源及醫療支出；衰弱症一旦遇到特殊的壓力事件如：感染，很容易進入失能或臥床狀態，啟動一連串功能惡化的惡性循環；周全性老年評估（comprehensive geriatric assessment）是照護老年族群的醫療人員須熟悉的評估方式，基層醫療保健中具有重要性，主要由老年醫學科醫師、護理師、社工師、藥師與物理治療師等照護團隊的成員，針對生理、心理、社會及功能等面向做整體性評估，給予一個周全性的照護計畫，包括使用臨床的衰弱評估量表，將衰弱老年族群早期定義並透過飲食、營養及運動介入，不僅延緩生理功能衰退、個體產生失能的速度、降低重複住院及重複急診比率，改善老年族群臨床上多重器官系統的不良預後，也改善病患的照護與生活品質。衰弱爲老年症候群的表現，代表各生理系統累積的機能退化，造成生理儲備量降低，而容易感受不良的醫療預後。統計資料則顯示，患有衰弱症的人有較高的機率罹患心血管疾病、肺臟、腎臟疾病、糖尿病、關節炎、骨質疏鬆症和癌症等。目前大多認爲衰弱症是一群臨床表徵，代表病人處於一個失衡的健康狀態，如果遭受外界壓力，就難以維持生理恆定，導致後續的失能，處在衰弱狀態的老人，日常活動功能和認知功能退化較快、容易跌倒、住院率和死亡率也較高，對於老人的生活功能和生活品質也是巨大的威脅。若能及早於門診中辨認衰弱症患者，其表徵如：虛弱、步態慢、體重減輕、疲倦、身體活動力下降；延緩及照護共病症，如：視力、聽力下降，情緒影響，評估潛在危險因素：藥物、非藥物治療，並建議增加身體活動，降低久坐行爲，增加肌力訓練，及平衡訓練，預防跌倒，則可以大幅降低後續的照護及醫療支出。隨著老年人口比率不斷攀升，老年人所伴隨的相關疾病也日漸受到重視，最常見的老年人心智障礙包括：失智（Dementia）、憂鬱（Depression）、譫妄（Delirium）。依據國際失智症協會（Alzheimer's Disease International）2020 年全球失智症報告，估計目前全球超過五千萬名失智症患者；而到了 2050 年失智症患者，預計會成長至 1 億 5 千 2 百萬人，亦即平均每三秒鐘就會有一個人罹患失智症。目前失智症相關支出成本約爲每年一兆美金，而預計 2030 年將增加一倍；輕度認知功能障礙的英文稱爲 mild cognitive impairment（簡稱 MCI）；罹患輕度認知功能障礙並不是失智症前期。臨床上輕度認知功能障礙，是老年失智症的前期表現之一，輕度認知功能障礙會導致輕度、但是可以觀察得到的認知功能退化，包括：記憶力與抽象思考能力退化；因此當一個人出現輕度認知功能障礙時，有較高的機率將來會罹患阿茲海默症或是其他類型失智症，換言之輕度認知功能障礙可以視爲罹患失智症的前兆。

18.營養不良與營養評估

老人吃得不好常因味覺、嗅覺衰退、口腔牙齒功能不佳、咀嚼吞嚥困難造成選擇食物的偏差或沒有食慾，腸胃消化吸收變慢，胃排空延遲導致不覺得餓而吃得少。老人營養狀況變差常受生理與心理因素影響，隨著老化身體及認知功能衰退也是預料中的。根據調查 70 歲以下老人有 13~24%，80 歲以上超過 50%老人肌肉量減少。肌肉可預測體力及活動力、影響胰島素的敏感度及作爲基礎代謝率的主要決定因素。健康的老年人蛋白質攝取每天應逼近 1.2 公克/公斤，熱量 25~30 大卡/公斤，然而有時考慮器官功能退化增加代謝負擔，對蛋白質建議攝取量一般老年人爲每天 0.8~1.0 公克/公斤。老人吃得不好常因味覺、嗅覺衰退、口腔牙齒功能不佳、咀嚼吞嚥困難造成選擇食物的偏差或沒有食慾，腸胃消化吸收變慢，胃排空延遲導致不覺得餓而吃得少。也常因疾病飲食的控制，限制本來偏好的食物，而對飲食失去興趣，再加上藥物與食物可能的交互影響導致某些營養素不足。心理負面影響如孤立、沮喪、煩燥不安、失眠再加上食物準備的困難常是造成老人營養不良的主因。隨著年齡的增長，老人認知功能改變也與營養狀況互爲干擾。神經認知功能的喪失，可從簡單記憶的不足到深度癡呆，許多維生素（維生素 B_1、菸鹼酸、維生素

B_6、葉酸、維生素 B_{12}、維生素 E）缺乏明顯與神經和／或行爲的損傷有關；體內若缺乏葉酸、維生素 B_6 及維生素 B_{12} 等維生素，同半胱胺酸無法還原代謝在體內累積，便容易堆積在血管壁上，造成血管管壁結構的改變、內皮細胞功能異常，不僅是造成心血管疾病的兇手，似乎亦會引發降低認知能力的阿茲海默症更加惡化。維生素 B_{12} 及葉酸缺乏情形，可能與老人失憶、中風、貧血、冠心病有密切關係，可以鼓勵高齡長者多樣化攝取營養如全穀類（小麥胚芽、糙米麩、麥片、豆類）、蛋豆魚肉類、堅果類、蔬果類等可以改善認知功能。足量的蛋白質攝取可以幫助減緩肌肉質量、力氣以及功能因年齡而衰退。營養+運動是最好維持肌肉功能的方法之一。

◎藥物也會影響老年人食慾

1.口乾：抗膽鹼、抗組織胺、抗憂鬱劑、巴金森氏症用藥。

2.改變味覺：麻醉止痛藥、盤尼西林、Captopril、口服降血壓藥、精神科藥物等。

3.降低食慾：Captopril、NSAID、毛地黃、鎮靜劑、三環抗鬱劑、抗癲癇藥、中樞神經刺激劑、抗生素等。

4.噁心：抗癌藥物。

5.認知功能惡化：抗精神性藥物、抗膽鹼成分。

19.老年性聽力障礙

聽力障礙種類繁多，綜合區分為感音性（神經性）聽力障礙、傳音性（傳導性）聽力障礙、混合性（合併神經性及傳導性）聽力障礙三種。典型的老年性重聽，由其聽力圖可以發現，老年性重聽通常為感音性（神經性）聽力障礙。同時，高頻音損失較多；此外語音辨識力較差，聽得到聲音但弄不清楚內容，這不僅與聽覺神經有關，與大腦中樞辨識能力也有關；老化原本就是自然的趨勢，但為什麼有些人退化的速度快，而有些人退化的速度比較慢，醫學上認為是遺傳基因的影響，由於體質的差異有些人活到九十歲還是耳聰目明，有些人過了五十歲就聽力損失，純粹因老化而引起的聽力障礙不多，因為一個人不可能不曾曝露在噪音底下，即使是老年性聽力障礙也多與外在因素有關；外在因素包括娛樂、職業與一般環境噪音；心臟血管疾病與糖尿病；耳毒性藥物；內耳病毒感染；聽神經瘤等。老年耳聾中 70%患有動脈粥樣硬化，耳聾輕重與動脈硬化程度呈正相關。如果不明原因出現耳鳴、耳聾、眩暈等症狀，預示可能患有早期的心血管疾病。因為耳的聽覺感受器位於內耳，內耳感受器的微細結構與大腦組織一樣，不耐受缺血和缺氧，而且其缺氧的耐受性比心肌更為敏感；一旦動脈硬化發生，內耳血液因動脈硬化、狹窄而缺血，耳鳴、耳聾、眩暈等症狀可能在迴圈系統未有症狀表現之前發生。

耳鳴與眩暈的鑑別診斷

臨床上需要鑑別診斷的疾病像是前庭神經炎（vestibular neuritis），一種感冒病毒引起的前庭神經系統發炎，但多半不會耳鳴或重聽，如果出現聽力障礙可能是整個前庭或迷路發炎所導致。前庭神經炎好發於 20-50 歲之間的成年人身上，前庭神經炎所造成的眩暈與梅尼爾氏症不同，後者會反覆性復發，前庭神經炎發炎過一次就很少再發，只是平衡失調（頭暈目眩）症狀會持續數週之久。當暈眩發生時最重要的事情是了解當下何種狀況要懷疑是中樞神經系統的疾病，以避免腦中風、腦瘤……等會使人失能的疾病延誤治療；中樞型暈眩除了暈眩之外還會合併其他神經學症狀包括：說話口齒不清、吞嚥困難、複視、手腳麻木無力、臉部嘴角發麻等，以上若出現任一種神經學症狀，都要小心是否爲中樞型暈眩。

前庭神經炎

暈眩感爲一陣一陣，但時間較長可能會連續出現好幾天，但暈眩程度較耳石脫落輕微，還能夠睜開眼睛及行走。前庭神經炎的機轉與感冒相似，是由於體內潛在的病毒活化所導致，藥物治療約 3-5 天即可緩解，人體 12 對腦神經中支配內耳爲第 8 對腦神經，前庭神經因較具病毒親和性，若受病毒感染就會引起嚴重的眩暈的特徵如下：1.眩暈非常厲害甚至完全不能下床走路，但沒有伴隨聽覺神經病變的症狀如：耳鳴和重聽。2.前庭神經炎發作年齡約 20 至 50 歲之間。3.前庭神經炎眩暈常常只發作一次，但會持續數天。而平衡失調感則會持續數週甚至 3 個月之久。4.病側耳朵灌水呈溫差反應低下現象，不會有眩暈現象，且無中樞神經症狀。5.半年內會痊癒。6.最近 3 週內曾有上呼吸道感染的感冒病史。

耳石脫落症

35%的暈眩的原因是耳石脫落症，一般頭暈與暈眩最大的差異就在於，暈眩會帶有一種天旋地轉的感覺，同時還可能會出現噁心、嘔吐感。在臨床上造成暈眩的原因可區分為中樞神經（腦部）及周邊神經兩個方向。良性陣發性姿勢性眩暈（耳石脫落症）：是周邊型暈眩中最常見的病因，其發生率占所有暈眩症的 3-4 成；主要原因為前庭神經旁的三半規管附近的耳石移位後產生的刺激，屬於一種良性的病症，醫師通常透過姿勢改變的耳石復位術（particle repositioning maneuver）或耳石脫落檢查及耳石復位 Dix-Hallpike test 可以針對耳石脫落的方向徒手藉由頭部、身體姿勢的改變讓耳石回到原本的位置，大約 6-7 成患者可以因此緩解症狀，但是單純的耳石脫落症通常並不會有後遺症，但是臨床上需要注意的是，若頻繁復發甚至伴隨耳鳴、聽力損失等問題就有可能是梅尼爾氏症或其他中樞性問題。耳石脫落的原因包含：1.頭部外傷。2.噪音傷害如打靶。3.抗生素四環黴素等。4.慢性中耳炎侵入耳石器。5.耳科手術傷及球囊。6.供應橢圓囊的前庭動脈阻塞。7.老化。

醫療處置方面經常將眩暈症狀區分爲末梢性眩暈，意指病變局限於內耳部位；而中樞性眩暈意指病變在腦部或是急性發作的動暈症等；中樞神經對內耳不平衡有代償作用，可在 1-2 天內產生變化，最晚也會在 3 週代償過來；因此臨床上的末梢前庭神經病變症狀不會持續超過 4 週。末梢前庭神經的不平衡感通常伴有眼振（nystagmus）快、慢相和眩暈；進行理學檢查時發現眼振是由於睡眠中頭會緩緩向下移動，到一定程度時會突然反射地修正抬起頭，很像眩暈病患的眼振；眼振也是先有一個緩慢相，到達一定角度後眼球會快速向對側彈跳，此反應謂之急速相；緩慢相由內耳支配、急速相是反射作用由腦幹控刺；而視力固定抑制卽眼睛張開時可使眼振減弱或消失等；若失去這種平衡能力，也就是眼睛張開反而眼振加強，或張開眼睛時眼振更嚴重、閉眼沒有眼振則是中樞神經病變。與老年聽力障礙有關的耳部疾病則包括耳垢崁塞（外耳）、中耳積水（中耳）、突發性耳聾（內耳）、耳鳴與眩暈（內耳）。這些疾病不全然是因爲年紀大所造成的，經過鑑別診斷後，有些稍經處理，問題便可完全解決，最常見的就是耳垢（俗稱耳屎）

崁塞。老年人重聽以後常發生心理上的問題，像疏離親友、拒絕社交、孤僻多疑、憂鬱壓抑、妄想易怒等等。可以想像，當總不清楚對力的話因此毫無反應的情形發生幾次後，對方可能不太願意再交談溝通，如果是個性內向的人，就會因此變得比較孤僻，出現疏離及拒絕社交的情形，甚至有些人還會產生被害妄想症，覺得別人在說自己的壞話，或背地設計陷害自己。此外，聽覺不好也會造成焦慮，因爲與別人無法好好地溝通，對自己越來越缺乏信心時就會產生焦慮，因此當聽障發生時，需要積極從事心理復健。聽力的復健，目前比較好的辦法就是配戴助聽器，助聽器隨著科技的發展越來越方便，雜音也越來越小。

20.老年族群的預防醫學——成人的疫苗

流行性感冒病毒每年都會變異，因此建議每年都應接種流行性感冒疫苗，「流感疫苗是減少流感的罹患與重症機率，對於感冒是沒有防護效果。建議依照自己的健康狀況與醫師討論哪些疫苗適合同時接種例如：肺炎球鏈球菌疫苗、帶狀疱疹疫苗、肝炎疫苗等；台灣現行肺炎鏈球菌疫苗有兩種，分別是PCV13（13 價）及 PPV23（23 價）；23 價疫苗可以快速激活體內的 B 淋巴球，保護範圍涵蓋 23 種肺炎鏈球菌，但是缺點是保護效果無法持久；13 價疫苗的作用方式在於激活體內的 T 淋巴球，保護範圍雖然較 23 價疫苗少，但已經涵蓋最常見的致病菌種，且 T 細胞淋巴球有持久的記憶能力，故 13 價疫苗作用效果較持久。肺炎鏈球菌（Streptococcus pneumoniae）是重要的社區性病原菌，可引起局部感染（中耳炎、肺炎），甚至嚴重的全身性疾病，包括：菌血症與腦膜炎。施打肺炎鏈球菌疫苗可以預防肺炎鏈球菌所引起的疾病如：細菌性肺炎、菌血症、腦膜炎等。肺炎鏈球菌主要的流行季節爲冬季至早春；肺炎鏈球菌所引起的疾病（侵入性肺炎疾病（invasive pneumococcal disease, IPD）、細菌性肺炎、中耳炎及鼻竇炎等）。侵入性肺炎是世界上發病率和死亡率非常高的常見疾病，而且可以透過疫苗預防的傳染病之一。肺炎鏈球菌疫苗接種是減輕全球兒童和成人疾病負擔的關鍵；23 價肺炎鏈球菌多醣體疫苗（23-valent pneumococcal polysaccharide vaccine, PPSV-23）自 1970 年問世，在成人已被證實能有效用於預防侵入性肺炎疾病（invasive pneumococcal disease, IPD）。肺炎鏈球菌可以造成的疾病，包含：細菌性肺炎、菌血症、腦膜炎、侵襲性疾病、肺炎、急性中耳炎和鼻竇炎等。肺炎鏈球菌多醣體疫苗（23 價肺炎鏈球菌疫苗（PPV23）在全世界都列爲成年人常規接種的疫苗之一。在美國，肺炎鏈球菌多醣體疫苗被各州政府核准使用，包括：美國疾病控制與預防中心（Centers for Disease Control and Prevention's, CDC），傳染病防治諮詢委員會預防接種小組（Advisory Committee on Immunization Practices, ACIP）、美國預防服務工作小組、美國內科醫學會、美國傳染病學會、美國預防醫學會和美國家庭醫學會等。儘管美國建議指引有一些細微的差別，但所有學會團體都建議，所有大於 65 歲的成年人和 65 歲以上的特定族群接種疫苗；1997 年 ACIP 聲明中指出，年齡在 2-64 歲的人如果患有慢性疾病，這群患者也是處於肺炎鏈球菌疾病，或肺炎鏈球菌疾病併發症的中至高度風險之中，建議接種肺炎鏈球菌多醣體疫苗；這些族群包括：患有慢性心血管疾病如：鬱血性心衰竭或心肌病變、慢性肺病（如：慢性肺阻塞或肺氣腫，但不包括哮喘）、糖尿病、酗酒、慢性肝病（如：肝硬化）、腦脊液滲漏，功能性或解剖性脾臟切除；此外居住於特定區域的族群，容易感染侵襲性肺炎鏈球菌疾病，或併發症風險較高之環境中的民衆（如：阿拉斯加原住民、美洲印第安人，或長期養護機構的住民）應接種疫苗。台灣目前國內核准上市之肺炎鏈球菌疫苗有二種，分別爲 13 價結合型疫苗（PCV13）及 23 價多醣體疫苗（PPV23）。經由醫師評估後可與其他疫苗於不同部位同時接種，兩種肺炎鏈球菌疫苗簡介如下。

一、23 **價肺炎鏈球菌多醣體疫苗**（Pneumococcal polysaccharide vaccine, PPSV-23）：

23 價肺炎鏈球菌多醣體疫苗英文商品名 PNEUMOVAX 23，爲不活化的疫苗，PPV23 一般成人與兩歲以上兒童皆可接種（對 2 歲以下之嬰幼兒無效，故不宜接種）；多醣體疫苗是將去活化的肺炎鏈球菌利用化學方式，把莢膜多醣純化出來當作疫苗中主要成分。PPV23 可以活化 B 淋巴細胞，但不會活化 T 淋巴細胞，所以誘導出來的免疫反應持續時間較短，且無法產生免疫記憶，加上嬰幼兒免疫力尚未發育成熟無法有效產生抗體，因此不適用於 2 歲以下幼童而主要適用於老年人。23 價 PPV 疫苗於 1983 年上市（包含 1、2、3、4、5、6B、7F、8、9N、9B、10A、11A、12F、14、15B、17F、18C、19F、19A、

20、22F、23F、33F 血清型），臨床試驗顯示 PPV23 預防菌血性肺炎的保護效果約可達 50%，但是對主要的非菌血性肺炎的預防效果則不明顯，並且也無法減低鼻咽部帶菌的情況。因此 PPV23 雖然較 PCV 涵括了更多的血清型而可以補充 PCV 接種後的其他血清型免疫力，但因爲保護期限短，需要重複接種而導致抗體產生反應下降進而造成免疫耐受性。因此對於高風險老年及幼兒的保護力較爲不足。

二、13 **價肺炎鏈球菌結合型疫苗**（Pneumococcal conjugate vaccine, PCV 13）：

13 價肺炎鏈球菌多醣體疫苗英文商品名 Prevenar 13，爲不活化的疫苗，出生滿 6 週以上幼兒、青少年、成人與長者皆可接種。PCV13 是較 PPV23 安全且對從未施打或曾經施打過 PPV23 能刺激更高的免疫反應。13 價 PCV（包含 1、3、4、5、6A、6B、7F、9V、14、18C、19F、19A、23F 血清型）。成人最佳的保護方法是聯合使用 PPV23 和 PCV13，65 歲以上長者接種建議如下：

1.從未施打疫苗的長者則建議接種 1 劑 PCV13，間隔至少 1 年以上後再接種 PPV23。

2.曾經於 65 歲後施打 PPV23 的長者，則建議間隔一年後補充施打 PCV13。

3.在 65 歲以前就曾接種過 PPV23 的長者，建議與 PPV23 間隔一年以上接種 PCV13，然後施打間隔至少一年之後，補充接種PPV23；但是兩劑 PPV23 應間隔至少 5 年以上。

肺炎鏈球菌是最常引起中老年人細菌性肺炎的致病菌，除此之外，肺炎鏈球菌也會感染肺部以外的區域，例如：上呼吸道感染、腦膜炎、關節炎、骨髓炎、心包膜炎、腹膜炎等，尤其 65 歲以上的老年族群，或免疫力較差的患者、多重慢性疾病的成年人，若是感染肺炎鏈球菌而得到肺炎，有較高的機會得到嚴重併發症及死亡風險；因此能夠降低肺炎鏈球菌的感染率與減少感染後引起嚴重併發症及死亡是很重要的，而肺炎鏈球菌疫苗就扮演重要的角色。儘管醫學取得了進步，但肺炎鏈球菌引發的肺炎，仍然是全世界嚴重的公共衛生議題，最脆弱的族群包含嬰幼兒、年長者和免疫不全患者、免疫抑制和慢性器官功能障礙患者等。

目前科學界共發現了 90 種肺炎鏈球菌血清型，這些病菌都可透過飛沫傳播，其中 23 價疫苗能夠針對 23 種血清型的肺炎鏈球菌做防護，13 價則是針對 13 種肺炎鏈球菌。75 歲以上老年人接種 23 價肺炎鏈球菌多醣體疫苗，不論是肺炎和侵襲性肺炎鏈球菌疾病，一年內及長期發生肺炎機率及住院率，均有顯著下降；因爲肺炎或所有病因醫療費用在短期及長期上，也有顯著減少，同時在短期及長期效益也有高成本效益比，建議 75 歲以上老年族群，接種肺炎鏈球菌疫苗，以減少相關肺炎發生，長期而言也可以降低醫療費用支出，減少國家健康照護負擔。帶狀疱疹

（herpes zoster, HZ），一般稱之爲 shingles，源自拉丁文 cingulum，意思是皮帶，與臺灣的俗稱的皮蛇相同，皆描述著此疾病的症狀：沿著單側皮節（dermatome）分布的帶狀水泡性皮疹，伴有神經性疼痛。每年在台灣帶狀疱疹（herpes zoster）的發生率爲每 1,000 人每年有 4.89 病例，而大約有 8.6%患者會發生疱疹後神經痛（post-herpetic neuralgia, PHN）。發生原因爲感染水痘帶狀疱疹病毒（Varicella-zoster virus, VZV）之後，疱疹病毒潛伏在脊椎背根神經節內，而當免疫力下降而被活化，產生帶狀疱疹與疱疹後的神經性疼痛；當患者罹患急性疾病，而產生生理壓力（stress）時、或是藥物、年齡引起免疫功能低下或情緒、環境中的壓力等，都可能誘發帶狀疱疹產生；疱疹後神經痛（PHN）是帶狀皰疹最常見的併發症，在皮疹發病後持續 3 個月以上的疼痛，盛行率約爲 5%-30%，年紀越大的盛行率越高，症狀也持續較久，較嚴重。最常受到影響的部位包括胸椎（T4-T6）、頸椎、和三叉神經。疼痛包括灼痛、尖銳性的疼痛、刺痛，可以是間歇性或持續性的，影響患者的日常活動及生活品質；PHN 的治療，目前多屬症狀治療，對於口服止痛消炎藥物無效者，緩解神經痛的第一線藥爲抗癲癇藥品中的 gabapentin 與 pregabalin、三環抗憂鬱藥。因爲 PHN 可能是慢性的，需要長期治療，所以在藥品的選擇上須考量病人的個別狀況，包括：共病、副作用及耐受性；其他可選擇的治療尚有類鴉片止痛劑（opioids）、lidocaine 貼片、外用辣椒素（capsaicin）。臨床處置上若單用一種藥品療效不佳，可能會使用兩種或以上不同機轉的藥品合併治療。

水痘帶狀疱疹病毒

典型症狀爲群集性水泡的皮疹，沿著單側神經帶狀分布，多數病人在皮疹出現前會有局部疼痛的感覺，若發生在臉部，可能與偏頭痛症狀相似，若發生在四肢軀幹部位，則可能與蜂窩性組織炎混淆而誤診。在免疫正常病人身上，最常發生於胸皮節（thoracic dermatome）處，少數發生在眼部；在免疫不全的病人，帶狀疱疹可能擴散至全身各器官。在出現皮膚感覺異常或疼痛後，隨後 24 小時內水疱出現，接著 3-5 天後進入化膿、結痂階段，一般在 2 至 4 周內痊癒。帶狀皰疹患者可以發生在任何年紀，會有疼痛、單側局限性的皮疹，但主要發生在 60 歲以上，由於老年人口增多，PHN 變成常見的神經性疼痛；估計在台灣 50 歲以上之人口，將近 95%都曾罹患過水痘，而這些族群終生都承擔著 VZV 再復發的風險，六十歲以上族群帶狀疱疹的發生率高達 50%，而七十歲以上的患者更高達 75%。帶狀疱疹的治療以抗病毒藥物爲主，目的是縮短病程和緩和疼痛，一般免疫力正常的病人並不需要使用抗病毒藥物。水痘病毒感染臨床上會造成初次水痘（varicella），好發於冬季與早春，患者在臉部、四肢、軀幹會出現許多水疱（vesicular lesions），痊癒後病毒會潛伏在脊神經的背根神經節當中，而當免疫力低下時，病毒會再次活化，沿著神經生長感染皮膚，形成所謂的帶狀疱疹（herpes zoster）。

帶狀疱疹疫苗

2006 年美國食品藥物管理局（FDA）核准活性減毒 VZV 疫苗（Zostavax®）上市，才出現第一個有效預防帶狀疱疹的疫苗。美國疾病控制與預防中心（CDC）的預防接種諮詢委員會（Advisory Committee on Immunization Practices, ACIP）已於 2008 年建議 60 歲以上的民衆施打活性減毒 VZV 疫苗預防帶狀疱疹。2013 年我國衛生福利部食品藥物管理署（TFDA）Zostavax®核准上市，適應症爲預防 50-79 歲之成人帶狀疱疹。目前衛福部的帶狀疱疹疫苗建議是：50 歲（含）以上未曾接種過帶狀疱疹疫苗者，不論之前是否有水痘或帶狀疱疹病史，建議接種一劑活性減毒帶狀疱疹疫苗，Zostavax vaccine（zoster virus vaccine）爲活性減毒的帶狀疱疹疫苗，可降低帶狀疱疹的發生率，及減輕因帶狀疱疹造成的急慢性疼痛症狀，也可降低疱疹後神經痛的風險，台灣國內帶狀疱疹疫苗的接種仍需要自費，目前的建議只需要接種一次，費用約爲 6 千元上下。葛蘭素史克藥廠（GSK）生產的帶狀皰疹疫苗 Shingrix 於 2018 年獲得美國食品暨藥物管理局（FDA）推薦，取代原本全世界廣泛使用的減毒疫苗 Zostavax（伏帶疹），成爲預防帶狀疱疹的首選疫苗，台灣 Shingrix 已於 2021 年 12 月核准上市，取代 Zostavax®成爲預防帶狀皰疹的首選疫苗。有別於 Zostavax®使用減毒水痘病毒，Shingrix®使用病毒表面醣蛋白做爲抗原，同時 Shingrix®中添加特殊佐劑，可促進免疫細胞活化，強化注射疫苗後所產生的效果，施打方式爲間隔 2-6 個月內，共注射兩劑。完成兩劑疫苗注射之後可有效預防 50 歲以上各年齡層，大於 90%的帶狀皰疹與大於 88.8%皰疹後神經痛的發生，而且注射 4 年後疫苗效益仍可維持 84.7%以上。比起舊有的 Zostavax®（70%帶狀皰疹與 66%皰疹後神經痛預防率），其效果有顯著的提升。美國疾病管制局推估其效果可以持續大約 19 年，建議施打的對象條件爲：（1）50 歲以上免疫功能健全者；（2）施打兩劑（第一劑打完後隔 2-6 個月追加第二劑疫苗；（3）無論有無得過帶狀皰疹、有無打過 Zostavax®者，皆可施打；（4）Shingrix®與其他疫苗（如：流感、肺炎疫苗）不建議同時施打；（5）免疫不全的病人，或正在進行免疫抑制治療的病人不建議施打；（6）施打 Shingrix®前不需要對病人進行是否有帶狀皰疹免疫力的血清學檢查。

帶狀疱疹對高齡社會的影響

帶狀疱疹是由 varicella-zoster virus （VZV）感染後再復發所引起的，第一次感染 VZV 會出現病毒血症（viremia），導致全身性的發疹，確定診斷之後需要隔離 5-7 天，稱爲水痘（Chickenpox）；水痘結痂痊癒後不代表病毒消失，病毒會埋伏在神經節內，當人體免疫力降低時，就可能再度活化；當病毒活化後皮膚上開始出現皮疹，且沿著神經呈帶狀分佈，因此稱爲皮蛇，帶狀疱疹大多出現在身體一側，最常發生在胸部和頭頸部。帶狀疱疹（Herpes zoster、shingles）是由潛伏在脊髓感覺神經節（背根）之水痘帶狀疱疹病毒（varicella zoster virus, VZV）再活化引起急性皮膚炎性的水泡樣病症，患者年幼初次感染症狀爲水痘，痊癒後病毒潛伏在神經節內，體內免疫功能減弱時再度誘發 VZV 活化、生長，沿著神經分布出現在皮膚，典型的帶狀疱疹表現爲沿著皮節分佈的皮疹和水泡；發病初期患部會出現燒灼痛、刺痛、搔癢等不適症狀，而且容易併發局部神經痛；發病部位以胸腹部最多，頸部其次，大多單側表現，症狀持續 5-7 天後疼痛部位會出現，米粒般大小且成群紅疹，沿著神經節呈帶狀分佈；隨後紅疹會轉變成小水泡，10-14 天水泡就會開始結痂，但是神經痛可能持續數個月，稱爲帶狀疱疹後神經痛（post-herpetic neuralgia）。根據統計一般人終生罹患帶狀疱疹的風險爲30%，美國每年有1百萬個新發生案例，50歲以後發生率會快速增加，而有50%患者在60歲以後得到。不少零星個案顯示孩童也會得到帶狀疱疹，但絕大多數病例（2/3）都發生在50歲以上；生理遭逢疾病、藥物引起免疫功能下降；或情緒、環境中的壓力都可能誘發帶狀疱疹發生；台灣目前面臨老年人口上升，由高齡化社會轉爲超高齡社會，人口老化將使此類病患人數增加，進而增加醫療花費，因此疾病預防在公共衛生及健康促進上更顯重要。

帶狀皰疹後遺症

由於疱疹病毒侵犯神經，使得神經受到損傷；而會出現強烈疼痛的症狀；一般疱疹在2~4星期內會逐漸痊癒，但是疼痛症狀可能持續數個月至數年之久；如果出現疹的部位在痊癒後一個月，仍然會感覺疼痛的話，即有可能罹患帶狀疱疹後神經痛；長在眼睛附近的帶狀皰疹會擔心影響到三叉神經的眼支（CNV1），有可能發生眼睛的併發症，例如結膜炎、角膜炎或葡萄膜炎，最嚴重可能導致失明。長在耳朵的帶狀皰疹要擔心傷害到顏面神經影響表情，也可能影響耳朵的聽覺和平衡覺，例如：貝氏麻痺（Bell's palsy），膝狀神經節症候群（Ramsay-Hunt Syndrome，又稱侖謝亨特氏症候群）。帶狀疱疹水泡有時會留疤痕，若疤痕發生在眼睛，可能會導致失

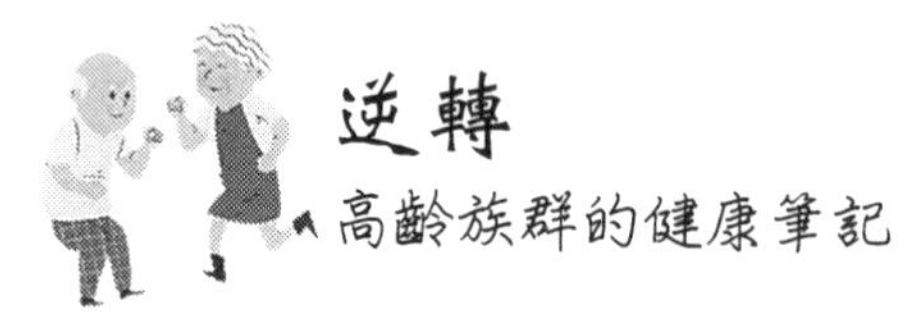

明，但這種情況較爲罕見；帶狀皰疹症的其他症狀還包括：關節疼痛，發燒和發冷，頭痛，聽力減退，視力問題，眼球無法轉動（斜視），失去味覺，腹痛或皮膚燒灼痛，臨床上建議 60 歲以上的人士，注射帶狀皰疹疫苗（Zoxtavax）來減低罹患帶狀皰疹症的風險。長在生殖器附近的帶狀皰疹要擔心影響薦神經叢（S2），可能引發後續的排泄功能障礙。

帶狀皰疹後神經痛是最常見的併發症。通常年紀越大的患者發生機率越高。疼痛的時間可能長達好幾個月，嚴重的人甚至會長達數年。痛起來常會像是被電到那樣的感覺。一項研究中，年齡大於 50 歲的患者發生神經痛的機率是年齡小於 50 歲的 27 倍之多！另一個研究則指出成人有 18%可能有神經痛後遺症，但超過 79 歲的老人則有 1/3 會有神經痛），傷口照護不佳，或者是免疫力較低的年長者，可能會繼發性細菌感染，導致蜂窩性組織炎。

疱疹後神經痛的預防

帶狀皰疹的疼痛分爲 4 期：發疹前數日的疼痛；發疹後 1 個月以內的疼痛；1 個月後到 6 個月之內的疼痛；6 個月後仍持續疼痛。Acyclovir 雖可加速發疹後 1 個月以內的皮疹痊癒，但對狀疱疹後神經痛的預防，一般認爲沒有效果；帶狀疱疹疫苗是一種活性減毒疫苗，建議用於超過 50 歲，免疫功能不佳的患者，研究指出疫苗：在 50~59 歲的年齡層可預防 70%

的帶狀疱疹；60-69 歲的年齡層可預防 64%的帶狀疱疹；70 歲以上的年齡層則可預防 38%的帶狀疱疹。而預防帶狀疱疹後的神經痛，60-69 歲的年齡層可預防 66%，而 70 歲以上的年齡層則可預防 67%。

預防帶狀皰疹及 PHN 最好的方法是使用水痘疫苗或帶狀皰疹疫苗做爲預防。但要注意一點，疫苗不能用做治療，僅用於預防。FDA 目前核可的疫苗有 Varivax®對孩童及成人預防水痘效力約 97~100%，10 年仍有 90%，但由於試驗收入 65 歲以上族群樣本數太少，因此對老年人之保護力尚不清楚。根據 2018 年 Advisory Committee on Immunization Practices（ACIP）建議，50 歲以上成人應優先選擇施打 ShingrixR，可預防 HZ 達 90%以上，PHN 達 89%以上。且在 4 年後仍有 85~93%的效果，但缺點是副作用多，且需 1~3 天的時間緩解。雖然 ACIP 並不建議 50~59 歲成人施打 Zostavax；Zostavax 在 50~59 歲的保護效力有 70%，60 歲以上爲 64%，且有長期使用經驗，但保護效力 6 年後＜35%。保持良好的免疫力，如：維持正常作息，均衡飲食，適度運動也是預防帶狀皰疹的方法。

疱疹後頑固神經痛的藥物治療

帶狀疱疹的危險因子有年齡、免疫抑制以及小於 18 個月大嬰孩水痘的爆發，皰疹後神經痛（PHN）盛行率約爲 5%-30%，年紀越大的盛行率越高，症狀也持續較久，較嚴重；年輕人帶狀皰疹當皮疹痊癒之後，疼痛也隨著消失，但老年人和免疫力低下的人則會繼續疼痛，雖然程度較急性期爲輕；但這種疼痛會持續多久因人而異，一般是數個月也有長達數年；甚至 10 年以上者也不罕見。

帶狀疱疹和帶狀疱疹後的神經痛（post-herpetic neuralgia）主要發生在年老的病患；最常受到影響的部位包括胸椎（T4-T6）、頸椎和三叉神經。疼痛包括灼痛、尖銳性的疼痛、刺痛，可以是間歇性或持續性的，影響患者的日常活動及生活品質。臨床上常有一些患者，合併嚴重的 PHN 後遺症，疼痛指數達到重度疼痛的 7-10 級，會嚴重影響生活；因此 FDA 核准更多治療方法包括：pregabalin 製劑、緩釋型 gabapentin、topiramate，5%lidocaine 貼片和高劑量辣椒素等；但依舊有 40-50%患者對治療的反應不佳。口服或靜脈注射抗病毒藥劑 acyclovir，目前健保建議使用對象，年紀大於 50 歲以上，皮疹分佈範圍超過二個神經節分佈，侵犯臉部或眼睛部位時使用。使用時機則是在仍有新皮疹或水泡產生的時候，治療時間爲 7~10 天；其他止痛藥如：gabapentin、低劑量三環抗鬱藥（tricyclic antidepressant, TCA）、capsaicin 藥膏、lidocaine 貼片和 opioids 等也有實證證據力支持，患者也可以選擇脊髓腔內注射 methylprednisolone。

帶狀疱疹是 VZV 潛伏的再次發病，主要發生於老年人和免疫不全患者，一旦發生必需於 72 小時內給予抗病毒藥品，食品藥物管理署核可的藥品有 acyclovir、valacyclovir、famciclovir，健保署目前僅針對較複雜、頭頸、生殖器部位感染給付；第一次感染到 VZV 會產生病毒血症（viremia），導致全身性發疹性感染症，稱之爲水痘（Chickenpox）；症狀消失後 VZV 會潛伏在人體多個感覺神經節中，皰疹後神經痛是由帶狀疱疹病毒（與水痘是同一種病毒）所引起的一種病變；這種病毒可在人體的神經系統潛伏多年而不發病；但當這些病毒重新被激活時，就會發生皮膚症狀；發病原因可能是因爲其他疾病；免疫能力減弱，壓力，或衰弱體質等因素；曾經出過水痘，或年齡大於 60 歲以上的人容易得此疾病。

帶狀疱疹（herpes zoster）乃起因於躲在背部的根神經節裡重新恢復活動的水痘病毒所造成疼痛的皮疹，因爲皮膚病灶沿著皮節（dermatome）成帶狀分佈，當身體免疫力降低時，潛伏於神經節中的 VZV 就會被激活，沿著感覺神經造成皮膚感染，引發皮膚出現水泡和嚴重神經疼痛；當水泡尚未出現時，診斷上並不容易，很多患者會用各式各樣的藥膏擦拭患部，往往導致病情愈來愈嚴重；目前台灣已有帶狀疱疹疫苗上市，提供預防醫療的一個新選擇，建議接種對象爲 50-79 歲的老年人，施打一劑有至少 4.1 年的保護效果，更長期的追蹤資料仍需進一步資料。

帶狀疱疹後神經痛的治療已有多種不同機轉藥品

可供選擇，使用後約 30 至 60%的病人疼痛可獲得緩解，若單用一種藥品療效不佳，醫師可能會使用兩種或以上的藥品進行合併治療。

21.便祕與失禁

便祕是老年人常見的困擾，發生率隨年齡增長而增加。65歲以上的老人中，有將近25%的男性與35%的女性有便祕困擾。Bouras與Tangalos（2009）研究指出，將近40%的住院老人有便祕情形，長期照護機構老人住民的便祕盛行率更高達 70-80%。失智症、多重用藥、身體活動不足、低社經地位及憂鬱，也是老人便祕常見的危險因子。便祕並非正常老化的過程，但伴隨老化而來的活動降低、藥物、疾病與老化相關的腸道功能結構變化，可能增加便祕的風險。常見老年族群便祕的原因：1.消化器官功能降低，因咀嚼、吞嚥困難，對食物攝入量過少。2.直腸感覺神經不敏感和外括約肌張力皆下降，造成排便的反應敏感度較低，易造成便祕。3.缺少活動，排便動力不足。4.喝水量不夠，缺少食物粗纖維。5.骨盆肌強度退化、腹部肌肉退化或骨盆肌肉動作不協調等狀況。6.患代謝疾病（糖尿病、甲狀腺功能低下、尿毒症等）、神經疾病（帕金森氏症、失智、憂鬱等）、多種內科疾病、或服用可能造成便祕副作用的藥物等。老人便祕並非正常老化現象，常是多因子共同造成的，需要周全性的評估並排除次發性因子。檢查需考量老人整體情況及對於治療與預後的幫忙來選擇。處理上以非藥物處理為優先，初步治療效果不佳則需進一步評估，特別是有警訊症狀。老人便祕代表的不僅是疾病本身，更反映出背後整體功能的變化，照護上不僅需要緩解便祕的不適，也需要著重於老人整體功能的維持，避免加重老年症候群的影響及後續的失能。

老年人尿失禁是一個嚴重影響到生活品質的一個課題；事實上，尿失禁如果沒有好好治療，有可能常常造成尿路感染，甚至使得腎功能受損；老年人尿失禁主要原因是支配膀胱的神經功能障礙，使排尿行為無法經由大腦意志來控制，常見於有中樞神經損傷的老人，如腦中風、老年性痴呆、帕金森氏症等。壓力性尿失禁（Stress incontinence）是尿道功能失調，骨盆腔支撐無力，使尿道壓力降低，使膀胱內的尿液在用力咳嗽、運動時容易導致膀胱尿道的過度移動，而產生滲尿的情形。慢性的尿失禁則較為複雜，主要可分為以下四類，1.急迫型尿失禁，2.應力性尿失禁 3.滿溢性尿失禁 4.持續性尿失禁。若同時合併兩種以上的問題則稱為 5.混合型尿失禁。

22.吞嚥困難（與蛋白質、熱量攝取不足）

日本國立長壽醫療研究中心研究發現，有「老人厭食症」者，未來衰弱的機率比普通人高出 2.5 倍，失能風險也顯著增加 40%，衝擊銀髮族健康，「老人厭食症」指的是長者食慾下降或食物攝取減少，咀嚼吞嚥功能退化，即是引發老人厭食症的重要原因。國內 65 歲以上的社區銀髮族，有 21.8%每週至少 3 次有進食嗆到的現象，有 12.8%經過評估為吞嚥異常，相當於每 10 位長者就有 1 人有輕度以上的吞嚥障礙；而在長照機構裡，吞嚥障礙問題更高達 51%。隨著年齡老化，其中肌少症為老年症候群之一，使骨骼肌肉質量減少，功能降低，也影響臉部、咀嚼肌及舌肌之吞嚥相關肌群功能減退，造成吞嚥功能下降，因此長者平日在家吞嚥肌肉也需要運動；年齡本身並不是導致吞嚥困難的原因，但是隨著老化而產生的中樞及週邊感覺運動系統的退化，卻會造成吞嚥困難，或者使已經存在的吞嚥問題更加嚴重。吞嚥的過程也可以簡單分為四個階段：「口腔準備期」、「口腔期」、「咽部期」和「食道期」，這四個階段也對應著各種吞嚥困難可能出現的時機。用牙齒咀嚼僅是「口腔準備期」的一部分能力，口部肌肉和舌頭能否協調而有力的動

作、是否感覺到食團的狀態，都會影響吞嚥能力；選擇正確的食物質地，不僅能解決患者因咀嚼吞嚥障礙而造成的進食問題外，也能避免患者在進食時造成誤嚥而導致吸入性肺炎的發生。老年人吞嚥困難與營養問題之延伸：脹氣或便祕。脹氣；1.避免選用產氣食物如：乳製品、乾豆、韭菜、洋蔥、花菜、芹菜、地瓜、芋頭、高麗菜等。2.少喝碳酸飲料。3.確認含纖食物攝取是否過量或水分攝取不足。便祕的非藥物處置方式：多選擇全穀類、豆類以增加膳食纖維 4.多使用瓜類蔬菜；至於味覺改變：1.因味覺退化而感受鹹味能力喪失，容易使鈉攝取過量，可少鹽烹調，進食時再將另外準備的醬汁淋上。2.口腔常有苦味的老年人，在進食之前可先刷牙或漱口以改善口腔味道；3.若因口腔疾病所引起，則需先找牙醫治療。

23.憂鬱症與認知症

根據國際阿茲海默症協會統計，今年全球認知症人口預估超過 4,800 萬人，其中未被提早診斷出的人數高達3,600萬人，到了2050年人數將高達1億3,150萬人。這其中在兩岸三地，根據流行病學，對認知症盛行率（5%-8%）預估目前：中國有超過 1,000 萬罹病人口、台灣有超過 27 萬、香港超過 7 萬、澳門超過 4,000 位患者。認知障礙症又稱爲腦退化症，患者多爲 65 歲以上長者，而且年齡愈大，病發的機會愈高。與身體其他細胞一樣腦細胞均會死亡，而認知障礙症患者的腦細胞，則較正常人死得更快，並且會出現腦部萎縮，因而影響腦功能運作，令患者記憶力及認知功能（如學習、理解、語言運用、方向感及判斷力等）漸趨退化，情緒大變，甚至失去自理能力，需要別人照顧。日本政府將「癡呆症」正式統一更名爲「認知症」（日本厚生勞省，2004），台灣以「失智症」統稱。中國認知症千萬人口中有高達 93%尚未確診，確診率約爲 7%，香港只有約 10%的確診率，台灣確診率是兩岸三地中最高地區，將近 30%的確診率。世界認知症（Dementia Disease）患者最多的中國，上海市民政局已在日前在一項文件中公告，明白要求：「服務場所內不得出現敏感或歧視性用語，如老年癡呆、老年精神病、失智等。」而台灣是兩岸三地中，唯一仍然沿用汙名化的名稱「失智症」，完全忽視疾病名稱在文化觀與社會價值下，對民衆觀感及對疾病防制的影響，漠視對社會有深遠的衝擊。根據衛福部流行病學推估至今台灣至少有二十七萬認知症患者，衛福部健保資料庫中卻僅有八萬多患者是以目前所用的「失智症」就醫；再根據衛福部對身心障礙者統計資料中，至去年底，也僅有 50,813 位是以「失智症」的障別申請身心障礙手冊，這些申請者勢必屬於就醫的八萬多患者中的一群，因爲他們需要憑藉醫師診斷證明才能申請，以符合政府申請長照服務的資格。容易出現家庭照護狀況甚至悲劇的，往往是尚未確診或是未就醫取得社會資源的家庭。

認知障礙症的種類繁多，包括阿茲海默症，血管性認知障礙症、散播性路易氏體認知障礙症、額顳葉認知障礙症。認知症是一種廣泛性的智能和智力衰退現象,主要是以記憶力、定向力、判斷力、計算力、抽象思考力、注意力及語言等認知功能的障礙爲主；同時可能出現個性改變攻擊性行爲、妄想或幻覺等症狀，且其嚴重程度足以影響其人際關係與工作能力；然而患者的意識狀態仍一直維持清醒。失智症常用之臨床檢查與評估工具如下：

1.診斷標準-心理疾病診斷統計手冊（DSM-IV,DSM-V）

2.篩檢工具：極早期失智症篩檢量表（AD-8）、

迷你認知評估（Mini-Cog）、簡易認知功能評估表（Short Portable Mental Status Questionnaire, SPMSQ）、中文版簡短式智能評估（MMSE）。

3.失智評估工具（臨床之常規檢查）：臨床失智評估量表（CDR）。

輕度認知障礙（MCI）：

有輕度認知功能障礙的老年人普遍有主觀的抱怨記憶力變差的現象，不容易學習新的事務，但是日常生活功能尚稱正常，從外表幾乎看不出來與正常人有何不同。臨床失智量表 Clinical Dementia Rating Scale（CDR）：0.5 分即算疑似 MCI；滿 65 歲以上持續性的記憶受損，跟相同教育程度與年齡相仿的人比較有記憶力的減退現象：認知症。

輕度認知功能障礙症的流行病學與定義

「輕度認知功能障礙」指的是滿 65 歲以上老人持續性的記憶受損，跟相同教育程度與年齡相仿的人比較，有記憶力減退的現象，可能是失智症的前期。依據衛生福利部民國 100 年委託台灣失智症協會，進行之失智症流行病學調查結果顯示，台灣 65 歲以上老人共 3,607,127 人，其中輕微認知障礙有 654,971 人，占 18.16%，失智症確診者占 7.78%；也就是 65 歲以上的長者，每 12 人即有 1 位失智，而 80 歲以上的老人則每 5 人即有 1 位失智症患者，依此流行病學調查結果，每增加五歲之失智症盛行率分別爲：65-69 歲 3.40%、70-74 歲 3.46%、75-79 歲 7.19%、80-84 歲 13.03%、85-89 歲 21.92%、90 歲以上 36.88%；年紀越大，盛行率越高，而且有每五歲盛行率倍增之趨勢[2]。流行病學研究中顯示在社區篩檢出的輕度認知功能障礙患者，約有 33%在 5 年內會發展成失智症，且輕度認知障礙的患者每年約有 10~15%會發展成失智症，而一般同年齡群只有 1~2%。

輕度認知功能障礙的定義

正常的認知功能包括：注意力、記憶力、語言能力、空間定向能力、決策判斷執行能力等功能。而失智症是一種疾病，除了記憶力逐漸減退外，也伴隨認知功能退化、生活自理能力、與工作能力，根據 DSM-V 最新的診斷分類，目前失智症的診斷，已被規納在重度神經認知疾患（major neurocognitive disorder, major NCD）中；老年人輕度認知功能障礙常與憂鬱症有類似的症狀，但是在病程上仍有所不同，如果能早期發現並早期加以治療，將有助於延緩發展成爲失智症；MCI 的認知功能障礙雖然輕微，仍不至於影響日常生活，但是家屬還是可以觀察到患者的行爲改變，而根據統計美國 65 歲以上的長者約有 20%的人罹患 MCI，而在罹患 MCI 的人當中又有較高的比例，可能會發展成阿茲海默症，或是其他類型的失智症，但是絕非患有輕度認知功能障礙的人，將來就一定會發展成為失智症，在某些案例中甚至出現輕度認知功能障礙患者的認知功能沒有持續退化，亦或是恢復到正常的狀態。

輕度認知功能障礙分為遺忘型與非遺忘型

遺忘型認知功能障礙（amnestic MCI, aMCI）：這種類型的輕度認知功能障礙主要是影響記憶能力，當患者開始忘記一些原本透過提醒就可以想起來的事情時，就有這方面的疑慮，例如：忘記重要的約會、曾經歷過的對話、或最近才剛發生的事情等；Amnestic MCI 記憶缺損的情況，會隨著年齡增加；而部分族群僅會變成年紀相關的記憶缺損；然而，另外一群長者則會喪失全部的獨立功能，即被診斷為阿茲海默症。非遺忘型認知功能障礙（nonamnestic MCI, naMCI）：主要影響思考能力如：決策力、判斷力或視覺、知覺等，此外罹患非遺忘型輕度認知功能障礙的患者也可能有情緒問題，例如：憂鬱、躁動、焦慮等症狀，非遺忘型認知功能障礙在臨床上稱為老年性良性健忘（benign senescent forgetfulness），一般認為這並非神經病態性變化。輕度認知功能障礙這個名詞最早於 Reisberg 等人研發的老人整體退化量表（Global Deterioration Scale, GDS），將失智症分為七個病程階段，這樣的分類方式可以提供照顧團隊，在照顧病患時有更具體的依據；1.GDS 階段一：正常。2.階段二：正常老化階段。3.階段三：早期阿茲海默症：近期記憶有輕微受影響，反應減退，同時適應能力顯著下降。4.階段四：輕度阿茲海默症，對於過去事件的記憶明顯減退、與近期的記憶力變差，注意力變得難以專注。5.階段五：中度阿茲海默症，過去記憶、近期記憶、專注力、定向感等功能皆有相當顯著的退化。6.階段六：中重度阿茲海默症：完全失去時間定向的概念，無法說出正確的時間與地點。7.階段七：重度阿茲海默症：完全失去過去與現在事件的概念、記不得任何名字。因此 MCI 也可視爲退化爲失智症的過渡期。Amnestic（遺忘型）MCI 的病程變化。遺忘型輕度認知功能障礙症患者隨著年齡增加，僅一部分族群演變爲年紀相關的記憶缺損；而另一部分則進展成爲阿茲海默症。Mayo clinics 的 Peterson 等人所設計的 MCI 診斷標準更是被廣泛運用；長期的追蹤研究顯示，MCI 病患每年約有 10-15%轉變成失智症，遠超過正常對照組的 1-2%；因此 MCI 可視爲演變爲失智症的過渡期、或是阿茲海默症危險因素；美國的 Mayo Clinic 的診斷標準雖然爲大多數人接受，但選擇何種記憶功能測試的敏感度與準確度較高，仍有爭議；治療方面雖然歐美早已展開各種藥物實驗，包括：ACE inhibitor（血管張力素轉化酶抑制劑）、維生素 E 等，希望能達成早期有效抑制認知退化的效果，但目前對於輕度認知障礙尚未有臨床證明有效的治療藥物。

GDS（Global Deterioration Scale）或 CDR（Clinical dementia rating scale）篩檢

與臨床失智症評估量表（Clinical Dementia Rating）是半結構式的問卷，評估失智症患者的失能程度，藉由家屬提供的訊息，評量患者的嚴重程度；優點是針對日常生活、認知功能等面向評估，但家屬的主觀回答可能會影響評估結果；臨床失智評估量表（Clinical Dementia Rating, CDR）：針對阿茲海默症患者日常生活與認知功能作整體性評估的量表，是評估失智症嚴重程度的主要工具之一。臨床評估量表包含 6 個功能項目：記憶、定向力、判斷與解決問題、居家事務處理、興趣嗜好、個人照料；對上述的 6 個功能項目，分爲 0-3 的 5 個不同功能程度：0 代表健康，0.5 代表疑似或輕微障礙（questionable），1 代表輕度障礙，2 代表中度障礙，3 代表重度障礙。另外有研究指出：apolipoprotein E4 的存在、某些特殊記憶功能障礙、或是初次診斷時，腦部影像中海馬迴的大小，都是相關的惡化預測因素；有別於前兩者對於輕度認知功能障礙是否可預測未來發展成失智症的爭論，學者認爲輕度認知功能障礙，演變到確診爲失智症的過程中呈現波動狀態；以臨床量表來區分，輕度認知功能障礙大約落在 CDR（Clinical dementia rating scale）：0-1 分之間，而 GDS（Geriatric Depression Scale）：1-3 分之間。因此輕度認知功能障礙只是臨床上運用神經行爲測試，所觀察到正常老化與失智症之間的過渡地帶，無法從中判定其原因或未來演變；目前對於輕度認知功能障礙的診斷與治療，輕度認知功能障礙的定義雖仍未有共識，但鑑於其演變成失智症的較高比例，與可能達成早期治療失智症的目的，輕度認知功能障礙依然是衆所矚目的研究課題，輕度認知功能障礙界於正常與阿茲海默症之間；輕度認知功能障礙演變到失智症的過程，呈現波動狀態圖；輕度認知功能障礙的演進有很多異質性，有可能演進爲失智症，亦有可能演進爲其他神經退化性疾病例如：阿茲海默症，巴金森氏症等。

常見的輕度認知功能障礙的危險因子

根據目前的研究指出輕度認知功能障礙的最大危險因子，與阿茲海默症一樣同爲年齡，隨著年紀的增長，罹患認知功能相關疾病的機率就會越高，根據美國神經病學學會（American Academy of Neurology）的研究指出目前全球 60 歲左右的長者約有 6%罹患輕度認知功能障礙，而到 85 歲的長者則約有 37%的人罹患輕度認知功能障礙；另一個危險因子是遺傳，以目前的研究中可以發現帶有 APOE-e4 基因的人有比較高的機會罹患認知功能障礙，然而這並不表示帶有 APOE-e4 基因的人就一定會罹患相關的疾病，除了上述兩個無法改變的危險因子之外，特定的醫療狀況與生活習慣也會導致罹患輕度認知功能障礙，其中包括：糖尿病、吸菸、高血壓未控制、膽固醇過高、肥胖、憂鬱、缺乏身體活動、教育程度低與缺乏心理與社交活動的刺激等。

延緩輕度認知功能障礙變成失智症

失智症是一種記憶力逐漸減退也常伴隨認知功能退化，最終嚴重影響人際、生活自理與工作能力，屬於重度神經認知疾患（major neurocognitive disorder）；而從正常老化進展到失智症存在的過度區域稱之爲輕度認知功能障礙；統計學上，輕度認知障礙的患者每年約有 17-35%會變成阿茲海默症，較一般正常老年人，每年只有不到 2%變成失智症，比例高出 10 倍；因此目前認爲輕度認知功能障礙可能就是極早期失智症的臨床表現；但是美國食藥署至今仍然沒有通過任何治療輕度認知功能障礙的藥物，因此就沒有藥物可以治療輕度認知功能障礙或是減緩病程的方式，根據美國神經病學學會的研究表示輕度認知功能障礙症患者培養運動的習慣有較好的記憶力表現，由於運動可以增加心理與社交的刺激，讓大量的血流流經腦部，很有可能藉此方式刺激身體釋放修復大腦的化合物，進而延緩或改善腦部的認知功能。輕度認知障礙是一個介於正常認知功能與失智症之間的過渡階段，有少部分的患者會由輕度認知功能障礙回復到正常的認知功能，但大部分的患者是未來失智症的高危險群；根據一篇研究結果，追蹤高齡族群兩年的時間，發現維持多元好習慣的社會參與者較能夠維持良好的認知功能，而其中的多元習慣包括：健康飲食、規律運動、參與社交活動；而容易發生輕度認知功能障礙的因素很多例如：高血壓、心臟病、糖尿病、營養不良、憂鬱症、睡眠障礙、甲狀腺功能低下等都有可能引起輕度認知功能障礙，而輕度認知功能障礙患者約有 1/3 會在五年內發展成為失智症，目前對於輕度認知功能障礙尚未有臨床實證的證據力，證明有效的治療藥物；隨著社會的老化輕度認知功能障礙患者日益增加，認知功能障礙是一個緩慢惡化的病況，早期症狀可能不太明顯所以會延誤早期診斷的時機，美國神經病學學會提出：認知功能訓練及身體活動（physical activity）等非藥物治療方式來減緩病程，同時可增進思考能力。

24.咽喉逆流的診斷及處置

胃酸逆流到食道稱爲胃食道逆流（gastroesophageal reflux disease,GERD），若胃酸逆流高到喉部或咽部則稱爲咽喉逆流（laryngopharyngeal reflux disease, LPRD），咽喉逆流是胃酸逆流範圍已經超出食道進而造成咽喉部位損傷；換言之是相對比較嚴重的逆流，所以通常針對咽喉逆流的患者，文獻建議使用 PPI 的劑量與時程，都必須比一般胃食道逆流者更強或更長，藥物的使用量自然更大。若胃內食物與酸液流高至咽部和喉部則會造成咽喉逆流（Laryngopharyngeal reflux disease, LPR）；目前研究發現相較於胃食道逆流，咽喉逆流症患者坐著就能感受到咽喉逆流的症狀，而胃食道逆流病患則是躺下時症狀才會較爲明顯，胃中內含物以胃蛋白酶和胃酸對咽喉的傷害最大，而膽鹽則會加劇喉部傷害。高風險族群爲肥胖患者，肥胖可能會改變胃和食道交界處的型態及功能，導致食道下括約肌（Lower esophageal sphincter, LES）壓力下降，增加胃酸回流和暴露；此外咽喉神經敏感性的異常變化也有關係，當咽喉變得異常敏感，甚至沒有酸液刺激時患者也可能產生症狀；雖然咽喉逆流和胃食道逆流都可能與胃酸有關，但是有許多症狀仍可以說明這是兩個不同的疾病。咽喉逆流常見的症狀包括聲音沙啞（71%），慢性咳嗽（51%），咽喉異物感（47%），反覆清喉嚨（42%），輕度吞嚥困難（35%）等。根據統計資料診所的門診患者當中約有10%的咳嗽患者，是有胃酸逆流相關疾病，且因此聲音沙啞求診的患者當中約有55%是咽喉逆流所引起，咽喉逆流其盛行率比想像之中還高，此外咽喉逆流的症狀大多會出現在白天。喉咽反流（LPR）是一種由胃內容物反流到咽部或喉部引起的綜合徵，會導致清嗓子、聲音嘶啞、疼痛、癔球感、咳嗽、喉嚨產生過多粘液和發音困難等症狀；LPR是一種具有挑戰性的疾病，因爲目前沒有診斷或治療的金標準，因此這給醫療保健系統帶來了負擔。治療LPR的策略有很多；藥物療法包括一線的質子泵抑製劑、H2受體拮抗劑、藻酸鹽。其他非侵入性治療選擇包括生活方式療法和外部上食管括約肌壓縮裝置，內視鏡和手術選擇包括抗反流手術、磁性括約肌增強術和經口無切口胃底折疊術；功能性喉部疾病和喉部超敏反應可表現爲伴有或不伴有胃食管反流病的LPR症狀，儘管該領域的研究很少，但神經調節劑和行爲乾預是潛在的治療選擇。

胃酸若逆流到咽喉部則稱爲咽喉逆流（laryngopharyngeal reflux disease, LPRD），咽喉逆流是胃酸逆流已超出食道以上，造成咽喉部位的聲帶等構造損傷，相對於胃食道逆流更嚴重的疾病，通常咽喉逆流的患者建議使用氫離子幫浦抑制劑（proton pump inhibitor, PPI），且使用的時間與劑量比一般胃食道逆流更長，藥物的用量更大。目前研究發現咽喉逆流症患者，白天坐姿時就能感受到咽喉逆流的症狀，而不斷的清喉嚨或是咳嗽；胃食道逆流的患者則是躺下之後才會出現症狀，胃內容物如胃蛋白酶及胃酸對咽喉的傷害更大，而膽鹽則會加劇喉部傷害，肥胖症患者爲高風險族群，因爲肥胖症可能會使胃和食道交界處的食道下括約肌功能惡化，而導致食道下括約肌（Lower esophageal sphincter）對抗胃部食物逆流的能力下降，同時增加胃酸逆流，此外咽喉的神經敏感性異常變化也有相關性，當咽喉變得異常敏感卽使沒有刺激物質存在時患者也可能會有症狀，雖然咽喉逆流症和胃食道逆流都與胃酸相關，但有許多症狀仍可以說明這兩種是不同的疾病；咽喉逆流常見的症狀包括聲音沙啞（70%），咽喉異物感（57%），慢性咳嗽（51%），不斷想清喉嚨（42%），吞嚥困難（35%）等。

咽喉逆流的臨床症狀

咽喉逆流症患者經常夜間咳嗽，與鼻涕倒流、慢性鼻炎或慢性鼻竇炎等其他上呼吸道疾病所引發的症狀相似。咽喉逆流可能會出現的症狀如：1.聲音沙啞，2.喉嚨痛，3.喉嚨異物感，4.喉嚨分泌物變多，5.鼻涕倒流，6.吞嚥困難，7.慢性咳嗽，8.習慣性清

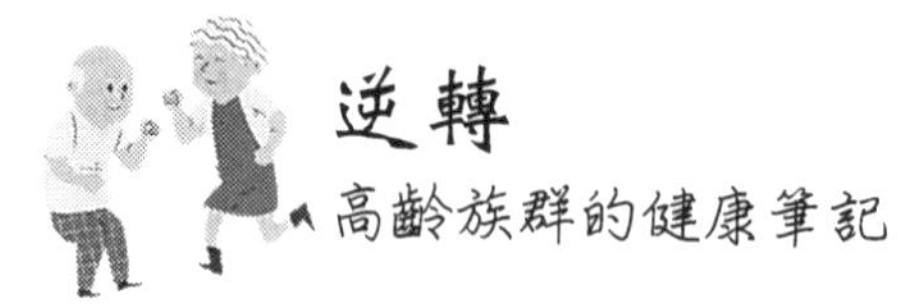

喉嚨，9.呼吸困難，10.口臭，11.胸悶，12.胸口灼熱或窒息感。在診斷咽喉逆流之前也需要先排除以下這些狀況：1.鼻涕倒流，2.慢性鼻炎（過敏性／非過敏性），3.上呼吸道感染，4.習慣性清喉嚨，5.吸菸或酗酒，6.過度使用嗓音，7.天氣變化和溫度造成，8.環境刺激因子；研究報告指出許多和腸胃道不相干的問題如：喉嚨乾痛、聲音沙啞、吞嚥異物感、睡眠打鼾、慢性咳嗽；甚至中耳炎、耳鳴、鼻竇炎、嚴重牙周病、牙根部位溶蝕等疾病，都有可能是與胃酸逆流相關。

咽喉逆流的臨床診斷

胃酸逆流通常是由於含酸性物質，除了鹽酸之外還含有胃蛋白酶、食物殘渣、膽酸和細菌等；逆流發作時也可能涉及液態的胃內容物，特別是在食道下部，有學者提出咽喉逆流主要是細小氣態膠體（aerosol）短暫性的在下食道括約肌鬆弛時誘發逆流，一旦氣態膠體到達咽喉就很容易接近鼻腔、鼻咽；咽喉逆流症的診斷大多數是靠患者的臨床症狀、內視鏡檢查輔以消化道酸鹼值監測（pH monitor）。常用的量表爲咽喉胃酸逆流症狀指數（Reflux Symptom Index, RSI），下列 9 個症狀依嚴重度打分數：每一個症狀分爲0-5分，0分：無此問題；5分：此問題極嚴重；若 RSI 分數＞13 以上，代表有較高的機率罹患咽喉逆流症，相對的＜10 則不像是咽喉逆流症（0＝沒有症狀，5＝症狀很嚴重）；咽喉逆流的症狀指數症狀如下：1.聲音沙啞或其他聲音問題（0-5 分），2.常清喉嚨（0-5 分），3.喉嚨痰多或鼻涕倒流（0-5 分）、4.吞厭困難（食物、液體、藥丸）（0-5 分），5.吃飽飯或躺下來會咳嗽（0-5分），6.呼吸困難或嗆到（0-5 分），7.惱人的咳嗽（0-5 分），8.覺得有東西黏在喉嚨或有異物感（0-5分），9.胸口灼熱、疼痛，胃酸逆流（0-5 分）。咽喉逆流常與鼻涕倒流、慢性鼻炎或鼻竇炎等其他上呼吸道疾病所引發的症狀相似。咽喉逆流可能會出現的 11 種症狀例如：1.聲音沙啞，2.喉嚨痛，3.喉頭有異物感，4.喉嚨分泌物變多，5.鼻涕倒流，6.吞嚥困難，7.慢性咳嗽，8.習慣性清喉嚨，9.呼吸困難，10.口臭，11.胸痛，12.胸口灼熱或出現窒息感等。在診斷咽喉逆流之前，也需要先排除下面這些狀況：1.鼻涕倒流，2.慢性鼻炎（過敏性／非過敏性），3.上呼吸道感染，4.習慣性清喉嚨，5.菸酒過度使用，6.嗓音過度使用，7.溫度和天氣變化造成，8.環境刺激因子等。大量的研究報告陸續被發表，許多和腸胃道不相干的問題如：喉嚨乾痛、聲音沙啞、吞嚥異物感、睡眠打鼾、慢性咳嗽；甚至中耳炎、耳鳴、鼻竇炎、牙周病、蛀牙等等上呼吸消化道的疾病，或多或少都被部份歸因於與胃酸逆流有關。

咽喉逆流的臨床診斷

胃酸逆流通常是由於含酸性物質，除了鹽酸之外還含有酶（特別是胃蛋白酶）、食物殘渣、膽酸和細菌。逆流發作也可能涉及液態胃內容物，特別是在食道下部，咽喉逆流有學者提出主要是氣態之細小氣態膠體（aerosol），暫時性的下食道括約肌鬆弛也可能誘發此情形，一旦氣態膠體到達喉咽就很容易接近鼻腔、鼻咽和下呼吸道。咽喉逆流症的診斷，大多數患者是根據臨床症狀、內視鏡檢查進行診斷輔以消化道酸鹼值監測（pH monitor）。常用的量表爲咽喉胃酸逆流症狀指數（Reflux Symptom Index, RSI），下列 9 個症狀依嚴重度打分數：每一個症狀分爲 0-5 分，0 分-無此問題；5 分-此問題極嚴重。若 RSI 分數大於 13 以上，代表有較高的機率罹患咽喉逆流症，相對的小於 10 則不像是咽喉逆流（0＝沒有症狀，5＝症狀很嚴重）；咽喉胃酸逆流症狀指數症狀如下：1.聲音沙啞或其他聲音問題（0-5 分），2.常清喉嚨（0-5 分），3.喉嚨痰多或鼻涕倒流（0-5 分），4.吞嚥困難（食物、液體、藥丸）（0-5 分），5.吃飽飯或躺下來會咳嗽（0-5 分），6.呼吸困難或嗆到（0-5 分），7.惱人的咳嗽（0-5 分），8.覺得有東西黏在喉嚨或有異物感（0-5 分），9.胸口灼熱、痛，胃酸逆流（0-5 分）。

咽喉（胃酸）逆流治療

通常咽喉逆流醫師會建議患者治療的方式如：生活習慣調整，藥物及手術，藉由調整日常生活習慣（如飲食種類）來改善咽喉逆流的不適，生活型態改變被認爲是第一線治療，副作用也最低，應建議患者減重、戒菸、減少酒精攝取、飲食習慣調整、睡覺時床頭調高、減少咖啡飲用、避免碳酸飲料、減重、減少高脂肪食物攝取、睡覺時床頭抬高、餐後三小時內避免躺下來、規律運動等。如果症狀一直都沒有明顯改善，就會使用藥物替病患做進一步治療，下列爲治療咽喉逆流常會使用的藥物：氫離子幫浦抑制劑（Proton pump inhibitor, PPI）是目前用來治療咽喉逆流的藥物之一，能抑制胃酸分泌，過去是治療胃潰瘍、胃食道逆流的藥物，但是不建議長期使用。當咽喉逆流的患者使用 PPI 藥物仍無效果時，臨床醫師還可以使用神經調節劑（Neuromodulator）：傳統三環抗憂鬱劑（TCA）、gabapentin、pregabalin 等藥物，可以做爲制酸劑效果不佳的第二線藥物。如抗憂鬱藥物或是抗焦慮藥物：1.選擇性血清素回收抑制劑（SSRI）、2.血清素與正腎上腺素再回收抑制劑（SNRI）、3.促進釋放正腎上腺素與血清素（NaSSA）、4.正腎上腺素與多巴胺回收抑制劑（NDRI）、5.血清素拮抗劑 & 血清素回收抑制劑（SARI），但是近年來臨床上認爲咽喉的神經敏感異常也可能導致咽喉不適，所以一些用來減輕神經敏感性的藥物如：三環抗憂鬱劑（tricyclic Antidepressants, TCA）也可以使用，但是建議是在飲食限制、生活習慣調整、減少胃酸治療都無效之後再使用三環抗憂鬱劑。神經調節劑（Neuromodulator）對於 PPI 治療無效，持續有非胃酸或少量胃酸逆流的症狀患者，使用逆流減少劑（Reflux-reducing agent）或內臟性疼痛調節劑（Visceral pain modulator）可能有效。近幾年開始對 PPI 的安全性陸續出現了不同意見，有越來越多的論文報導認為長期使用（超過 1 年）或濫用（非使用於胃潰瘍、逆流性食道炎、食道癌等），會增加嚴重腎臟疾病、失智、社區型肺炎、骨質疏鬆與骨折、低血鎂症和心血管疾病的風險；因此美國食品藥物管理局（FDA）明訂在沒有醫師診斷之前，民眾自行使用 PPI 不建議超過 4 週。一開始建議先限制辛辣或刺激性飲食和生活習慣調整，如果症狀仍沒有改善，再進一步使用藥物治療，醫師的共識是病患症狀加上內視鏡檢查，當作診斷的方法，換句話說，如果病患有明顯且典型的咽喉症狀，在耳鼻喉科內視鏡下又看到咽喉的異常，那就會懷疑是咽喉逆流。另外值得一提的是也有醫師使用藥物反應來診斷咽喉逆流，因為咽喉逆流和胃酸很可能相關，所以當病患使用了氫離子抑制劑後（PPI，proton pump inhibitor），咽喉症狀有明顯進步，那就有更充足的證據顯示病患有咽喉逆流的問題。腹腔鏡逆流手術（laparoscopic antireflux surgery, LARS）被認爲是一個可能對部分病人有幫助的手術，手術可以停止制酸劑治療、復原食道炎、停止或逆轉頻繁胃酸逆流所造成的黏膜異生（dysplasia）和化生（metaplasia）。

咽喉逆流與胃食道逆流雖然發生原因不同，但治療方式是使用制酸劑，在胃食道逆流的治療上扮演最重要角色、也最常被使用的是兩類胃酸抑制劑包含組織胺阻斷劑（H2-receptor antagonists）以及氫離子幫浦抑制劑（proton pump inhibitors（PPI）），這兩類藥品都是藉由抑制胃酸分泌達到症狀的改善，使用的劑量則依病情嚴重程度做調整，一般情況下若患者藉由生活型態調整及非處方藥物的治療下，症狀持續超過兩週則需要就醫，做進一步的診察，並考慮開始使用處方級的藥物治療（以較高的劑量達到更好的治療效果），而許多胃食道逆流的病人在停止藥物治療後會再復發，尤其是原本病情較嚴重的病人；這些停藥或降低藥物劑量之後復發的病人（三個月內復發者），以及有併發症（Barrett's esophagus、食道狹窄等）的病人都應考慮長期用藥治療，以避免後續併發症或繼續惡化食道功能，長期藥物治療通常需要使用標準治療劑量的胃酸抑制藥物，並配合生活型態調整，才能達到預防復發及避免病情惡化的目標。

咽喉逆流臨床治療

通常咽喉逆流醫師會建議患者的第一線改善方式如生活型態調整，若6個月都沒有改善才會建議使用藥物及手術治療，藉由調整日常飲食種類來改善咽喉逆流的不適；生活型態改變被認爲是第一線治療、副作用也最低，第一線治療應該建議患者減重、戒菸、減少酒精或咖啡因攝取、調整飲食時間（睡前3小時內不進食）、睡眠時床頭墊高、避免碳酸飲料、減少高脂肪食物攝取、餐後3小時內避免躺下來、以及規律的運動等等。如果症狀一直都沒有明顯改善就會使用藥物如氫離子幫浦抑制劑（Proton pump inhibitor, PPI），PPI是目前用來治療咽喉逆流的藥物之一。能抑制胃酸分泌，過去是治療胃潰瘍、胃食道逆流的藥物，但是不建議長期使用，例如造成其他疾病像是感染或骨質疏鬆症等。當咽喉逆流的患者使用PPI藥物仍無效果時，臨床醫師還可以使用神經調節劑（Neuromodulator），但近年來臨床上認爲咽喉的神經敏感異常也可能導致咽喉不適，所以一些用來減輕神經敏感性的藥物如：三環類抗憂鬱劑（tricyclic antidepressants, TCA）也可以使用、gabapentin、pregabalin等藥物可以做爲制酸劑效果不佳的第二線藥物，抗憂鬱藥物或是抗焦慮藥物：1.選擇性血清素回收抑制劑（SSRI）、2.血清素與正腎上腺素再回收抑制劑（SNRI）、3.促進釋放正腎上腺素與血清素

（NaSSA）、4.正腎上腺素與多巴胺回收抑制劑（NDRI）、5.血清素拮抗劑與血清素回收抑制劑（SARI），但是建議是在飲食調整、生活習慣改善、使用 PPI 治療都無效的情況之下才會建議使用神經調節劑或內臟性疼痛調節劑（Visceral pain modulator），若持續有非胃酸或少量胃酸逆流的症狀患者，使用逆流減少劑（Reflux-reducing agent）等。

最近幾年開始有文獻提出警告，對於 PPI 的安全性陸續出現了不同的看法，越來越多的論文報導認爲長期使用（超過一年）或濫用（非用於胃潰瘍、逆流性食道炎、食道癌等）會增加嚴重腎臟疾病、失智、社區型肺炎、骨質疏鬆與骨折、低血鎂症和心血管疾病的風險，因此美國食品藥物管理局明訂在沒有醫師診斷前，不建議民衆自行使用 PPI 超過 4 週。起初建議先限制辛辣或刺激性飲食和生活習慣調整，如果症狀仍沒有改善再進一步使用藥物治療，臨床醫師的共識是患者有症狀且內視鏡檢查也有明顯異常時才會確定診斷，如果患者有明顯典型的咽喉症狀時，在耳鼻喉科內視鏡下有看到咽喉異常情形，就會懷疑是咽喉逆流；但醫師有時候也會使用藥物來診斷咽喉逆流，像是咽喉逆流可能與胃酸相關，所以患者服用氫離子幫浦抑制劑之後（proton pump inhibitor），如果咽喉症狀有明顯進步，就有更充足的證據顯示患者有咽喉逆流的問題。而臨床上腹腔鏡逆流手術

（laparoscopic anti-reflux surgery）被認爲是可對部分患者有幫助的內視鏡手術，手術可取代制酸劑治療、緩解食道發炎或停止與逆轉胃酸逆流所造成的黏膜異生（dysplasia）與化生（metaplasia）。胃內容物與胃酸逆流至咽部和喉部則會造成咽喉逆流，咽喉逆流與胃食道逆流雖然發生原因不一樣，但主要治療方式是使用制酸劑，在胃食道逆流的治療上扮演最重要角色、也最常被使用的是兩類胃酸抑制劑：組織胺阻斷劑（H2-receptor antagonists）以及氫離子幫浦抑制劑（PPI），這兩類藥品都是藉由抑制胃酸分泌達到症狀的改善，使用的劑量則依病情嚴重程度做調整。一般情況下若病人藉由生活型態調整及非處方藥物的治療下，症狀持續超過 2 週則需要就醫，以作進一步的診察，並考慮開始使用處方級的藥物治療（以較高的劑量達到更好的治療效果），許多胃食道逆流的病人在停止藥物治療後會再復發，當停藥或降低藥物劑量之後復發的患者（特別是 3 個月內復發）以及食道產生併發症（Barrett's esophagus、食道狹窄或出血）的患者都應考慮長期使用藥物，以避免後續併發症或食道癌化，長期藥物治療通常需要使用標準治療劑量的胃酸抑制劑並配合生活型態調整，才能達到預防復發及避免病情惡化的目標。有研究認爲有胃食道逆流的病人，約只有 25%的人有合併咽喉反流的症狀，而有咽喉反流的病人則有 35%有食道胸口灼熱的症狀，因此相較於食道、咽喉對於胃酸更加敏感，容易受到胃酸逆流的影響，因此需要將咽喉逆流跟胃食道逆流視爲兩個不同的疾病來治療。

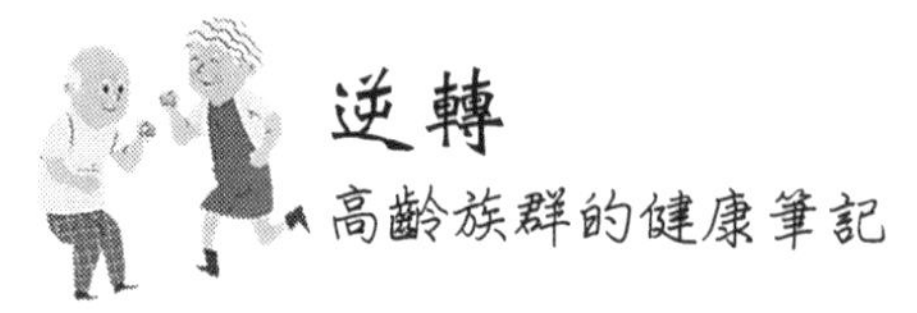

25.快速動眼期睡眠行為障礙症

快速動眼期睡眠行爲障礙症可以是獨立存在的疾病，也可以是繼發於其他神經退化性疾病，在大多數情況下獨立的快速動眼期睡眠行爲障礙症暗示著由於潛在的突觸核蛋白病灶導致的神經退化性疾病，因此快速動眼期睡眠行爲障礙症的臨床辨別對於疾病的預後意義重大。多導極的睡眠腦波圖上沒有張力的快速動眼期行爲障礙是它的診斷黃金標準，不同情況之下有些疾病可能會模仿快速動眼期睡眠行爲障礙症，最常見的是睡眠期間的阻塞性睡眠呼吸中止症、非快速動眼期睡眠行爲障礙的異態性睡眠（異睡症）與睡眠相關性癲癇等；這些疾病也可能與快速動眼期睡眠行爲障礙症合併出現，對於診斷快速動眼期睡眠行爲障礙症嚴重程度是一項挑戰，與快速動眼期睡眠行爲障礙症治療的選擇和對治療的反應等；Video-PSG（Video-Polysomnography，多項生理睡眠檢查錄影）是確立診斷的黃金標準，可以區分出不同的或合併的睡眠障礙症，而仔細的詢問病史，和使用腕動計（actigraphy）可用來作爲鑑別診斷快速動眼期睡眠行爲障礙症提供重要的線索。快速動眼期睡眠行爲障礙（REM sleep behavior disorder, RBD）好發於中老年男性，大部分沒有辦法找到特別原因，但認爲可能和神經退化有關；另一部分的急性發作患者可能跟酒精、安眠藥的戒斷等，或使用某些抗憂鬱藥物有關，有快速動眼期行爲異常者，往後罹患巴金森氏症或其他神經退化疾病機率會比一般人來得高。如同巴金森氏病盛行於老年人，有一些睡眠疾病也好發於老年族群，像是：週期性肢體運動（periodic limb movements）、不寧腿症候群（restless leg syndrome）等，我們已經知道不寧腿症候群、路易氏體失智症與巴金森氏病這類不自主運動神經退化性疾病有所關聯，但是不寧腿症候群和阿茲海默氏病這類的神經退化性疾病的關係目前還沒有研究上的結論。

RBD 的臨床特徵

睡眠結構隨年齡改變例如：快速眼動睡眠（rapid eye movement sleep, REM sleep）約占新生兒睡眠約50%，進入學齡及青春期卽減少至約 25-30%的比例。大多數睡眠行爲障礙症（REM sleep behavior disorder, RBD）的患者，會轉變爲巴金森氏症（43%），其次則是路易氏體失智症（25%）；RBD 患者在長期的觀察性研究中，產生神經退化性疾病的風險超過了 90%，未來的研究應著重於評估，無張力性的 REM 睡眠，當作臨床的患者發展成神經退化性疾病的指標（marker），並且可以將 RBD 當作神經退化性疾病的前兆，以早期介入早期治療。巴金森患者若出現妄想或幻覺多半與藥物有關；因爲巴金森的症狀爲腦中多巴胺不足所致，因此巴金森的藥物治療多半爲多巴胺的補充；而多巴胺的作用除了控制動作之外，還會使人產生愉悅感，如果劑量控制不當，便有可能引起幻覺或妄想。

RBD 的鑑別診斷

幾乎所有神經疾患都可能跟某種型式的睡眠障礙有關，但是有些神經病症跟睡眠或睡眠障礙的關係特別密切如：失智症、巴金森氏病、巴金森氏症候群、癲癇症、腦中風、神經肌肉疾病等。不寧腿症候群的症狀可能會夜間睡眠時腳抽筋，甚至會痛到醒來；造成這種神經傳導錯誤訊號，導致腿部肌肉不正常收縮的狀況有以下情形：1.脫水：水分攝取不足，2.腿部血液循環不佳：坐太久沒有活動，3.運動過量、肌肉疲乏、或在運動前缺乏暖身，4.血中鈣、鎂、鉀等電解質不平衡，經常在糖尿病患者或洗腎患者見到，5.血糖過低或像甲狀腺低下等內分泌疾病，6.部分治療高血壓、高血脂、阻塞型肺病、骨質疏鬆、阿茲海默症、或巴金森氏症的藥物等。

RBD 的治療

快速動眼期睡眠行爲障礙症的藥物治療，通常可以有效控制這些異常的行爲，大部分醫師會選擇一種抗痙攣的藥物 rivotril （clonazepam）做爲首選藥物。另外若病人同時合併有週期性肢體動作（另外一種睡眠疾病），或本身是巴金森氏病患者，使用抗巴金森氏病的藥物也有不錯的效果；但需要與癲癇作區別，快速動眼期睡眠行爲異常症必需和睡眠中癲癇的發作，尤其是額葉的癲癇做區分。長期失眠若沒有適當治療易產生心血管疾病，因此值得探討此議題，快速動眼期睡眠行爲障礙症，其特徵是與夢境內容相關的肌張力失常的行爲，通常是出現暴力夢境表現於現實的肢體動作，肢體反映出夢的劇烈動作。RBD 是一種異常的睡眠狀態，常發生在 50 歲以上的成年人，近年來有研究發現，快速動眼期睡眠行爲障礙症可能是巴金森病的前兆。80%RBD 患者有失眠、較差的睡眠品質及較多日間睡眠現象，且焦躁及憂鬱也是常見症狀，但無出現自殘或傷害另一半的行爲。快速動眼期睡眠行爲障礙症（RBD）可能是神經退化性疾病的前兆；國外研究統計顯示巴金森氏症患者出現 RBD 的比例較一般人更高，往前追溯十年的研究，其中有些患者的 RBD 症狀遠在巴金森氏症的動作障礙出現數年前就已經發生，但 RBD 與巴金森氏症的關聯目前仍有待釐清。

26.天皰瘡疾病

天皰瘡（Pemphigus）是一種罕見的皮膚疾病，主要是影響免疫不全的人或是老年人，天皰瘡是皮膚科當中罕見，卻嚴重可能致命的自體免疫水泡病，由於此病的嚴重及罕見，罹病患者多集中於少數醫學中心皮膚科醫師治療。天皰瘡常以皮膚癢、隆起的皮疹開始發生。隨著病情發展皮膚會形成大水泡。天皰瘡可能會持續幾年，但有時會導致嚴重的併發症，但在大多數的情況下適當治療可以控制病情。而類天皰瘡主要影響 60 歲以上的老年人，即使經過治療水皰性類天皰瘡（bullous pemphigoid）有時也會引起嚴重問題，尤其是免疫系統較弱或有慢性疾病的人，類天皰瘡有時可能是致命疾病的皮膚表徵。水皰性類天皰瘡可能會自行消失，但也可能持續數年。藥物治療可以幫助皮膚癒合，預防新的斑塊或水泡出現，並減少皮膚感染機會，主要治療方法包括類固醇乳膏、口服類固醇及抗生素等；而相對的天疱瘡（pemphigus）是一種罕見的自體免疫性疾病，影響皮膚和黏膜導致發炎與產生皮膚水泡，當出現自體抗體針對皮膚上皮細胞產生之橋粒芯糖蛋白（desmoglein）破壞皮膚細胞間接合時，會使上皮細胞和基底層分離形成水泡。

類天皰瘡（Bullous pemphigoid）是西方國家最

常見的自體免疫性表皮性水皰疾病，通常影響老年族群。類天皰瘡和尋常型天皰瘡（pemphigus vulgaris, PV）的全世界發病率有增加的趨勢。發生天疱瘡這種皮膚的疾病原因尚不清楚，但確定致病因素與高死亡風險具有相關影響，先前的估計可能低估了與這些皮膚水皰性疾病相關的死亡風險。口腔黏膜亦爲常見的好發位置，臨床表現可能出現在黏膜表面或是延伸到皮膚。天疱瘡好發年齡爲 40-70 歲。我們對於自體免疫性水皰病的流行病學所知甚少，類天皰瘡和尋常型天皰瘡這兩種自體免疫性皮膚疾病，都會導致皮膚和黏膜起水泡並且受損，需要皮膚科醫師與風濕免疫專科醫師共同診斷與加強治療，並和其他專業包含眼科醫師和牙醫師合作，類天皰瘡和天皰瘡的治療非常具有挑戰性。

天疱瘡流行病學與臨床分類

Pemphigus 最早是希臘文 pemphix（表示水泡之意）演變而來，又名天皰瘡，是一群自體免疫性疾病，1971 年最早由 Wichman 提出，表示一群慢性水泡疾病，天疱瘡由不同的臨床表現可大致分類爲：尋常型天疱瘡、增殖型天疱瘡、落葉型天疱瘡、紅斑型天疱瘡及流行性落葉型天疱瘡等。以尋常型天疱瘡爲臨床上最常見的類型。而類天皰瘡是西方最常見的自體免疫性水皰疾病。世界上大部分地區的盛行率皆不相同，例如：類天皰瘡在台灣就是最常見的自體免疫性水皰病。水皰性類天皰瘡通常是老年人的一種自體免疫疾病，但類天皰瘡也可能影響年輕人和兒童，男女的比例差不多。尋常型天疱瘡（pemphigus vulgaris, PV）：患者皆可測得 anti-Dsg3 自體抗體，部分患者也可測得 anti-Dsg1 自體抗體，後來顯微鏡的發展加上免疫螢光染色技術，近年有許多亞型被發現。天皰瘡主要發生於中老年人，男女間無明顯發生率差別，但是女性略多於男性，發生率每百萬人年約 0.3-3.2 人。據統計各國死亡率差異很大，美國一年的死亡率在 6%，但法國 1 年、2 年和 5 年存活率分別爲 92%、88%和 77%，表明天皰瘡的預後比一般認知的研究報告的 5%死亡率更差。而多項研究表示女性發病率較高。類天皰瘡和尋常型天皰瘡的發生（病）率呈持續上升趨勢，但原因仍不清楚；罹患水皰型類天皰瘡的患者的死亡率是普通健康族群的兩倍。尋常型天皰瘡的死亡率是普通健康族群的三倍，過去的流行病學似乎低估了這些水皰性皮膚疾病的發病率和死亡風險。在臨床上常見的表現型包含：尋常型天皰瘡（pemphigus vulgaris）、增殖性天皰瘡（pemphigus vegetans）、落葉型天皰瘡（pemphigus foliaceus）、紅斑型天皰瘡（pemphigus erythematosus）、藥物誘導性天皰瘡等。天疱瘡發生原因是由於患者體內 B 淋巴球產生自體免疫抗體，但眞正的原因仍未明，例如：感染發炎或是特定藥物的使用都曾被報告會引發患者的天疱瘡。因此在診斷爲天疱瘡之前，應該可以先詢問患者的用藥史，比較常見的幾個藥物包括：環型利尿劑、ACEI 類血壓藥物，降血糖藥物中的 DPP4i 與 penicillamine 等，其中 DPP4i 和類天疱瘡有關和天疱瘡無關。

1.尋常型天疱瘡早期病灶爲清澈小水皰。突然出現於正常外觀的皮膚，水皰很薄、極易破裂。病灶通常最早出現在患者口腔黏膜，其次頭皮、鼠蹊部及摩擦部位，女性患者外陰部也可能出現，若未妥善治療可散佈至全身。2.增殖型天疱瘡的水皰好發於摩擦部位如：腹股溝、手肘及面部及頭皮。臨床除了水皰外，還有糜爛處因滲出液及皮膚上厚痂產生，容易有惡臭。3.落葉型天疱瘡的水皰不易發現，但脫屑結痂性糜爛的病兆周圍繞著紅斑。早期病灶好發於皮脂腺旺盛部位，如：頭皮、顏面、軀幹上半身等，外觀類似嚴重的脂漏性皮膚炎。因臨床早期呈現水皰外，另有大片葉狀脫屑，嚴重者可呈現剝落性紅皮症。陽光照射或高溫環境可導致惡化。與尋常天疱瘡不同處在於即使病灶波及全身，卻很少侵犯黏膜。4.紅斑型天疱瘡臨床上呈現脫屑及痂皮病灶，好發於臉頰及皮脂腺旺盛的區域。患者產生尋常型天皰瘡時口腔裡的水皰一碰就破，因而喪失了正常黏膜保護的口腔極易受到繼發性感染，引起口腔黏膜廣泛性糜爛。所以有時候是由牙醫師最早發現患者，但天皰瘡是一種口腔黏膜與皮膚表皮一起發生的疾病，一旦急性發作頭皮，胸口，背後以及四肢都會出現水皰。這種急性發作的天皰瘡，病患進食困難，皮膚又有糜爛破了的水泡傷口，有時需要住院治療。尋常型天皰瘡當中口腔黏膜損害最早出現，也最常見。早期口內出現水皰，繼而呈現急性發作或逐漸加重，水皰破掉之後向四周退縮，撕去皮膚黏膜時易將鄰近黏膜一同撕掉，形成鮮紅的糜爛面，組織切片可發現棘層鬆解（acantholysis）的現象。增殖型天皰瘡是一種尋常型天皰瘡亞型，皮膚受損多發生於皮膚皺褶處，最初爲水皰，水皰破掉後基底部逐漸增殖，表面會有膿性分泌物與疼痛。落葉型天皰瘡（Pomphigus foliaceus）會在正常皮膚上或紅斑處出現鬆弛的水皰，特徵是極易破裂並形成結痂，出現限局性或廣泛性的皮膚脫落；此外紅斑型天皰瘡（Pemphigus Erythematosus）在產生紅斑的皮膚上起水皰，有鱗屑並結痂。

天皰瘡發生機轉

過去罹患天皰瘡幾乎每年死亡率可高達 90%以上，但如果適當治療，死亡率可以大幅下降；天皰瘡在台灣發生率約爲每百萬人年有 4.7 人，尋常型天皰瘡是一種潛在而且致命的後天自體免疫性表皮疾病，其特徵是皮膚和黏膜出現鬆弛的水皰，並且在組織學上表現爲棘層細胞鬆脫（acantholysis），尋常型天皰瘡的特徵是水泡產生的位置在上皮細胞與基底層之間。天皰瘡的病因是因爲有自體抗體攻擊皮膚，正常的皮膚上皮細胞之間存在有 desmosome，使上皮細胞間能緊密的結合，另外上皮細胞與基底層之間的作用則透過 hemidesmosome，可使上皮細胞貼附在基底膜上，而患者皮膚和血清中含有抗 desmosome 成分的自體抗體 IgG，在尋常型天皰瘡（Pemphigus Vulgaris）中自體抗體 IgG 主要攻擊 hemidesmosome 的組成份子 desmoglein 3，破壞上皮細胞與基底層的結合，造成水皰，另外也發現 C3 補體會攻擊皮膚的 keratinocyte 造成皮膚組織破壞；尋常型天皰瘡的特徵是水皰產生的位置在上皮細胞與基底層之間；在落葉型天皰瘡（Pomphigus foliaceus）當中自體抗體 IgG 主要攻擊 desmosome 的組成分子 desmoglein 1，破壞上皮細胞之間的結合，使上皮細胞間產生剝離造成水皰，尋常型天皰瘡好發於口腔黏膜部位，但落葉型天皰瘡不會發生於黏膜層，反而好發於頭頸部，因此落葉型天皰瘡的特徵是水皰產生的位置在皮膚角質層之間，這一點與尋常型天皰瘡不同。

類天疱瘡

類天皰瘡是一種罕見的皮膚疾病，類天皰瘡由自體抗體針對形成細胞表皮的皮膚基底膜層蛋白產生攻擊反應，使皮膚出現水皰和糜爛，類天皰瘡與神經系統疾病顯著相關，這也是一個主要的預後因素之一。類天皰瘡主要發生於中老年人，男女間發生率無明顯差別，西方國家發生率約每十萬人年 0.2-3 人，而台灣 pemphigoid（類天皰瘡）發生率遠高於此；各年齡層都可能發生，但以中老年人較多，男女比率差不多。類天皰瘡不具有傳染性，類天皰瘡是由自體免疫系統所引起的，與皮膚曬傷或服用部分抑制免疫力的藥品相關。類天皰瘡的診斷依賴於免疫病理學檢查，尤其是直接和間接免疫螢光顯微鏡的檢查，及 anti-BP180/BP230 酵素免疫分析法（ELISA）。類天皰瘡其特點是皮膚上出現大水皰，皮膚組織病理爲表皮下水皰，血清中和基底膜處存在 IgG 的抗基底膜抗體（類天皰瘡抗體），年紀越大風險越高。目前已知危險因子包含：年齡、退化性神經疾病如：失智症、巴金森氏症、中風及精神疾病，或心血管系統疾病，使用部份藥物如：環形利尿劑、spironolactone、神經阻斷劑（neuroleptics）、penicillamine、ACEI 抗高血壓藥物如：captopril、enalapril、ramipril 等。類天疱瘡的治療選擇不僅包括局部或系統性全身皮質類固醇的單獨使用，還包括嚴重的或複發性的患者，需要配合其他免疫抑製劑或免疫調節藥物如：azathioprine、mycophenolate mofetil、methotrexate 等。類天皰瘡好發於軀幹、四肢伸側、腋窩和腹股溝。類天疱瘡進展緩慢，如不予以治療數月至數年後自發性消退或加重，但預後較天皰瘡來得好，患者死亡原因多爲消耗性衰竭和長期使用大劑量糖皮質類固醇等免疫抑制劑後引起感染、多重器官功能衰竭等併發症。危險因子：年紀、神經退化性疾病、使用的藥物、內在存在惡性腫瘤等。研究顯示 60 歲以上的患者發生類天皰瘡的風險增加，而 90 歲的患者的風險似乎比 60 歲或以下的患者高約 300 倍；歐洲國家的研究也進一步研究證實，80 歲以上發生類天皰瘡的風險迅速增加。在 80 歲或以上的老人中，每百萬人年的發病率超過 300 例，因此類天皰瘡不應被視為老年族群的罕見皮膚疾病。類天皰瘡與神經系統疾病例如：巴金森病、失智症、中風、癲癇或精神疾病（單相和雙相情感障礙）顯著相關。此外一些病例報告和小型研究也表明類天皰瘡與肌萎縮側索硬化症或Shy-Drager症候群之間存在關聯性。因此類天皰瘡似乎與退化性神經系統疾病有關，可能涉及自體免疫機制例如：帕金森氏病、阿茲海默病。研究找到特異性的神經元抗體已在阿茲海默症的神經元內積聚，並引發神經元的變性。影響類天皰瘡的因素。

常見自體免疫性水皰病的診斷

臨床常用的理學及實驗室檢查如下：

1.Nikolsky 氏現象：按壓正常皮膚，沿水平適當加壓，因表皮層並非緊密結合，容易剝離而裂開，露出鮮紅色糜爛，有時會流出清澄的分泌物。

2.Tzank smear：臨床少用的診斷方法，因為診斷準確度低，從水皰底部以刀片輕刮，採取標本置於玻片後，以吉姆薩染色法（Giemsa stain），可見到鬆解細胞。

3.實驗室血清學檢查：類天皰瘡可見到白血球升高、嗜酸性白血球增高、血清蛋白降低、電解質不平衡、貧血、紅血球沉降率（Erythrocyte sedimentation rate, ESR）加速等非特異性現象。

類天皰瘡治療

天疱瘡是一種以攻擊表皮細胞爲主的自體免疫疾病，目前治療的第一線治療用藥仍是使用高劑量的類固醇、或局部皮質類固醇。但是和類天疱瘡治療時不同的是，由於天疱瘡是一種很嚴重且容易致死的皮膚疾病，如果患者沒有積極治療，預後通常不好。大劑量長期使用類固醇容易產生不良反應，因此加入非類固醇的免疫調節劑作爲輔助治療。局部皮質類固醇只限於使用在局限型的輕微落葉型天疱瘡患者；但是對於尋常型天疱瘡，局部塗抹類固醇藥膏只能做爲輔助治療，大多要搭配全身性類固醇或免疫抑制劑才能有效治療疾病。非類固醇免疫調節劑像是azathioprine、mycophenolate mofetil（Cell Cept）和dapsone 常用來與類固醇合併使用，以降低長期高劑量類固醇的副作用，對傳統治療方式沒有反應的患者則考慮其他治療藥物，最新治療指引強調了對於天皰瘡治療的重要性，包括：intravenous immunoglobulin（IVIG）、plasma exchange 和 cyclophosphamide, erythromycin，還有其他輔助類固醇治療藥物像是methotrexate、cyclosporine、tetracycline、 doxycycline、minocycline 和 nicotinamide 等合併治療。Tetracycline、doxycycline、minocycline、erythromycin 這些藥物用於自體免疫水皰病是作爲抗發炎作用，並非是當作預防性抗生素。天疱瘡目前的主流治療方式是使用高劑量的類固醇，這是最常使用，且療效最快的治療方式，近年來抗 CD20 抗體生物製劑 rituximab「莫須瘤」則成爲新的治療方式。尋常型天疱瘡雖然是一種全身性疾病，但以局部使用藥物作爲輔助治療，可能帶來一些額外的效果，像是牙醫在口腔使用 Benzydamine hydrochloride 0.15%可緩解口腔疼痛，尤其是進食或刷牙的疼痛。尋常型天疱瘡患者更應注重口腔衛生，可用 0.2%的 chlorhexidine gluconate 漱口水清潔口腔。常見的自體免疫性水皰病（autoimmune blistering diseases）分爲尋常型天皰瘡與類天皰瘡兩種，其中以後者較爲常見。水皰性類天皰瘡（bullous pemphigoid, BP）和黏膜性類天皰瘡（mucous membrane pemphigoid, MMP）是不同疾病，水皰性類天皰瘡和黏膜性類天皰瘡是常見於老年人的自體免疫性水皰疾病。這些疾病的特徵在於上皮下水皰的形成，以及免疫球蛋白和補體在表皮或黏膜基底膜區域內的沉積。雖然水皰性類天皰瘡和 MMP 都可能影響皮膚和黏膜，但水皰性類天皰瘡的典型臨床表現是皮膚表面的緊張、充滿液體的大水皰，而 MMP 的主要臨床特徵是口腔黏膜受損。在 MMP 中發炎反應和侵蝕的黏膜是最具特徵性的，涉及口腔、眼結膜、鼻子、咽、喉、食道、肛門和生殖器官黏膜的任何一部分。雖然類天皰瘡通常會在幾年內消退，但與該疾病及其治療相關的慢性疾病的死亡率卻相當高。口服皮質類固醇藥物是最常見的治療方法，口服類固醇最常見的副作用包括體重增加和高血壓。長期使用與糖尿病風險增加和骨質密度降低有關，但可能與嚴重的副作用包括提升死亡風險更加密切。局部使用類固醇也與副作用有關例如：皮膚變薄和容易瘀傷。外用類固醇產生副作用的風險取決於類固醇的強度、使用時間、使用於身體的部位以及皮膚疾病的類型。如果使用高強度、強效的類固醇，可能會通過皮膚吸收足夠的類固醇，從而對身體其他部位造成不良影響。

27.維生素 D 對口腔與牙齒健康的影響

維生素 D 的生物活性物質 1,25（OH）2D 與維生素 D 接受器（Vitamin D receptor, VDR）在維持口腔上皮細胞和口腔免疫的功能上扮演重要的角色，雖然缺乏維生素 D 本身不足以引起癌前病變，但與其他遺傳或環境因素協同作用，可能會增加口腔鱗狀細胞癌的風險；此外 1,25（OH）2D/VDR 的保護口腔機制最有可能在維持口腔黏膜組織的代謝平衡方面發揮作用，因而提供牙菌斑所引起的牙周病的保護，證據顯示維生素 D 缺乏與慢性牙周炎的風險增加有關；因此平時補充具生物活性的維生素 D 對於慢性牙周炎的一般性治療可能具有幫助。

國外研究發現體內維生素 D 缺乏、過重或肥胖症、膚色較深的種族罹患糖尿病或口腔疾病（牙周疾病、牙周炎、齲齒）的發生風險較體內活性維生素 D 充足者高。美國醫學研究院（Institute of Medicine, IOM）在 2020 年 11 月上修維生素 D 的攝取建議量：70 歲以下每人每日應攝取 150 mcg，而 70 歲以上則是 200 mcg。維生素 D 保護口腔健康的這種明顯作用是由於維生素 D 調節大量基因的表現，根據估計至少占整個基因組的 5-10%；另一項研究由美國華盛頓大學的口腔衛生科學系教授 Hujoel 所做的回溯性研究發表在 Nutrition Reviews，這個研究是囊括 1920-1980 年，國家涵蓋美國、英國、奧地利、紐西蘭、瑞典及加拿大等的 2-16 歲兒童，當中涵蓋 3000 位兒童及青少年的臨床對照試驗，結果顯示維生素 D 可能可以減少一半的蛀牙發生機會，而缺乏維生素 D 則會延遲兒童牙齒的發育，而且容易出現齲齒。

維生素 D 的攝取來源

維生素 D 是一種脂溶性維生素，屬於類固醇的一種。90%的維生素 D 可透過皮膚照射太陽時，接收 UVB 紫外線自然合成；個人膚色、年齡、曝曬陽光的時間與地區會顯著影響身體合成維生素 D 的量，此外維生素 D 最重要的功能是可以維持體內鈣、磷離子的平衡與促進骨骼生長及重建，維生素 D 可調節骨骼、腸道、肌肉與神經，免疫等的體內功能，另外還包含心血管，以及內分泌系統，並且在細胞循環中占有重要的角色，維生素 D 在體內需要在肝、腎經過活化產生的活性物質才具有生理活性作用；維生素 D 的活性代謝物包含：Cholecalciferol（vitamin D_3）、Calcidiol（25-hydroxyvitamin D_3）、Calcitriol（1,25-dihydroxyvitamin D_3）、Ergocalciferol（vitamin D_2）等，其中最主要的是維生素 D_2 和維生素 D_3（鈣化醇）。

維生素D缺乏對口腔及牙齒的影響

維生素D缺乏與許多口腔疾病有關包括蛀牙、牙周炎、口腔癌、口腔念珠菌病、口腔扁平苔蘚和復發性鵝口瘡與潰瘍；維生素D可以幫助身體吸收鈣質維持骨骼的健康，臨床上維生素 D 可以增強肌肉的強度，預防跌倒發生。許多研究也證實低濃度維生素 D 與增加老人發生骨折與跌倒風險的相關性；一篇統合分析研究結果顯示每天補充約 800 IU 維生素 D 可降低 20%髖關節與非脊椎性骨折發生率。維生素D還具有抗發炎效果，所以維生素D的缺乏可能與一些免疫疾病有相關例如：多發性硬化症、胰島素缺乏型糖尿病、類風濕性關節炎等；也有研究指出冬季缺乏日照的季節，感冒的流行可能也與維生素 D 不足相關。

牙齒是礦化器官，被齒槽骨包圍，由三種不同的硬組織形成：牙釉質、牙本質和牙骨質；牙齒礦化的過程與骨骼礦化同時發生，但如果礦物質代謝受到干擾時則會發生與身體其他骨骼相同的成骨失敗情形；維生素D在骨骼和牙齒礦物化中扮演關鍵作用，當體內維生素D的濃度過低時則會增加齲齒的機會。當先天性的基因缺陷時，牙齒發育會產生缺陷和礦化不足等，極易齲齒和腐蝕（去礦物化）。

此外也有研究指出維生素D可以保護口腔並減少口腔的感染，口腔細菌感染常不只會導致牙齦、牙周（韌帶）發炎，牙周病也容易引起掉牙，甚至細菌會隨著血液循環而引起心肌病變或急性心肌炎；維生素 D 可以抑制細胞增生、增加細胞分化、抑制新血管增生並且具有抗發炎的效果，目前許多研究是針對血清 25（OH）D 濃度與口腔癌發生率的關聯性研究。

維生素 D 缺乏的口腔特徵

維生素D缺乏與多項人體健康相關，包含：兒童齲齒、牙周疾病、牙周炎、自體免疫疾病、心血管疾病、第 2 型糖尿病和神經系統、感染性疾病、癌症等，尤其在老年族群、孕婦以及兒童等最容易發生維生素 D 缺乏。維生素 D 能促進鈣與磷的吸收，補充鈣和維生素D可減少牙齒脫落和牙槽骨吸收，維生素 D 缺乏的兒童患者容易骨骼鈣化（發育）不良、牙齒排列歪斜及掉牙等，成人若維生素D缺乏會造成骨軟化症，亦可導致牙齒鬆動容易脫落，鈣、磷與維生素 D 同時缺乏時可引起牙齒的法瑯質缺鈣、牙齒發育不佳，以及齒槽骨的骨質疏鬆，此外與健康對照組相比，老年族群若經常發生口瘡性口炎（口腔潰瘍）的患者體內的維生素D濃度較低；根據研究指出維生素 D 對單核球細胞發揮促進分化的作用，刺激免疫細胞的獲得與巨噬細胞相關的表型特徵；此外維生素D亦增強巨噬細胞的趨化能力和吞噬作用；此外維生素 D 可以抑制單核球細胞的發炎細胞因子表達，包括：IL-1、IL-6、TNFα、IL-8 與 IL-12 等，因此具有抗發炎反應。

臨床指引對維生素D的補充

一項比較補充維生素 D2 和 D3 對血液中維生素 D 濃度的影響，隨機對照試驗的統合分析發現 D3 補充劑更能夠提高血液中維生素D的濃度，並且維持這些濃度比維生素 D2 較長的時間。服用含維生素 D 的維生素保健食品可能有助於改善骨骼健康；一歲以下兒童的維生素 D 每日建議攝取量爲 400 IU（國際單位），70 歲以下族群則爲 600 IU，大於 70 歲以上老齡長者爲 800 IU。

研究顯示齒槽骨密度、骨質疏鬆症和牙齒脫落之間存在著相關性，並顯示低骨質密度可能是牙周病的危險因素，先前幾項研究顯示全身的骨骼礦物質密度與低骨量，骨質疏鬆症與齒槽骨密度和牙齒脫落之間存在正相關；然而，由於樣本數量小、干擾因素的控制不足、及研究族群類型不同，與用於評估骨質疏鬆症和牙周炎的方法不同，這些研究的數據難以解釋維生素 D 造成牙周炎（病），以及與對照組之間的比較。最近的幾份報告表示牙齦的健康與維生素D的攝入量之間存在著顯著關聯性，一個假設是維生素D有益於口腔健康，不僅因爲維生素D對骨骼（牙齒）的代謝有直接的影響，還因爲維生素D能夠作爲抗發炎物質。

Calcitriol（1,25-dihydroxyvitamin D3）是維生素 D 的活性代謝產物，因其對多種癌症包括：口腔鱗狀細胞癌（oral squamous cell carcinoma, OSCC）的預防和治療活性而被廣泛地研究。

28.肌少症、衰弱與跌倒風險

台灣人口高齡化對社會最大的衝擊是老年人醫療的需求增加，同時使社會經濟福利負擔增加。肌少症在肥胖或骨質疏鬆的族群的負面影響更甚於一般健康族群，而且肌少症與肥胖、骨質疏鬆對代謝及身體活動的影響有加成的作用，老年人身體脂肪組織增加也會增加體內慢性的發炎反應，增加胰島素阻抗性，減少肌肉合成與增加肌肉分解，導致老年人肌少型肥胖症的盛行率跟著增加，研究認為肌少症會增加老年人跌倒風險，也造成肥胖症老人在熱量限制的飲食下容易有肌肉流失現象。衰弱症的特點是對壓力的反應減弱，從而引發各種系統的生理功能下降。老年人典型的衰弱症通常與生活品質和活動能力下降有關。由以上可知營養補充及適度有氧與阻力運動，可降低老年人的肌少症及跌倒發生風險，並改善老年人活動能力。跌倒及其相關傷害是老年人當中的一個主要醫療保健問題；跌倒是老年人最常見的導致失能事件，發生率和日後增加失能有關。據估計在老年人群當中，2/3 的意外傷害死亡與跌倒事件有關。因此重視老年人肌少症與衰弱症的問題並及早積極介入，可以預防後續失能帶來的壞處。老年人跌倒在高齡化國家是一個重要議題，特別是發生在肌少症和骨質疏鬆症患者身上，2018 年台灣已進入高齡化社會（aged society），由於老化過程造成運動神經元的退化，蛋白質合成減少、營養供給不足、久坐少動的生活型態或慢性病造成臥床與失能，都是肌少症的原因之一。跌倒是導致失能和臥床的主要原因。肌少症是與年齡相關的慢性發炎、身體組成改變和荷爾蒙失調。衰弱症的特點是對壓力的反應減弱，從而引發各種系統的生理功能下降。老年人典型的衰弱症通常與生活品質和活動能力下降有關。跌倒常是行動不便和執行日常生活常見功能的能力降低，以及增加住院的日數。若一位老年人同時具有肥胖症與肌肉不足，則稱爲肥胖型肌少症。此外與肌肉成分改變、內臟脂肪增加和肌肉細胞被脂肪浸潤及神經支配改變，以及脂肪量增加相關的肌肉量減少，對心血管風險的增加具有加乘作用。老年女性跌倒風險大約是男性老人的 1.5-2 倍，65 歲以上老人每年約有 28-35%會跌倒，70 歲以上增加到 32-42%，而社區中 65 歲以上的老人，每年跌倒發生率爲 30-40%，而超過 80 歲的老年人，跌倒的發生率更可以高達 50%，長期照護機構的老年人，發生跌倒的機會更高，甚至每年可以高達 50%。國外有許多與肌少症、衰弱症的病生理及其肌肉減少、骨質疏鬆症與老人跌倒的相關文獻。

肌少症與衰弱症

肌少症被定義爲肌肉質量和力量的下降，這是隨著年齡的增長而自然發生的現象。1997 年美國學者 Rosenberg 首先使用希臘語詞彙「Sarcopenia」命名了這一現象，稱之爲肌少症。肌少症主要表現爲肌力衰退，使老年人的活動能力降低，造成老年人行走、坐立和舉重物等日常動作完成困難，甚至導致平衡障礙、容易跌倒等。學者 Fried 在 2001 年提出衰弱症的主要 5 項臨床指標（Fried frailty phenotype），並以此爲依據來定義衰弱症；這些臨床指標包含了非刻意的體重減輕、自述疲憊感、肌力下降、行走速度變慢以及低身體活動量。肌肉質量會隨著年齡增長而下降，不經常使用的肌肉減少的速度會更快，肌肉質量與強度的衰退，容易影響步態和平衡、跌倒，造成行動能力下降，促使衰弱速度更加快速；許多急、慢性病及老化相關狀況，也會直接或間接誘發衰弱產生，衰弱又會進一步使疾病慢性化、肌肉質量惡化，導致衰弱老年族群進入惡性循環。基因（先天遺傳）與環境（生活習慣），共同累積的分子生物和細胞損傷，降低生理儲備能力，包含腦（認知功能），內分泌系統，免疫系統，骨骼肌肉系統，心血管系統，呼吸系統，腎臟；若加上身體活動不足及缺乏營養，形成衰弱後，一旦遇到急性疾病（外在壓力，如：跌倒），發生譫妄、反覆住院進入長期照護系統的機會大增。疾病到衰弱症的退行性變化（de-conditioning）：危險因子有年齡，遺傳基因和環境，本身的慢性疾病等，可能走向衰弱、失能、認知功能下降、死亡。民國 103-104 年的國民營養健康狀況變遷調查發現臺灣 65 歲及以上長者的衰弱症盛行率爲 7.8%，衰弱前期的盛行率爲 50.8%。與正常人相比，肌少症患者的體重、減去脂肪體重（lean body mass）均明顯降低，握力明顯下降，下肢屈肌顯著衰退，因此老年人經常頻繁跌倒。肌少症與體適能耐力差、缺乏運動、步態速度減慢和活動能力下降有關；這些表現也同時代表了衰弱症的共同特徵，並共同導致跌倒風險的增加。肌少症、肥胖症和少肌型肥胖症與許多負面的健康結果有關例如：老年人的高跌倒風險和低健康相關生活質量。衰弱症是一種生理功能喪失與易發生跌倒的一種症候群，臨床表現包括：活動力降低、體重減輕、疲倦、食慾降低、肌肉耗損、骨質流失、步態與平衡功能異常，甚至認知功能障礙等。肌少症是一種以肌肉質量和力量下降，以及身體機能下降爲特徵的老年症候群。肌少症可能是跌倒的重要風險因素之一。肌少症和衰弱是我們身邊常見的老年症候群。隨著年紀漸長，肌肉、骨骼質量會漸漸流失，肌少症風險逐漸升高，三十歲之後肌肉量每十年下降 8%，肌肉量下降後，容易發生無力、虛弱、疲倦、跌倒、體重減輕等症狀。過去醫療照護專注於預防、早期診斷和長期照護，而當前傾向於將年齡視爲衰弱症的背景原因，與年齡相關的生理變化、環境、各種疾病和藥物等多種因素相互作用。這導致老年人出現衰弱症狀，有很多因素，可概括爲內分泌系統疾病和全身性發炎等。

骨骼肌系統的身體成分變化可能是營養缺乏，其中肌少型肥胖症引起了更多的關注。許多生理機制被認爲與衰弱有關，其中肌肉減少症被認爲與衰弱高度相關，幾乎可說肌少症與衰弱症是一體的兩面。

病患生理決定因子

衰弱症定義：老年衰弱症是一種以生理功能喪失、容易發生併發症的一種症候群，其臨床表現包括：活動力降低、體重減輕、疲倦、食慾降低、肌肉骨骼的質量流失、步態與平衡功能異常，甚至認知功能障礙；整體功能下降及多重器官衰退，衰弱與年齡高度相關，牽涉人體許多器官系統，生理儲備能力。一旦老年衰弱症患者歷經生理上的壓力（如急性疾病導致住院等），會使生理功能快速減退，不容易回到原來的水平；評估工具有衰弱指數（frailty index, FI）等；衰弱指數是計算衰退的評估項目佔全部評估項數的比例，此種方法雖然有很好的預測效度，但是需要評估的項目衆多，臨床使用上較耗時，因此目前以此方法的研究較少，臨床上也未普遍使用。Rockwood 和 Mitnitski 提出的缺損累積理論（accumulation of deficiencies, Frailty Index, FI），發展出一個量表將 30-70 個不同的缺損狀態分成 0 和 1 的等級來計算，分數越高則死亡風險越高；衰弱指標（Frailty Index）的健康缺陷累積大於 30 項以上，與年齡會增加衰弱症的罹病率；健康缺陷包含了多重共病症、精神因素、症狀及失能，WHO 定義的失能有六大面向，包含：認知、行動、自我照護、社交能力、身體活動、社會參與。日本厚生省所使用之 Kihon Checklist（KCL）衰弱篩檢量表，此量表目前在日本被用來篩檢老年人的衰弱情形，並評估是否需要長期照護的介入，希望藉由 KCL 量表之翻譯與信效度檢定，發展出適合台灣老年人的衰弱篩檢評估工具，及早篩檢出衰弱的高危險族群。衰弱症症狀與危險因子：造成老年衰弱的原因是多重的，無法以單一問題來解釋，可以分爲內在及外在因子；內在因子例如：生理老化、心理、多重疾病、營養等；外在因子例如社會、經濟、環境等；內在及外在因子會彼此交互作用，誘發並促使衰弱症發生；而骨骼肌肉的質量及功能流失稱爲肌少症（sarcopenia），長者如有肌少症加上活動力、體重下降，便容易走向衰弱症（frailty）。衰弱指數（frailty index, FI，累積生理缺陷）：>30 項缺陷如：主訴、症狀、疾病、失能、不正常檢查結果（抽血，影像學，心電圖），生理缺陷牽涉到功能或多器官系統，隨年紀增長而增加，小於 65 歲者很少被發掘。衰弱過程（de-conditioning）是一個連續且迫切需要，有效和更快醫療介入的問題，衰弱是一個可以預測多重共病症和失能的獨立因子；藉由測量其他生物指標，例如：身體質量指數、血壓、腰臀比（waist-to-hip ratio）、血清總膽固醇、三酸甘油脂、高密度脂蛋白膽固醇（HDL）、C 反應蛋白（C-Reactive Protein、CRP）、血液淋巴球數目、Cr（腎絲球廓清率）、心肺適能（cardiorespiratory fitness），以及口腔與牙齒的咀嚼能力等，也是評估老年衰弱症的方法之一。

跌倒的風險因素

有許多不同的原因；一些使老年人容易跌倒的風險因素，分爲內在因素或外在因素。內在因素包括與功能和健康狀況相關的因素例如：生理功能障礙、平衡感障礙。外在因素包括：藥物不良反應、約束的使用和環境因素例如：光線不足或浴室缺乏安全設備。生理功能包含：1.神經系統的退化：老年神經傳導速度變慢，感覺較遲鈍，反應時間延長；視神經退化影響視覺，前庭神經、小腦、腦幹及基底核的病灶（腦中風、巴金森氏症）等皆會影響老人的平衡。2.骨骼關節、肌肉系統退化如：下肢或脊椎關節炎引起關節疼痛、變形、攣縮等，影響患者步態的穩定度及對稱性減低，而使患者容易跌倒。老年人的肌肉總量、肌纖維數目相較於年輕人均呈現明顯的下降，老化造成肌肉的萎縮；從 60-90 歲之間平均 20-30%的肌力降低。上述原因皆使得老年人無法應付跌倒的發生。3.合併的內科疾病如：心律不整、姿態性低血壓、不適當的降血糖藥及高血壓藥物、抗組織胺及鎮靜劑等，皆可能影響平衡感而使老年人更容易發生跌倒。

跌倒與肌少症高度相關

肌少症近年來逐漸被民衆、健康運動中心，營養學會與老人醫學的專家所重視；國際已有定義：在2010 年歐洲肌少症工作小組（EWGSOP）提出肌少症的定義「漸進式的肌肉質量減少與肌肉功能（肌力及生理活動）的降低，可能造成提高疾病發生率、生活品質降低、甚至死亡的症候群」。診斷及分級標準：包含三個部份：肌肉質量減少（low muscle mass）、肌力減弱（low muscle strength）及低身體功能表現（low physical performance）。許多文獻探討老年人跌倒，但較少討論到肌少症導致的跌倒，原因不外乎肌少症與跌倒的個別原因很多，很難證實其因果關係，尤其是大部分的研究爲橫斷面研究，因此無法確定肌少症是否爲跌倒的危險因素之一，還需要未來的前瞻性研究來確定肌少症是否會導致老年人跌倒；總之肌少症由肌肉質量、肌肉力量和身體表現定義，與老年人跌倒呈正相關。預防肌少症的介入措施對於預防老年人跌倒可能很重要。如果同時合併肥胖症，還會導致血糖、血壓等代謝惡化問題，因爲肌肉與人體蛋白質的儲存、調整血糖等新陳代謝息息相關。若長者同時存在肌肉不足與肥胖症，就稱爲肌少型肥胖症，肌少型肥胖症可能會比只有肥胖症或肌少症更容易引發心血管疾病或跌倒，甚至增加死亡率。根據最近的研究指出，美國老年人的所有醫療支出中約有 6%與跌倒相關，5%的跌倒老年人需要住院治療；由於生理儲備能力下降以及易受傷害升高，所以衰弱老人在遭遇壓力時常無法維持生理恆定，因而容易發生跌倒、骨折、依賴、失能、入住機構與死亡等不良預後。

預防跌倒好處——減少骨折

肌少症與骨質疏鬆症是並存且息息相關的，所以預防肌少症防止跌倒，也能減少骨折。骨肌減少症候群（osteosarcopenia）爲骨質減少或疏鬆（osteopenia/ osteoporosis）合併肌少症同時存在；肌少症與骨質疏鬆症一般來說會互相影響，自 2001 年起陸續有人研究老年人肌肉和骨質的關係；近年的研究發現，不論是對老年男性或女性來說肌肉質量皆可預測骨質密度，且在停經後婦女的證據是比男性更加強烈。因此肌少症和骨質疏鬆症之間的協同關係也許更可以被視爲是肌肉質量、肌肉力量、骨質密度、骨折和生活品質這五樣指標的交互作用。年紀大於 50 歲之後，每一年的肌肉質量約下降 1-2%，而肌肉力量則每年下降 1.5-3%，有文獻認爲是女性更年期之後，雌激素的下降而引起的。除了性荷爾蒙的影響之外，其類胰島素生長因子（Insulin-like growth factor）和生長激素亦影響骨骼和肌肉，肌少症和骨質疏鬆症也常常合併發生，進而引起骨肌減少症候群。目前認爲最有效的方法是規律的運動、或保持動態的生活型態。規律的運動或休閒身體活動，除了可以維持身體的功能之外，也能促進、維持或改善身體的協調與平衡功能，並且延緩骨骼肌質量的減少，降低跌倒的機會。同時加上適當的營養、身體活動、控制慢性疾病及多參與社會活動，及早介入有衰弱傾向的老年人才能減少衰弱、失能及發生老年症候群併發症的後果。有證據能力文獻對於預防衰弱症的身體活動，例如：柔軟度或伸展運動（Flexibility or stretching）、肌阻力運動（resistance exercise）、平衡運動和有氧運動合併阻力運動，可以降低跌倒以及失能風險，多模式（multimodal）的運動計畫（例如：結合阻力、有氧、平衡以及伸展運動），可以減少重大活動障礙；日常生活功能（ADL）：利用生活中的各種機會增加能量消耗，將靜態的休閒時間轉換爲動態活動，有氧運動：有節律性、全身性的大肌肉活動，通常會增加心跳及核心體溫、平衡運動能幫助在日常生活中或運動中維持身體穩定度（stability）的訓練，可以避免跌倒，心智功能：身體活動促進大腦功能，減緩老化時大腦認知功能衰退的神經生理和心理作用機轉：多面向運動包括防跌概念衛教及5個面向訓練，分別爲伸展運動、心肺適能、肌力與耐力、平衡、協調與敏捷力。

飲食改善及規律運動預防老年人跌倒

肌肉流失過程中脂肪組織也慢慢的堆積，此現象是脂肪堆積過多與肌肉質量減少的狀態，也被稱爲骨骼肌肉萎縮性肥胖。老年族群若合併肌肉萎縮與肥胖的情況下，對健康會產生加乘的負面影響，加速老年人的身體失能、罹病率與死亡率。肌少症、肥胖症和肌少型肥胖症與許多負面的健康結果有關例如：老年人的高跌倒風險和低健康相關生活品質。補充維生素 D 似乎可以將健康狀況穩定的非臥床或住院老年人跌倒的風險降低 20%以上。研究發現 400 IU 維生素 D 並未顯著降低骨折風險，而使用 700-800 IU/day 維生素 D 的試驗確實發現觀察到的骨折顯著降低，應考慮進一步研究檢查替代類型維生素 D 的影響及其劑量、鈣補充劑的作用以及對男性的影響。台灣由於高齡化顯著人口結構改變，肌肉骨骼老化是一個重大的公共衛生問題和壓力，衰弱症、肌少症與跌倒的高風險、老年人失去自主權與機構化的健康結果有關，因此這種病理狀態與高罹病率和醫療保健支出也息息相關。在青春期晚期和成年早期，骨量、肌肉量和力量增加，但從 50 歲開始顯著減少，並且密切相關。骨骼和肌肉組織是一種內分泌器官，此一觀點越來越被大家接受，透過旁分泌和內分泌信號相互作用。全世界老年人口迅速增加，老年患者也隨之增多，衰弱的議題因此受到重視並且被廣泛研究，衰弱會造成多重器官與系統的功能衰退；老年族群最常見的死亡間接原因依序爲衰弱（frailty, 27.9%）、器官衰竭（21.4%）、癌症（19.3%）、失智（13.8%）等。衰弱是一個老年人常見的症候群，臨床上著重在預防，早期診斷及照護；目前傾向將老化視爲衰弱發生的背景原因，加上與年齡相關的生理變化、環境、多種疾病與用藥等多重因子間交互作用，導致老年族群產生衰弱症因素衆多，大致可歸納出內分泌系統失調、全身性發炎反應、骨骼肌肉系統變化與營養缺乏等，其中肌少症較受到矚目。在生長過程中骨骼的礦物質含量與肌肉質量密切相關，有一些證據表示骨質疏鬆症和肌少症存在共同的病生理因素，並顯示出男性和女性的低骨礦物質密度（BMD）與肌肉減少症之間存在的相關性。典型的老年人肌少症和骨質疏鬆症通常有密切關聯，並與衰弱症也高度相關，這些症候群導致老人跌倒的風險上升；根據研究長照機構跌倒是長者失能、死亡的重要因素，根據研究調查「環境因素」占長者跌倒的最大比重，高達五成。而居住在社區的老年人，由於各種內在（年齡、性別、種族、身體健康問題、醫療、認知障礙和缺乏身體活動），和外在（視力、多重用藥、不合適的鞋子、不合適的輔具以及浴室缺乏扶手、光線不足、樓梯不平整或表面濕滑）風險因素，超過 1/3 的老年人每年至少跌倒一次，在社區居住的老年人中，30-50%的跌倒是由於環境因素造成的。

老年人適合的增進平衡感運動處方

有些長者因缺少運動，步行速度變慢，步伐較小，行進停頓時間變長、行進時雙手的擺動時間變短，腳抬不高，步行中腿部各關節活動度較小。缺乏足夠的運動會引起肌肉的萎縮及關節的僵硬、攣縮，肌肉萎縮是指肌肉的大小、張力及肌力減小，通常臥床 1-2 天之後便會有肌力減弱的症狀出現，患者會顯得較衰弱，活動耐受力降低，使運動量減少，因衰弱無力而更不願活動，如此惡性循環，肌肉便開始萎縮。老年人的步態和平衡問題，關係到老年人行走和站立時的穩定性，而且會因爲常見的老年人疾病而使行走的姿勢不同，這都是造成長者跌倒的因子。身體維持平衡需要靠 3 個系統協調：1.前庭系統：調節平衡力（平衡力感受）的感覺器官，與頭部位置相關的方向信息（內部重力、線性和角加速度）。2.體感系統：關節的本體感覺和運動感覺，來自皮膚和關節的信息（壓力和振動感覺）；相對於支撐面的空間位置和運動；不同身體部位相對於彼此的運動和位置。3.視覺系統：參考身體和頭部運動的垂直度，相對於物體的空間位置。一旦長者跌倒心理上會更畏懼走路，整天臥床或坐輪椅，身上的肌肉與關節就會逐漸退化，形成惡性循環。而打太極拳時需專注於肌肉控制，可以幫助增強上下肢力量和整體的平衡、穩定，讓老年人減少跌倒的風險，有研究指出練習太極拳可以在 12 個月內減少跌倒機率高達 50%。

衰弱症病人照護

老年衰弱症是不良健康預後的高危險族群，臨床上及早發現，並給予適當健康照護或復健，可以節省許多社會長照資源及醫療支出。衰弱症即是表現整體功能及多重器官衰退，且容易同時產生併發症的一種症候群，一旦遇到特殊的壓力事件（如感染），很容易進入失能或臥床狀態，是一連串功能惡化的惡性循環，由於生理儲備能力下降以及易受傷害性提高，衰弱老人在遭遇壓力時常無法維持生理恆定，因而經常容易發生跌倒、失能、反覆住院或最終入住機構；同時發生心血管疾病、高血壓、癌症的風險也提高。周全性老年評估（comprehensive geriatric assessment, CGA）是照護老年族群的醫療人員須熟悉的評估方式，基層醫療保健中具有重要性，主要由老年醫學科醫師、護理師、藥師與物理治療師…等團隊成員，針對生理、心理、社會及功能等面向做整體性評估，給予一個周全性的照護計畫，包括使用臨床的衰弱評估量表，將衰弱老年族群早期定義並透過飲食、營養及運動介入，不僅延緩生理功能衰退、個體產生失能的速度、降低重複住院及重複急診比率，改善老年族群臨床上多重器官系統的不良預後，也改善病患的照護與生活品質。

老化與身體的生理功能的逐漸衰退有關；衰弱相關的疾病包括心臟血管疾病、呼吸系統疾病、視力退化、聽力受損、退化性關節炎、中風、糖尿病、輕度認知功能障礙、失智症、大小便失禁及憂鬱症等。衰弱爲老年症候群的表現型，代表各生理系統累積的機能退化，造成生理儲備量降低，而容易感受不良的醫療預後，統計資料則顯示，患有衰弱症的人有較高的機率罹患心血管疾病、肺臟、腎臟疾病、糖尿病、關節炎、骨質疏鬆症和癌症等。目前大多認爲衰弱症是一個臨床表徵，代表病人處於一個失衡的健康狀態，如果遭受外界壓力，就難以維持生理恆定，導致後續的失能。許多國內外文獻都指出，處在衰弱狀態的老人日常活動功能和認知功能退化較快、容易跌倒、住院率和死亡率也較高，由此可知衰弱症是老人功能退化的一個重要指標，對於老人的生活功能和生活品質也是巨大的威脅。若能及早於門診中辨認衰弱症患者，其表徵如：虛弱，步態慢，體重減輕，疲倦，身體活動力下降；延緩及照護共病症及其他醫療問題，如：視力、聽力下降，情緒影響，個人與環境，評估潛在危險因素：藥物、非藥物治療，身體活動建議，降低久坐行爲，增加肌力訓練，及平衡訓練，預防跌倒，則可以大幅降低後續的照護及醫療支出。受老化影響的身體重要部位是肌肉組織。世界人口正在老齡化，預期壽命的增加往往是不健康的。尤其是導致肌肉減少症和骨質疏鬆症的肌肉骨骼老化，其原因有多種；例如身體組成的變化、發炎和荷爾蒙失調。肌少症、骨質疏鬆症和肌少型肥胖症通常與衰弱症經常相互密切相關，常常導致老年症候群的發展。衰弱症會增加日常活動中失去行動能力的風險或更容易跌倒，而且增加心血管疾病、癌症和死亡。隨著老年人口的不斷增加，最重要的是要及早辨識出處於衰弱風險中的老人，並治療或預防其不良的預後因素，發展出可以促進成功老化的介入措施。肌少症和衰弱症的複雜性和異質性，需要周全性老年評估，例如：營養介入、規律身體活動以及社會心理健康、定期檢視服用的藥物等多種臨床上介入方式，這似乎可以預防和影響預期壽命和生活品質，進而降低死亡率。跌倒與肌少症是相互影響的，如果未能有效預防與介入治療，就可能會提早老人的失能來臨，對患者及照護者都會產生更多生活上的負擔，當然也需要更多的基礎和臨床研究，來了解肌少型肥胖症、骨質疏鬆症、衰弱症導致老人跌倒的複雜生理機轉，並在年輕的時候就採取有效的臨床介入方式來預防及治療肌少症。

29.耳鳴與眩暈的鑑別診斷

耳鳴（tinnitus）常見的原因是聽覺神經受到噪音傷害，而聽及覺神經；此外大腦的聽覺系統異常或是心理壓力、內外科疾病等也可能是造成耳鳴的病因之一，耳鳴有時候是重大疾病前兆，臨床醫療人員不能忽視這個症狀；尤其是單側的耳鳴更需要就醫檢查以便排除鼻咽癌或聽神經瘤；突發性聽力障礙會使患者在突然間聽力喪失，不管是電話聲或看電視完全都聽不到聲音，或有如耳朵塞住，耳咽管會有悶悶的感覺，且有時候伴隨耳鳴一起發生，突發性聽力障礙常找不出原因，一般認爲此種疾病跟病毒感染有關，部分病人即是因爲感冒所以產生這樣的狀況。耳鳴是一種聽覺系統異常的症狀之一，經常伴隨眩暈同時發生，也可能是外耳異物堵塞造成，或其他可能的原因像是：1.與年齡相關的聽力損失，2.耳朵或鼻竇感染，3.心血管疾病，4.梅尼爾氏症，5.腦部的腫瘤，6.女性荷爾蒙變化（像是更年期），7.甲狀腺疾病等；若耳鳴患者酗酒、吸菸或攝取富含咖啡因的飲品可能會使症狀加劇。

臨床上需要鑑別診斷的疾病像是前庭神經炎（vestibular neuritis），一種感冒病毒引起的前庭神經系統發炎，但多半不會耳鳴或重聽，如果出現聽力障礙可能是整個前庭或迷路發炎所導致。前庭神經炎好發於 20-50 歲之間的成年人身上，前庭神經炎所造成的眩暈與梅尼爾氏症不同，後者會反覆性復發，前庭神經炎發炎過一次就很少再發，只是平衡失調（頭暈目眩）症狀會持續數週之久。當暈眩發生時最重要的事情是了解當下何種狀況要懷疑是中樞神經系統的疾病，以避免腦中風、腦瘤……等會使人失能的疾病延誤治療；中樞型暈眩除了暈眩之外還會合併其他神經學症狀包括：說話口齒不清、吞嚥困難、複視、手腳麻木無力、臉部嘴角發麻等，以上若出現任一種神經學症狀，都要小心是否爲中樞型暈眩。醫療處置方面經常將眩暈症狀區分爲末梢性眩暈，意指病變局限於內耳部位；而中樞性眩暈意指病變在腦部或是急性發作的動暈症等；中樞神經對內耳不平衡有代償作用，可在 1-2 天內產生變化，最晚也會在 3 週代償過來；因此臨床上的末梢前庭神經病變症狀不會持續超過 4 週。末梢前庭神經的不平衡感通常伴有眼振（nystagmus）快、慢相和眩暈；進行理學檢查時發現眼振是由於睡眠中頭會緩緩向下移動，到一定程度時會突然反射地修正抬起頭，很像眩暈病患的眼振；眼振也是先有一個緩慢相，到達一定角度後眼球會快速向對側彈跳，此反應謂之急速相；緩慢相由內耳支配、急速相是反射作用由腦幹控刺；而視力固定抑制卽眼睛張開時可使眼振減弱或消失等；若失去這種平衡能力，也就是眼睛張開反而眼振加強，或張開眼睛時眼振更嚴重、閉眼沒有眼振則是中樞神經病變。

耳鳴的分類及成因

耳鳴乃源自拉丁文爲鈴響之意，學者目前大多依照造成耳鳴的原因來分類，如：內耳性耳鳴；內耳性耳鳴卽是起因於內耳病變所引起的耳鳴，最著名的是梅尼爾氏症和突發性耳聾或慢性眩暈等；此外噪音所造成的外傷性耳鳴一般來說會同時聽力受損，噪音引起的外傷性耳鳴，又可分爲慢性聽損和急性外傷引發的耳鳴；慢性噪音性聽損多爲長期暴露在噪音環境下所產生的聽音障礙，而後者則如：爆破、射擊打靶、鞭炮，或是搖滾演唱會等。現代化工業化社會帶來了繁榮卻也時常使人們處於一個噪音的環境，許多工作環境都有可能導致噪音職業傷害如：鐵路、工廠、機場等；若噪音量超過 100 分貝，且暴露時間長達八小時以上極易造成暫時性的聽力閾值升高；若造成永久性聽力閾值升高，就無法再恢復過去正常的聽力，此時內耳的病理變化可見外毛細胞退化，靜纖毛融合或消失，是一種不可逆的組織傷害，原則上勞工的工作場所最大噪音容許量是 90 分貝，並且每日不超過八小時。

代謝性耳鳴

台灣人的代謝性耳鳴中最常見的就屬高血脂症了，由於現代普遍性有營養過剩現象，使得高血脂症的患者增多，在神經內科門診裡甚至有10%患者被診斷代謝性耳鳴；這些血脂異常患者在門診的主訴通常是頭暈、耳鳴等，有難以形容的不適感覺，檢查起來會造成耳鳴的機轉如：1.內耳血管纖細，且無側枝循環，脂質容易在內耳的耳蝸沉積。2.血管黏稠度增加造成內耳血管循環不良的栓塞。內科門診所見到的高血脂症病患由於常伴有其它如：高血壓、糖尿病、動脈粥樣硬化或心臟病等，必需長期服藥才可見到效果；而神經內科的高血脂症病患，耳鳴頭暈是初期症狀表現，患者在血脂恢復正常後停藥，若不注意飲食很容易再復發，此時再次抽血檢驗可見血脂回到正常值。

血管性耳鳴

若支配內耳的動脈阻塞或痙攣極易造成內耳缺血，聽神經異常等，臨床上即以耳鳴症狀表現，此類病患多伴隨有眩暈、噁心、嘔吐、重聽等，另外後顱窩供血不足也常常會有全身性症狀如枕骨部位的頭痛、頸肩酸痛、手麻等，病患以老年族群居多，常可見到同時患有高血壓、糖尿病、心血管疾病、血脂異常等慢性疾病；對於血管性耳鳴，起因於血液循環不良，傳統上使用血管擴張劑藉此來擴張內耳血管達到治療效果，但是對於動脈粥狀硬化引起的血管狹窄，血管擴張劑無法選擇性地達到擴張內耳血管的效果，目前認為應該降低血液黏稠度，讓內耳血管減少痙攣，防止血小板凝集與促進血流通暢。

耳鳴發生原因

發生耳鳴實際上是由於內耳的耳蝸上面，前庭耳蝸神經活動的變化所導致，這些變化可能由以下任何原因引起：

1.暴露在噪音中例如：電鑽、電鋸和嘈雜的音樂。

2.頭部受傷或腦震盪。

3.暴露極端的氣壓或耳膜創傷。

4.耳蝸中的聽覺毛細胞退化。

5.耳朵疾病例如：耳硬化症（otosclerosis），中耳的異常骨骼生長。

6.梅尼爾氏症（Meniere's disease），一種與內耳積液有關的內耳疾病。

7.藥物或物質的使用例如：咖啡因、阿斯匹林（aspirin）、ibuprofen、降血壓藥物（blood pressure medicines）、部分抗生素（antibiotics）。

8.耳朵堆積耳垢等。

腫瘤性耳鳴

對於耳鳴的患者中，單側性耳鳴需要注意的腫瘤疾病，可能性最高的像是鼻咽癌或聽神經瘤等；聽神經瘤通常會在單側耳朵，很少雙側都有，患者多會感受到嚴重地單邊耳鳴或是聽力障礙，有些人也會眩暈。

臨床上常與耳鳴共同發生的內耳平衡問題（周邊型暈眩）：

一、梅尼爾氏症

梅尼爾氏症可能會出現耳鳴、聽力喪失；有下列特性：

1.嚴重的眩暈：彷彿天旋地轉般地難受且多持續數小時之久，以第一次發作時最厲害。

2.自發性的眩暈：不須任何誘因，有可突然間就發作。

3.重覆性的眩暈：梅尼爾氏症的病患往往反覆地發作，極少就只發作這麼一次的。4.可回復性的眩暈：即在發作與發作之間有完全正常的時候，不會持續數天眩暈。5.伴有耳蝸神經症狀的眩暈：美尼爾氏症病患的聽力常呈起伏性，在急性發作時耳鳴得很厲害，而且有時會覺得聽到不同頻率的聲音。

6.聽力障礙常表現在低頻處。

7.會有複響現象（loudness recruitment）或合併偏頭痛等，複響現象是指響度隨聲強異常快速的增加，複響現象是感覺神經性耳聾的一種常見症狀，在很多情況下可以作爲診斷感覺神經性耳聾，病人常會抱怨怕聽到吵雜的聲音，在市場或車站等喧嘩公共場所會很不舒服。梅尼爾氏症的暈眩會伴隨嚴重耳鳴，甚至影響聽力，且會反覆發作；主要與內耳淋巴液的循環受阻、堆積、發炎感染等原因相關，屬於一種慢性疾病，詳細的病史和基本的理學檢查非常重要，患者會經歷一陣難忘的天眩地轉伴有耳鳴、耳悶塞感和重聽，甚至噁心嘔吐等。梅尼爾氏症不會天天發生，且發作時間不像良性陣發性眩暈症一般只有短短幾秒鐘，也不像前庭神經炎長達數日之久。大部份的患者經歷 3-4 小時的眩暈後會逐漸緩解，但幾週之後又再度發作，門診常可見許多老年族群主訴自已從年輕時候反覆地發作眩暈，後來聽力漸漸變差，終日耳鳴；病因爲內耳的內淋巴水腫，會伴隨耳脹感，治療以內科藥物保守治療爲主包括：神經機能賦活劑、血液循環促進劑和輕微鎮定劑來治療，如果每月發作 1 次則至少需要治療 4 個月以上，若服藥治療無效或病患無法接受長期服藥者可接受耳內淋巴減壓手術。

二、前庭神經炎

暈眩感爲一陣一陣，但時間較長，可能會連續出現好幾天，但暈眩程度較耳石脫落輕微，還能夠睜開眼睛及行走。前庭神經炎的機轉與感冒相似，是由於體內潛在的病毒活化所導致，藥物治療約 3-5 天即可緩解，人體 12 對腦神經中支配內耳爲第 8 對腦神經，前庭神經因較具病毒親和性，若受病毒感染就會引起嚴重的眩暈的特徵如下：1.眩暈非常厲害甚至完全不能下床走路，但沒有伴隨聽覺神經病變的症狀如：耳鳴和重聽。2.前庭神經炎發作年齡約 20-50 歲之間。3.前庭神經炎眩暈常常只發作一次，但會持續數天。而平衡失調感則會持續數週甚至 3 個月之久。4.病側耳朵灌水呈溫差反應低下現象，不會有眩暈現象，且無中樞神經症狀。5.半年內會痊癒。6.最近 3 週內曾有上呼吸道感染的感冒病史。

三、耳石脫落症

3-4 成的暈眩的原因是耳石脫落症，一般頭暈與暈眩最大的差異就在於，暈眩會帶有一種天旋地轉的感覺，同時還可能會出現噁心、嘔吐感。在臨床上造成暈眩的原因可區分爲中樞神經（腦部）及周邊神經兩個方向。良性陣發性姿勢性眩暈（耳石脫落症）：是周邊型暈眩中最常見的病因，其發生率占所有暈眩症的 3-4 成；主要原因爲前庭神經旁的三半規管附近的耳石移位後產生的刺激，屬於一種良性的病症，醫師通常透過姿勢改變的耳石復位術（particle repositioning maneuver）或耳石脫落檢查及耳石復位 Dix-Hallpike test 可以針對耳石脫落的方向徒手藉由頭部、身體姿勢的改變讓耳石回到原本的位置，大約 6-7 成患者可以因此緩解症狀，但是單純的耳石脫落症通常並不會有後遺症，但是臨床上需要注意的是，若頻繁復發甚至伴隨耳鳴、聽力損失等問題就有可能是梅尼爾氏症或其他中樞性問題。耳石脫落的原因包含：1.頭部外傷。2.噪音傷害如打靶。3.抗生素四環黴素等。4.慢性中耳炎侵入耳石器。5.耳科手術傷及球囊。6.供應橢圓囊的前庭動脈阻塞。7.老化。

耳鳴可能伴隨的風險

1.暴露在音量大的環境中：長時間暴露在巨大噪音下，會使耳朵中負責將聲音傳至大腦的毛細胞受損，特定職業如打石工人等因工作環境需接觸會發出巨大聲響的設備，耳鳴的風險會特別高。

2.年齡：隨著年齡增長，耳朵正常運作的神經纖維數量下降，就會導致聽力問題。

3.性別：男性比女性更容易耳鳴。

4.吸菸：吸菸者患有較高的耳鳴風險。

5.心血管疾病：高血壓、動脈狹窄或動脈粥樣硬化等，當血液流動受影響，耳鳴的風險就會提高，單側耳鳴與雙側耳鳴可能的原因如下表。

表、耳鳴的可能原因

單側耳鳴→雙側耳鳴

腦瘤→單側的耳鳴病因

鼻竇炎→情緒、壓力

鼻咽癌→睡眠障礙

頸部病變→偏頭痛

顳顎關節炎→感冒

耳膜穿孔→胃食道逆流

外耳道阻塞→更年期荷爾蒙變化

聽小骨疾病或硬化

梅尼爾氏症

突發性耳聾（耳中風）
中耳炎或中耳積水

良性陣發性頭位眩暈症

顧名思義良性陣發性頭位眩暈是一種良性的、突發性的、和頭部位置改變有關的疾病，英文 Benign Paroxysmal Positional Vertigo 簡稱 BPPV，良性陣發性頭位眩暈的特徵如下：

1.頭部轉到某一個角度時眩暈發作，但是改變頭位則消失，例如朝某側躺下時會誘發眩暈，該側卽是患側。

2.良性陣發性頭位眩暈常以秒計，不會超過 30 秒鐘。

3.頭部轉到某一角度會有約 5-10 秒的潛伏期然後發生眩暈及眼振，若持續此頭位約 5-10 秒後會慢慢衰減，連續作幾次轉頭動作可使眩暈消失。

4.眩暈發作時常有噁心、嘔吐和冒冷汗等自律神經症狀，但是不會有聽力神經受損的症狀如耳鳴、重聽。

5.患者於頭懸垂位時若爲順時鐘迴轉眼振，於迅速坐起時會呈現逆時鐘迴轉眼振，此爲良性陣發性頭位眩暈 特有的 counter-rolling 現象。

耳鳴治療

1.認知行爲治療：藉由改變患者對耳鳴的反應，

改善患者對耳鳴的焦慮感或憂鬱感。

2.評估使用助聽器：提高造成耳鳴所需要的音量，藉此降低耳鳴發生機會。

3.醫師清除耳屎：過多耳屎堵塞也可能引起耳鳴。

4.製造白噪音：輕微的背景聲音，可以平衡掉耳鳴的噪音。

5.輕柔的音樂：讓大腦專注在其他的聲音而能忽略耳鳴。

6.避免咖啡因：咖啡因會提高血壓而導致患者的耳鳴更容易被注意到。

7.調整藥物：使用過多的 Ibuprofen 止痛藥可能引起耳鳴。

8.戴耳塞：如果事先知道自己會處在噪音環境中，可以使用耳塞避免聽覺受損。

9.服用脂類黃酮（lipoflavonoid）：有些人服用 lipoflavonoid 或補充維生素 B6 （vitamin B6）6-8 週會有幫助。

耳鳴的非藥物預防

例如 1.充足睡眠、不熬夜。2.維持良好飲食習慣。3.避免情緒起伏過大，保持心情愉悅，適時舒壓。4.盡量少服用耳毒性藥物。5.避免暴露在高分貝噪音環境。如果耳鳴持續數週應至耳喉科門診安排聽力圖的聽力測試，如果耳鳴與神經相關的聽力損失有關，聽力圖可以幫助我們判斷耳鳴或聽力損失原因，60 歲以上的患者中通常會發現一些伴隨耳鳴的聽力損失；所以患者感到頭暈時一隻耳朵完全聽力喪失，或伴隨耳鳴出現眩暈症狀，這些症狀的組合可能暗示是梅尼爾氏症，另一個潛在的嚴重危險信號：如果聽力損失伴隨聽到自己心跳聲，稱爲搏動性耳鳴，這種感覺可能是由嚴重的問題所引起包括：良性腫瘤、中耳或內耳感染、惡性高血壓、頸部以上動脈阻塞或是中風等，多數的情況下耳鳴並不是嚴重疾病，但耳鳴會影響日常生活，臨床醫師必需從症狀中篩檢出嚴重需要治療的疾病。

30.慢性（頑固性）頭痛

頑固性頭痛的發生原因，多數爲原發性、機能性頭痛爲主，而蜘蛛膜下腔出血爲代表的續發性的頭痛，不包含在頑固性頭痛的範圍之內。原發性頭痛可分爲偏頭痛及緊張性頭痛兩種；如果是緊張性又有頑固性，屬於慢性緊張型頭痛，通常是高齡者發生較多。頭痛是臨床上常遇見的問題，每個人一生當中都有過頭痛的經驗，原發性頭痛在成年人是非常普遍的問題，其中偏頭痛是最常見的，而90%是屬於慢性偏頭痛、或慢性緊張型頭痛，在成年人的盛行率約40%，而偏頭痛及慢性偏頭痛的盛行率分別約爲 10-15%及 2%；偏頭痛對生活品質所造成的衝擊遠大於一般的緊張型頭痛，不同偏頭痛患者嚴重程度和造成失能的程度有很大的差異性，且影響個人日常工作甚鉅，頭痛症狀不易斷根；頭痛也可能是腦血管疾病的徵兆，像是腦出血，腦梗塞等。缺血性腦中風並非三高（高血壓，高血糖，高血脂）患者或高齡者的專利，因此臨床上如何從頭痛患者的主訴中，區分單純性頭痛，頑固型頭痛或是屬於中風高危險群患者，是一項重要議題。

頑固型頭痛的盛行率

臨床上卽使已經根據治療指引，嘗試了多種治療方法，病患仍爲偏頭痛所苦，這些治療效果不好的患者，就歸類爲頑固型偏頭痛；透過回顧文獻頑固型偏頭痛較常被使用的名稱是 intractable migraine 或 refractory migraine，intractable 的意義是「很難對付（hard to solve or deal with）」，而 refractory 意義是「治療無效（not yielding to treatment）」；根據美國頭痛協會建議「refractory migraine」是較貼切的用法；台灣頑固型頭痛的盛行率爲 3.2%，其中女性爲 4.3%；男性爲 1.9%；藥物過度使用性頭痛（medication overuse headache 簡稱 MOH）在台灣之盛行率爲 0.7-1.7%，慢性每日頭痛的患者中 34%有藥物過度使用的情況；refractory migraine 和 medication overuse headache 患者常有身心疾病共病的特性，目前病理機轉尚不明確，多項學說如：心理機轉、內分泌及神經生理改變等爲可能的機制。

Refractory headache 症狀

大部份頭痛並非腦部結構的問題，也沒有致命危險，若不積極治療往往導致生活品質差，甚至出現憂鬱及焦慮問題；臨床研究發現止痛藥物的過度使用（MOH，medication overuse headache），會使頭痛藥物失去效果，患者因藥效未達預期而自行增加劑量，而進入惡性循環中。若初次發作劇烈頭痛且頸部僵硬，頭痛持續且在數週內漸趨嚴重，頭痛伴隨有局部神經症狀，頭痛同時出現嘔吐甚至意識障礙等腦壓增高症狀，這時建議做腦部電腦斷層或電腦斷層血管攝影（brain CT 或 CTA）；排除腦內動脈瘤破裂合併蜘蛛膜下腔出血，外傷或顱內出血、缺血性腦梗塞，慢性硬腦膜下出血（SDH），腦瘤或腦部的血管病變（AVM）。常作的腦部檢查有電腦斷層及核磁共振（MRI、MRA）；此外傳統冠心症放過支架的患者不可以做 MRI，但現在有一些新型的非金屬支架則可以，另外一類的頭痛，疼痛感覺主要分布在特殊神經支配的部位如：三叉神經痛，疼痛就在三叉神經支配的部位（臉部），排除其他病因造成的頭痛後，剩下的長期頭痛建議可分成偏頭痛（migraine）及非偏頭痛性頭痛。偏頭痛的診斷標準必須符合以下幾點：

1.發作 5 次以上，時間持續 4-72 小時。2.須符合下列診斷（單側、搏動性特質、中至重度頭痛、日常活動時頭痛加劇（4 項至少滿足 2 項）。3.噁心或嘔吐、畏光及怕吵（2 項至少滿足 1 項）。4.並無其他器質性病變或異常。當無法完全滿足上述條件時，以「極可能偏頭痛」（probable migraine）爲最常見。而小於 12 歲兒童發作之特色不完全相同，發作時間較短（介於 1-48 小時），常爲雙側性，且發作伴隨自主神經症狀（盜汗、嘔吐、心悸、蒼白等）爲主。

慢性頑固型頭痛：

每個月頭痛大於 15 天，且持續超過三個月，每次是否持續大於 4 個小時？有無誘發因子？例如運動或咳嗽等，有無自主神經症狀？若持續超過 4 個小時稱爲頑固型偏頭痛，或慢性張力性頭痛。若血液生化和影像學檢查都沒有異常，頭痛也需要考慮其他可能造成出血或缺血性中風的危險因子，CHA2DS2 score 危險因子如下：

1.Congestive heart failure 鬱血性心衰竭（最近 100 天內出現之症狀性心衰竭，而非僅相關病史）；

2.Hypertension 有高血壓病史或仍在服藥（非原本 SPAF: Stroke Prevention in Atrial Fibrillation，心房纖維顫動的中風預防中的 systolic BP＞160mmHg，因爲即使是控制良好的高血壓，仍是引發中風的獨立危險因子）；

3.Age 年齡≥75 歲（包括男性或女性，而非只針對女性，因爲兩者風險相當）；

4.Diabetes mellitus 罹患糖尿病；

5.Stroke 或 TIA 缺血性中風或暫時性腦缺血發作等。

Refractory headache 的治療

針對頑固型偏頭痛，以下預防藥物應該嘗試超過四種以上（其中三種須爲 1-4）：（1）交感神經阻斷

劑（Beta-blockers）；（2）抗癲癇藥物（Anticonvulsants）

（3）鈣離子通道阻斷劑（Calcium channel blockers）；（4）三環抗憂鬱劑（Tricyclic antidepressants）；（5）其他有經過隨機實驗證實有效的預防藥物（triptans 或 ergotamine 類）；（6）一般止痛劑（NSAID 類）；（7）代謝增進劑（Vitamin B2 或 Co-Q10；（8）CGRP（calcitonin gene-related peptide, 抑鈣素相關基因胜肽）。此外 2010 年 FDA 新增核可 botulimum toxin type-A 可用於慢性偏頭痛（chronic migraine：頭痛每個月大於 15 天，且其中有 8 天為偏頭痛型態發作，並持續 3 個月以上）的治療。當病人有以下情形時：（a）每月偏頭痛發作超過 4 次以上；（b）急性治療藥物治療失敗或使用禁忌者；（c）過度使用急性緩解藥物（＞10 天/月）；（d）特殊形式偏頭痛發作如：偏癱性偏頭痛（hemiplegic migraine）、基底型偏頭痛（basilar migraine）、過長預兆期（prolonged aura）、或偏頭痛腦梗塞（migraine stroke）等；及（e）偏頭痛之發作嚴重到影響病人生活品質等，便需要考慮預防性治療。頑固型頭痛治療可分為兩個階段，一個是急性發作時；另一個則為針對慢性反覆性頭痛的預防治療。急性發作時大部分的患者最需要安靜與休息，因為噪音、強光都會加劇頭痛，如果睡一覺醒來頭痛會消失大半，通常阿斯匹靈、非固醇類抗發炎藥物和

cafergot，ergotamine，以及新一代止痛藥物sumatriptan（商品名：Imigran，triptan類），於急性發作時應儘早使用這些藥物，最好在偏頭痛預兆（aura）發生時或頭痛初期即刻服用。由於每一次偏頭痛發作都是一個風暴（storm），不僅腦部電腦斷層發現白質明顯異常，中風機率提高，症狀表現也相當多樣性，因此有人認爲偏頭痛不僅是一種複雜性症狀也可能是一種疾病。患者經常性反覆頭痛如：一週發作超過兩次，便應考慮接受預防性藥物治療，長期服藥以改善頭痛症狀，預防下一次頭痛的發生；醫師可以視病人情況處方不同類型藥物如：非類固醇抗發炎劑加上乙型阻斷劑、鈣離子阻抗劑或三環抗憂鬱劑等，處方藥物爲了確定療效，避免反彈作用，需要持續治療一到兩個月以上。除藥物的治療外，養成良好的生活習慣、睡眠充足而規律、避免過勞等，患者可能會自己注意特別誘發因素，如：飲食的種類、溫度劇烈變化，或夏天進出冷氣房等，則可建議患者紀錄生活行爲和頭痛發作的情境，往後避免處於此狀況；另有研究顯示，規律運動尤其是有氧運動，如：慢跑、游泳、騎自行車等，也可以改善頑固型頭痛，頑固型頭痛目前文獻多半認爲不能痊癒，可能是個人體質緣故；根據臨床上的觀察，病人一輩子會受偏頭痛困擾，但是大部分的頭痛發作都在十五歲到三、四十歲之間，過了五十歲偏頭痛會自然減輕；即使青春期到中年，偏頭痛也不會是天天都發生，通常會有一定的生活因素如：面臨壓力、過度疲勞或內分泌失調等，在醫師臨床衛教與治療下自我調適，頑固型頭痛不會再是可怕的症狀，可能還因此找出生活中飲食或作息的問題之所在。

31.預防法學——醫療糾紛調解與糾紛預防

預防法學原理如同預防醫學一般，在疾病發作之初醫護人員只能盡力救治，而不能保證患者的疾病痊癒之相同原理，由此可見預防作爲之重要。醫療糾紛是臨床上經常會遇到的事情之一，調解是在調解委員協助之下互相協調與雙方各退一步來尋求共同解決方案最好的處理方式，依照現行法規分爲「法院」，與「非法院」之調解，調解與訴訟均爲民事訴訟法所規範之解決紛爭的方法；調解具效率、降低成本並能修復兩造關係等優點迅速釐清糾紛爭點，因此調解委員角色相形重要，才能協助當事人釐清紛爭，減少訴訟成本與增進醫病和諧，緩和醫療人員的精神負擔，同時亦減輕檢察官業務與法院訴訟負擔，降低司法資源的浪費等好處。「有效」溝通有助於兩造價值觀的釐清並緩和對立氣氛；根據心理學理論要對方接納自己的想法之前，必需先接納與認同對方才有可能鼓勵當事人釐清事實與接納不可逆轉之臨床結果。調解主事者應該先聆聽當事人說法，儘量找出弦外之音並不被表面的說詞誤導，如從眼神與臉色等聽出弦外之音；引導非主導，同理非同情，才能客觀判讀訊息並正確擬定調解策略。

1.讓雙方暢所欲言，避免批評態度，專心聽出弦外之音，適當的時機提問，適當的表達關懷善意，在各有堅持之下，適時提出最佳替代方案，與其以權威方式，不如以關懷，傾聽，同理方式，協助尋求共同利益與建立合作關係，找到解決的最佳方案。

2.熟悉心理學定律，心理學理論說人要專注於過程，不要患得患失，過於擔心結果導致分心，反而招致失敗，調解是雙方腦力激盪而產生的，過程雖然辛苦，認眞投入終會成功，訴訟是勝敗一翻兩瞪眼，不得不爲之的最終手段，與其花費時間成本與訴訟費用，不如把時間投入調解過程，解決紛爭並創造雙贏。

3.深入會談，挖掘眞相：單方面談才能深入了解當事人想法，也能找出潛在利益，但在進行單方面談之前，應先徵詢雙方同意，以免產生不信任感，當調解陷入僵局時，運用單方面談，讓當事人的不滿得以抒發，說出顧忌，才能得到正確訊息，如經徵詢同意，也可是訴訟代理人如律師或法學教授暫時離開現場。

4.交互運用不同模式談判：競爭型談判，雙方目標衝突對立，經過雙方訴訟上攻防，已獲勝訴判決，以預期己方勝訴爲基礎，而提出了和解方案；合作型談判是尋求雙方共同利益，在共同利益基礎上，建立合作關係，所以被稱爲"把餅做大"或是雙贏，尤其在雙方陷入僵局時，耗去數月到數年之久，適時提出突破僵局。

5.運用各種調節技巧：調解者對整個事件應充分了解，才能進入調解程序，例如：運用最合適的開場白，陷入僵局時，如何突破僵局，往往需要耐性，韌性，技巧含意很廣；肢體語言，表情等均是觀察要素，也要隨時做筆記，爲分析、檢討的依據，加上適時的幽默感，緩和僵化的氣氛，藝術化是調解的追求目標。

筆者對醫療紛爭調解的展望

醫療調解與一般的糾紛調解不同，2022 年台灣立法院三讀通過醫療事故預防及爭議處理法，秉持即時關懷、調解先行、事故預防等三大原則，糾紛應先經過調解，期限爲 3 個月，必要時可再延長三個月，調解過程之陳述不得作爲訴訟證據。

1.醫療糾紛往往包含很多內心及外在的複雜因素，往往不是三言兩語可以概述，所以調解人員的素質至關重要，個人認爲調解人員的角色，可以影響調解的成敗，遴選調解人員如多費一些心力，必可減少法院的訟源，節省社會資源，節省個人費時耗力的訴訟負擔，

2.台灣的公教人員或耆老素質均不差，大多經過考選任用，能從公教退休，必有很好的鑑識，如能從中選出願意接受繼續法學教育或是具有興趣熱誠者加入，必然對法院調解大有助益；這有賴法院去規劃，

邀請查訪，請教地方公會推薦多方人選。

3.各行業退休賢達平時關心醫療及司法制度，尤爲不可多得的人選，如又樂於參加地方法院舉辦的研習活動，對調解有基礎知識，又有服務熱誠，若給予精神嘉獎或是定期表揚鼓勵，又是一種服務鄉里，貢獻社會的神聖工作，其績效可與現職的公務員一起受評價。

4.其他各界還有很關心醫療的朋友，有的平常與醫界有接觸，或親友有從事醫療工作，有興趣又熱心的善心人士，如能加入調解行列，醫療調解必進入嶄新的境界。因爲調解最重要的是信任，如熟人的迴避，調解的溝通技巧等，要件具備，調解才會成功，否則有可能徒勞無功，無助於紓減訟源，節省社會的司法成本。

後記

全世界的人口老化對於社會最大的衝擊是老年對於醫療資源的需求增加，社會經濟福利負擔加重，而牽動到國家整體產業發展，對於國內消費內需與勞動力供給產生巨大影響，經濟發展具有深遠影響；人口結構的改變在經濟金融方面亦造成衝擊，勞動人口減少、生產力削弱，國家健康與產經政策需適時改變，而國際貿易、市場產業、消費者供需及基礎建設環境都將有一連串變化。肌少症在老年肥胖族群的負面影響更甚於一般族群，且肌少症與肥胖症對於代謝及身體活動能力的影響具有加成的作用，老年人脂肪組織增加同時也會造成瘦體素、細胞激素、脂肪激素與全身性發炎反應增加，同時增加胰島素的阻抗性，減少肌肉的生合成及增加骨骼肌分解，不僅導致老年人肌少型肥胖症與慢性疾病的發生，也造成肥胖症患者在熱量限制飲食下容易有肌肉流失的問題，上述可知透過飲食及有氧、阻力運動或適度的營養素補充，可以減少肥胖老人發生肌少症，及透過改善生活型態來降低罹病風險，因此重視老年身體組成與營養問題，並積極介入以預防後續失能和衰弱症、肌少症發生所帶來的壞處，是未來全球的重要議題。

延伸閱讀——參考資料

1.ω-3 長鏈不飽和脂肪酸；臺灣醫界 62 卷 6 期（2019/06），38-42.

2.肌少型肥胖症；臺灣醫界 61 卷 6 期（2018/06），33-36.

3.瑜珈對人體的好處,中華民國糖尿病衛教學會會訊 15 卷 2 期（2019/06），21-26.

4.營養缺乏性脂肪肝炎；中華民國糖尿病衛教學會會訊 14 卷 3 期（2018/09），2-6

5.肥胖型肌少症；中華民國糖尿病衛教學會會訊 13 卷 2 期（2017/06），33-35.

6.快速動眼期睡眠行爲障礙症做爲未來神經退化性疾病的生物指標；家庭醫學與基層醫療 32 卷 11 期（2017/11），308-313.

7.神經病變痛；家庭醫學與基層醫療 32 卷 8 期（2017/08），214-220.

8.肌少症；家庭醫學與基層醫療 32 卷 6 期（2017/06），154-159.

9.心肺適能與靜態心跳數做爲預測死亡率的重要指標；中華民國糖尿病衛教學會會訊 14 卷 4 期（2018/12），12-17.

10.ω-3 長鏈不飽和脂肪酸；中華民國糖尿病衛教學

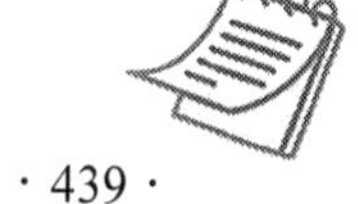

會會訊 13 卷 4 期（2017/12），34-39.

11. 門診常見的貧血。家庭醫學與基層醫療 34 卷 6 期（2019/06），175-178.

12. 非酒精性脂肪性肝炎；中華民國糖尿病衛教學會會訊 14 卷 3 期（2018/09），12-16.

13. 重量訓練對慢性病之好處；家庭醫學與基層醫療 34 卷 5 期（2019/05），149-153

14. 鳶尾素對人體代謝之影響；家庭醫學與基層醫療 34 卷 7 期（2019/07），209-213.

15. 論台灣病人自主權利法對醫療體制衝擊。生物產業科技管理叢刊 2019（7），97-116.

16. 身體活動、心肺適能與靜態心跳數做為預測死亡風險的重要指標；台灣家庭醫學雜誌 29 卷 1 期（2019），12-22.

17. 重量訓練對慢性病之好處。家庭醫學與基層醫療 2019，34（5），149-153.

18. 運動可增加胰島素敏感度，還可以促進認知功能。中華民國糖尿病衛教學會會訊 15 卷 4 期（2019/12）.

19. 病人自主權利法於臺灣醫療法制中必要性探討，治未指錄：健康政策與法律論叢，2019（7 期），中華國民健康政策與法律學會。

20. 非酒精性脂肪性肝炎。台中市糖尿病共同照護學會季刊第 45 期，2018 年。

21. 運動對糖尿病人的好處（上）（下）。台中市糖尿病共同照護學會季刊第 51，52 期。2019 年 11 月。

22.體適能表現對於老年認知功能的影響。臺灣老年醫學暨老年學會雜誌 2019；14（4）：191-202.

23.高齡族群藉由身體活動預防癌症的效果。台灣老年醫學暨老年學會雜誌 2019，14（4）。

24.醫病共享決策在臨床門診中的應用。臺灣醫界 2021，64（3），52-57.

25.Discussion about the Need to Autonomy Right of Patient Autonomy Act Implementation on 2019 in Current Medication Law in Taiwan Society（論「病人自主權利法」於現行醫療法制上存在之必要性）。醫事法學 2019，第 24 卷 1、2 期：25-56。

26.特定醫療技術檢查檢驗醫療儀器施行或使用管理辦法的風險管理，2019.

27.論「病人自主權利法」於現行醫療法制上存在之必要性（Discussion about the Need to Autonomy Right of Patient Autonomy Act Implementation on 2019 in Current Medication Law in Taiwan Society）。台灣／醫事法學／第 24 卷（2019）第 1 期/25-56 頁。

28.隱匿新興傳染病資訊造成之損害賠償——以 COVID-19 爲例（Damage Claim for Deceiving Information on Emerging Infectious Diseases: Take COVID-19 as an Example）醫事法學 2020。第 26 卷第 1、2 期：63-76 頁

29. The Effect of Physical Activity on Preventing Cancer.（身體活動預防癌症），童綜合醫學雜誌 2021，15（1）：4-11.

30. The Role of Physical Activity in Delaying Cognitive Function Decline in the Elderly.（延緩老年認知功能下降之運動角色），童綜合醫學雜誌 2021，15（2），57-62.

31. 肥胖型肌少症-文獻回顧。長庚護理 2021，32（4），28-38.

32. 代謝相關的脂肪肝疾病。中華民國糖尿病衛教學會會訊 2021，17（4），49-56.

33. 醫病共享決策在臨床門診中的應用。臺灣醫界 2021，64（3），52-57.

34. 淺談肌少症。秀傳醫學雜誌 2021，20（2），145-156.

35. 從重大公衛事件，看臺灣「公衛師」法制之角色（The Role of Taiwan's "Public Health Specialists" in the Law System from Major Public Health Events），治未指錄：健康政策與法律論叢，2021（第 9 期），213-233 頁，中華國民健康政策與法律學會。

36. 老年病患發生譫妄症的診斷與處置。秀傳醫學雜誌 202；21（1）：97-102.

37. 老年肌少型肥胖症。台中市糖尿病共同照護學會季刊第 62 期：2022-05.

38.運動對糖尿病前期，體重過重之族群好處。中華民國糖尿病衛教學會會訊 2020，16（2）：24-26.
39.第 2 型糖尿病與肌少型肥胖症。台中市糖尿病共同照護學會季刊第 57 期；2021/02.
40.老年肌少型肥胖症。台中市糖尿病共同照護學會季刊第 62 期：2022-05.
41.代謝相關的脂肪肝疾病。中華民國糖尿病衛教學會會訊 2021；17（4）：49-56.
42.家醫：守護你健康的好鄰居。出版社：博客思。出版日期：2021/04/01。
43.健康筆記 1：白象文化。出版日期：2020/07/15。
44.運動醫學對臨床醫療經濟成本效益，北市醫學 2020/6。
45.高尿酸血症——文獻回顧，童綜合醫學雜誌 2021/12。
46.Dyslipidemia —— A narrative review（血脂異常）；義大醫學雜誌 2022。
47.動脈粥樣硬化性血脂異常的壞處，童綜合醫學雜誌 2022。
48.The Benefits and Importance of Vitamin D（維生素 D 重要性），義大醫學雜誌 2022。
49.胰島素阻抗對代謝症候群、脂肪肝之影響；北市醫學 2022/12
50.糖尿病的胰島素阻抗與過度分泌。中華民國糖尿病衛教學會會訊 2022；18 卷 2 期：35-38.

51.糖尿病患的視力保健。中華民國糖尿病衛教學會會訊 2022（18 卷 2 期）：45-48.

52.The relationship between falling and fear of falling among community-dwelling elderly（老年族群害怕跌倒的原因） Medicine 2021，100（26）.

53.乾癬的診斷與治療-敘述性文獻回顧，北市醫學 2022。

54.Hyperuricemia-A narrative review （高尿酸血症），童綜合醫學雜誌 2022。

55.Diagnosis and management of Psoriasis （乾癬的診斷與治療），北市醫學 2023。

56.Chronic pain syndrome-Fibromyalgia （纖維肌痛症），童綜合醫學雜誌 2022/12。

57.錢幣狀濕疹診斷與處置，秀傳醫學雜誌 2022。

58.肝功能異常-病例報告。2023

59.帶狀疱疹疫苗，臺灣醫界 2022。

60.Pre-cancerous squamous cell lesion a)：Actinic keratosis（鱗狀細胞癌前病變-日光角化症）童綜合醫學雜誌 2022。61.臨床常見的錢幣狀濕疹，臨床醫學月刊 2022。

62.Sarcopenia and falls in older adults（老年肌少症與跌倒風險），Aging Pathobiology and Therapeutics 2022.9

63.大腸憩室疾病，南臺灣醫學 2022。

64.胰島素阻抗對代謝症候群、脂肪肝之影響，北市醫學 2022。
65.Refractory Headache-New knowledge review （難治型頭痛），童綜合醫學雜誌 2022。
66.纖維肌痛症診斷與處置，童綜合醫學雜誌 2021。
67.常見皮膚的色素脫失性疾病，臨床醫學月刊 2022。
68.胰島素阻抗表現-黑色棘皮症，台灣肥胖醫學會會訊 2022。
69.大腸憩室症，臨床醫學月刊 2022。
70.Atherosclerosis dyslipidemia: A mini review （動脈硬化性血脂異常）。義大醫學雜誌 2022。
71.Hyperuricemia-A narrative review （高尿酸血症），童綜合醫學雜誌 2022。
72.週期性低血鉀麻痺症，臨床醫學月刊 2022。
73.膀胱癌流行病學及治療，安泰醫護雜誌 2022。
74.高齡族群常見的低鈉血症，台灣老年醫學暨老年學會雜誌 2021。
75.糖尿病患者可以利用生酮飲食控制血糖嗎？中華民國糖尿病衛教學會會訊 2022/9。
76.Medication-related osteonecrosis of the Jaw-Literature Review（藥物相關顎骨壞死），台灣老年醫學暨老年學會雜誌 2022；4.
77.老年下肢水腫，臨床醫學月刊 2022。
78.糖尿病的胰島素阻抗與過度分泌，中華民國糖尿病衛教學會會訊 2022/6。

79.老年族群的下肢水腫，家庭醫學與基層醫療 2022。
80.非酒精性脂肪肝與代謝異常，臨床醫學月刊 2022。
81.糖尿病患視力保健，中華民國糖尿病衛教學會會訊 2022/6。
82.淺談攝護腺癌，北榮學訊電子報 2022。
83.間歇性斷食好處——文獻回顧，臨床醫學月刊 2022。
84.老年肌少型肥胖症，台中市糖尿病共同照護學會 2022。
85.間歇性斷食對血糖之影響，中華民國糖尿病衛教學會會訊 2022。
86.高尿酸血症——文獻回顧，童綜合醫學雜誌 2021/12。
87.抗性澱粉對代謝的影響，秀傳醫學雜誌 2022/3。
88.The Benefits and Importance of Vitamin D（維生素 D 對人體的益處），義大醫學雜誌 2022。
89.白斑症，臨床醫學月刊 2022。
90.維生素 D 缺乏對人體的影響——文獻回顧，童綜合醫學雜誌 2021/12。
91.增加身體活動的好處，臨床醫學月刊 2022。
92.動脈粥樣硬化性血脂異常的壞處，義大醫學雜誌 2022。
93.睡眠呼吸中止症與心衰竭，臨床醫學月刊 2022。

94.異位性皮膚炎的診斷與治療，臺北榮總學訊電子報。
95.你是扁平足嗎？觀察 6 個特徵及早矯正治療防變形，Heho 健康 2022/7/26。
96.Vitamin D deficiency （維生素 D 缺乏症），義大醫學雜誌 2022。
97.輕度認知功能障礙，阿登的老人學筆記本 2021。
98.老年肌少症，The News Lens 關鍵評論網 2021。
99.Pemphigoid （類天皰瘡），臺北榮總學訊電子報 2022。
100.Effects of Exercise on Myocardial Damage and Heart Failure Due to Hypoxia Induced by Obstructive Sleep Apnea（睡眠呼吸中止症對心臟的傷害） International Journal of Gerontology 2021，15（1）， 2-6.
101.Sarcopenia and falls in older adults. Aging Pathobiology and Therapeutics 202；4（3）：0-75.
102.糖尿病患者可以利用生酮飲食控制血糖嗎？中華民國糖尿病衛教學會會訊 2022/9。
103.慢性疼痛症候群——纖維肌痛症。秀傳醫學雜誌。
104.老年族群的低鈉血症——病例報告。南台灣醫學雜誌。
105.Vitamin D deficiency——effects on human health，

輔仁醫學雜誌。

106.肌少、衰弱與跌倒之風險——文獻回顧，童綜合醫學雜誌。

107.白斑及其他色素脫失疾病的診斷和治療。南台灣醫學雜誌。

108.大腸憩室疾病文獻回顧，南台灣醫學雜誌。

109.錢幣狀濕疹，秀傳醫學雜誌。

110.白斑症，童綜合醫學雜誌。

111.間歇性斷食好處文獻回顧。臨床醫學月刊 2022；90（5）：689-92. 112.老年下肢水腫。臨床醫學月刊 2022；90（4）：746-49.

113.Sarcopenia and falls in older adults. Aging Pathobiology and Therapeutics 2022, 4（3），70-75.

114.Seborrheic Dermatitis-A Narrative Review. International Journal of Integrated Medical Research 2022，9（04），94-98.

115.The Potential Health Benefits of Resistant Starch on Human Metabolism-A Narrative Review. International Journal of Integrated Medical Research 2022, 9（04），99-106.

116.輕度認知功能障礙。臨床醫學月刊 2022；90（6）.

117.慢性疼痛症候群-纖維肌痛症，北市醫學雜誌 2023

118.脂漏性皮膚炎。2023

119.異位性皮膚炎的診斷與治療趨勢。2023

120.The effect of HDL-C on cardiovascular disease. 2023

121.咽喉逆流的診斷及處置。2023

122.Oral and Physiological Benefits of Cranberries.2023

123.扁平苔癬。2023

124.Effects of Vitamin D deficiency on Oral and Teeth Health.2023

125.天皰瘡疾病。2023

126.Sarcopenia and falls in older adults. Aging Pathobiology and Therapeutics 2022；4（3）：70-5.

127.圓禿。2023

128.日光角化症。2023

129.皮膚類澱粉性苔癬症。2023

130.糖尿病患者的口腔保健。2023

131.乾燥症。2023

132.不寧腿症候群。2023

133.高山症診斷與處置。2023

134.心衰竭的最新診斷及處置。2023

135.維生素 D 對口腔健康及生理之影響。2023

136.耳鳴的診斷與治療。2023

137.REM Sleep Behavior Disorder-A Narrative Review. International Journal of Integrated Medical

Research 2023, 10(01), 10-12.

138.Liao, D. M., Chen, C. (2023). Diagnosis and Management of Mountain Sickness-A Review. Journal of Family Medicine and Health Care, 9(1), 23-27.

139.Liao, D. M., Chen, C. (2023). Benefits of Omega-3 Polyunsaturated Fatty Acids to Patients with Oral Health. International Journal of Integrated Medical Research, 10(01), 13-16.

140.Liao, DM., Chen, C. (2023). Oral Health of Diabetic Patients. International Journal of Integrated Medical Research, 10(01), 17-21.

141.Liao, D. M., & Chen, C. (2023). Impact of Vitamin D Deficiency on Oral Health. International Journal of Integrated Medical Research, 10(01), 22-26.

142.Liao, DM. (2023). Keratosis Pilaris Is a Keratinization of Hair Follicles. International Journal of Integrated Medical Research, 10(01), 27-30.

143.Da-ming, L., Lin, G. H. (2022). Seborrheic Dermatitis-A Narrative Review. International Journal of Integrated Medical Research, 9(04), 94-98.

144.Xie MY, Liao DM. (2022). The Potential Health Benefits of Resistant Starch on Human Metabolism-

A Narrative Review. International Journal of Integrated Medical Research 2022, 9(04), 99-106.

145.Da-Ming Liao, Chen C (2023) A Narrative review of exercise and metabolic disease of the heart. J Cardiovasc Med Cardiol 2023;10(1): 7-11.

146.Da-Ming L, Chen C (2023) A Narrative review of exercise and metabolic disease of the heart. J Cardiovasc Med Cardiol 10(1): 7-11.

147.Liao, D. (2022). Sarcopenia and falls in older adults. Aging Pathobiology and Therapeutics, 4(3), 70-75.

148.Chen C. (2022). Hyperuricemia–A narrative review. Tungs' Medical Journal 2022, 16(2), 43-149.扁平苔癬的介紹及處置。2023

150.皮膚類澱粉性苔癬症。2023

151.高密度膽固醇對心血管疾病之影響。2023

152. Omega-3 脂肪酸對糖尿病患代謝的助益。台中市糖尿病共同照護學會季刊第 65 期，2023.3。

153.錢幣狀濕疹。秀傳醫學雜誌 2023; 21(1): 17-21.

154.Sarcopenia, Frailty and Fall Risk-Narrative Review. International Journal of Gerontology 2023, 15(1).

155.老年病患發生譫妄症的診斷與處置。秀傳醫學雜誌 2023, 21(1), 97-102.

156.Sarcopenia and falls in older adults. Aging Pathobiology and Therapeutics 2022, 4(3), 70-75.

157. Seborrheic Dermatitis-A Narrative Review. International Journal of Integrated Medical Research 2022, 9(04), 94-98.

158. The Potential Health Benefits of Resistant Starch on Human Metabolism-A Narrative Review. International Journal of Integrated Medical Research 2022, 9(04), 99-159.A Narrative review of exercise and metabolic disease of the heart. J Cardiovasc Med Cardiol 10(1): 007-011.

160. 藥物相關顎骨壞死，台灣老年醫學雜誌。2022, 12:10-18.

161. Diagnosis and Management of Psoriasis-A Narrative Review(乾癬的診斷與治療-文獻回顧)，北市醫學雜誌 2023; 1: 1-11.

162. 非酒精性脂肪肝疾病與代謝異常. 臨床醫學月刊 2023, 91(2), 126-133.

163. 可延緩老年認知功能下降的身體活動. 臺灣老人保健學刊, 18(1&2), 34-50.

164. 老年病患發生譫妄症的診斷與處置. 秀傳醫學雜誌 2022, 21(1), 97-102.

165. 輕度認知功能障礙. 臨床醫學月刊 2022, 90(6), 811-814.

國家圖書館出版品預行編目資料

逆轉——高齡族群的健康筆記／陳杰著. --初版. --臺中市：白象文化事業有限公司，2023.06
面； 公分
ISBN 978-626-364-022-1(平裝)

1.CST: 健康法 2.CST: 保健常識
411.1 112005711

逆轉——高齡族群的健康筆記

作　　者　陳杰
校　　對　陳杰
封面繪圖　黃孟玲、林智惠
發 行 人　張輝潭
出版發行　白象文化事業有限公司
412台中市大里區科技路1號8樓之2（台中軟體園區）
出版專線：（04）2496-5995　傳真：（04）2496-9901
401台中市東區和平街228巷44號（經銷部）
購書專線：（04）2220-8589　傳真：（04）2220-8505
專案主編　李婕
出版編印　林榮威、陳逸儒、黃麗穎、水邊、陳媁婷、李婕
設計創意　張禮南、何佳諠
經紀企劃　張輝潭、徐錦淳
經銷推廣　李莉吟、莊博亞、劉育姍、林政泓
行銷宣傳　黃姿虹、沈若瑜
營運管理　林金郎、曾千熏
印　　刷　百通科技股份有限公司
初版一刷　2023 年 6 月
定　　價　450 元

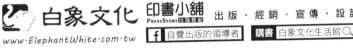

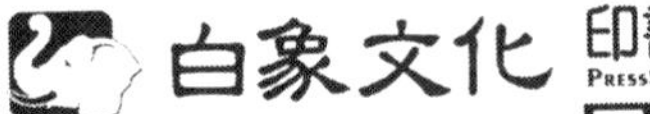